45r

D1931114

J. T. Kent

Prinzipien der Homöopathie

J. T. Kent

Prinzipien der Homöopathie

Übersetzt von M. Tiedemann

Barthel & Barthel
Verlag
1996

Dieses Buch wurde auf chlorfrei gebleichtem Papier gedruckt – **unserer Umwelt zuliebe.**

© 1996 Barthel & Barthel Verlag GmbH, Schäftlarn
Lizenzausgabe der Barthel & Barthel Publishing Corp., New York
Satz: Barthel & Barthel Verlag, Schäftlarn
Druck: WB-Druck, 87669 Rieden am Forgensee

Alle Rechte, insbesondere das Recht der Vervielfältigung und Verbreitung sowie der Übersetzung, vorbehalten. Kein Teil des Werkes darf in irgendeiner Form (durch Fotokopie, Mikrofilm oder ein anderes Verfahren) ohne schriftliche Genehmigung des Verlages reproduziert oder unter Verwendung elektronischer Systeme verarbeitet, vervielfältigt oder verbreitet werden.

ISBN 3-88950-102-8

Inhalt

Kap. 1	Der Kranke	11
Kap. 2	Das höchste Ideal des Heilens	26
Kap. 3	Das Heilbare und das Heilende	37
Kap. 4	Gesetz und Führung aus der Mitte	48
Kap. 5	Äußere Ursachen und chirurgische Fälle	61
Kap. 6	Symptome zeigen Zustandsänderungen an	74
Kap. 7	Unpäßlichkeit und Beseitigung der Ursachen	86
Kap. 8	Die Lebenskraft	95
Kap. 9	Unordnung zuerst in der Lebenskraft	112
Kap. 10	Materialismus in der Medizin	125
Kap. 11	Krankheit und Heilung auf dynamischer Ebene	132
Kap. 12	Beseitigung der Totalität der Symptome	143
Kap. 13	Das Ähnlichkeitsgesetz	152
Kap. 14	Empfänglichkeit	158
Kap. 15	Schutz vor Krankheit	167
Kap. 16	Überempfindliche Patienten	174
Kap. 17	Wissenschaft und Kunst	183
Kap. 18	Chronische Krankheiten, die Psora	191
Kap. 19	Die Psora, Fortsetzung	203
Kap. 20	Die Syphilis	215
Kap. 21	Die Sykose	221
Kap. 22	Allgemeine Krankheits- und Arzneimittellehre	234
Kap. 23	Das Krankenexamen I	243
Kap. 24	Das Krankenexamen II	249
Kap. 25	Das Krankenexamen III	261
Kap. 26	Das Krankenexamen IV	270
Kap. 27	Aufzeichnungen	278
Kap. 28	Das Studium der Arzneimittelprüfungen	283

Kap. 29 Idiosynkrasien ... 297
Kap. 30 Die Individualisierung ... 306
Kap. 31 Charakteristika ... 311
Kap. 32 Der Wert der Symptome ... 318
Kap. 33 Der Wert der Symptome, Fortsetzung ... 328
Kap. 34 Die homöopathische Verschlimmerung ... 338
Kap. 35 Prognose nach Beobachtung der Mittelwirkung ... 353
Kap. 36 Die zweite Verschreibung ... 371
Kap. 37 Schwierige und unheilbare Fälle, die Linderung ... 383

Vorwort des Autors

Diese Vorlesungen wurden in der *Post Graduate School of Homoeopathics* gehalten, im Journal of Homoeopathics veröffentlicht und werden jetzt in einer etwas überarbeiteten Form den Fachkollegen in der Hoffnung vorgelegt, daß sie sich einigen nützlich erweise, indem sie einen klareren Begriff von den Lehren Hahnemanns geben. Es ist in keiner Weise beabsichtigt, hiermit das *Organon* zu ersetzen. Sie sollten vielmehr mit diesem zusammen als eine Art Kommentar gelesen werden, in dem das Thema jeder Vorlesung zum gründlicheren Verweilen bei den Lehren im Einzelnen anregen soll, um die Gedanken des Meisters zu unterstreichen und verständlich zu machen. Nicht alle Paragraphen des *Organon* werden bearbeitet, da viele von ihnen dem Leser genügend klar und ihre Aussage ganz einleuchtend sein dürfte.

Die Homöopathie ist jetzt über die Welt weit verbreitet. Seltsamerweise werden ihre Lehren aber von niemandem so verdreht wie von ihren vermeintlichen Anhängern. Homöopathie handelt sowohl von der Wissenschaft wie von der Kunst des Heilens nach dem Gesetz der Ähnlichkeit, und wenn die Kunst erhalten und weiterentwickelt werden soll unter den Menschen, muß ihre Wissenschaft besser verstanden werden, als das zur Zeit der Fall ist. Die Kunst auszuüben ohne die Wissenschaft ist eine reine Anmaßung, und eine solche Praxis sollte in die

Domäne der Empiristen verbannt werden. Der homöopathische Arzt muß die Wissenschaft beherrschen, um die Kunst der Heilung kranker Menschen sicher ausüben zu können.
Es darf nicht erwartet werden, daß dieser Zyklus von Vorlesungen die gesamte Philosophie der Homöopathie abdeckt, aber er ist beabsichtigt als Einführung zu weiteren Studien zu dienen und ein Lehrbuch für Studenten zu sein, um ihnen einen soliden Start zu geben und ihr Interesse an dieser Arbeit zu wecken.
Evanston, Ill. 1. 7. 1900

James Tyler Kent A.M.,M.D.

Vorwort des Übersetzers

Im Rahmen der Bemühungen die Homöopathie zu fördern unterbreitet der Barthel & Barthel Verlag den deutschsprachigen Ärzten mit der Herausgabe dieser Übersetzung von James Tylor Kents „Lectures on homoeopathic Philosophy" den Kommentar zu Samuel Hahnemanns „Organon der Heilkunst" (5. Auflage), der die Gedanken dieses weitsichtigen Forschers in einer seit fast 100 Jahren international als beste Einführung in die klassische Homöopathie anerkannten Schrift.

Ich habe deshalb so getreu wie möglich übersetzt und meinte auf irgend welche zeitgebundenen Zusätze oder Erklärungen verzichten zu können, da das Ganze eine in sich geschlossene Darstellung ist. Es mag jedem Leser überlassen sein, wie er mit den persönlichen Ansichten Kent's umgehen will, sie fügen sich jedenfalls gut in das Bild vom Menschen und vom Heilen ein, das uns Samuel Hahnemann hinterlassen hat. Das Grundprinzip jenes genialen, überzeitlichen Entwurfs kommt gut zur Geltung.

Mit dieser Übersetzung möchte ich auch die Arbeit meines Freundes Jost Künzli vom Fimmelsberg fortsetzen, der uns in 13 Jahren Spiekerooger Wochen in der Theorie und in praktischen Übungen in die Gedanken Hahnemanns und Kents eingeführt hat.

Die Homöopathie kann, trotz der Gunst der Stunde nur weiter verbreitet und am Leben gehalten werden, wenn jeder homöopathische Arzt sie so gut und genau ausübt, wie ihm dies möglich ist. Auf die Qualität wird es besonders ankommen bei dieser qualitativen Heilkunst, die sich von der quantitativ ausgerichteten Lehrmeinung der heutigen Medizin grundsätzlich unterscheidet.

Celle, im Mai 1992 Dr. Max Tiedemann

Dieses Buch erschien in den beiden ersten Auflagen als Band 1 der Schriftenreihe des Niedersächsischen Instituts für homöopathische Medizin e. V. in Celle (weitere Information am Ende dieses Buches).

James Tyler Kents „Lektures on homoeopathic philosophy“ bewähren sich nach fast 100 Jahren immer noch als Dauerbrenner international. Ich übergebe nun die 3. Auflage dem Barthel & Barthel Verlag, um die Grundsätze der reinen Homöopathie Hahnemanns den deutschen Kollegen nahe zu bringen.

Celle, im Februar 1996 Dr. Max Tiedemann

Kommentar zu Samuel Hahnemanns Organon
von
James Tyler Kent

Unverändete Übersetzung
von Max Tiedemann

Kapitel 1

„Der Kranke"

Die Homöopathie erklärt, daß ihre Behandlung gesetzmäßig verlaufe. Aus der Zeit vor Hahnemann existierten keine Gesetzmäßigkeiten in der Heilkunde, ja bis zum heutigen Tage wird in den Schriften und der Praxis der Schulmedizin das Fehlen solcher Gesetze zugegeben. (Geschrieben im Juli 1900, d.Ü.) Die Schule erklärt, die ärztliche Praxis beruhe rein auf Erfahrung, auf der Beobachtung der Wirkung von Arzneien, die Kranken gegeben werden. Ihre wechselnden Methoden und Theorien, deren schnell aufeinanderfolgende Entdeckungen und ebenso schnelle Preisgabe, bezeugen jedoch deutlich den Wert ihrer Beteuerungen und Erklärungen. In dieser Beziehung löst sich die Homöopathie von der Schulmedizin, und deshalb kam es zu der unüberwindlichen Trennung zwischen den beiden Schulen. Die Homöopathie behauptet, daß es Prinzipien gibt, während die Schulmedizin diese mit scheinbar guten Gründen leugnet. Sie betrachtet das Problem vom Standpunkt ihrer Praxis und ihrer Methoden. Diese befassen sich nur mit Endzuständen, beobachten nur die Auswirkungen der Krankheiten. Sie leugnen oder wissen nichts von der wahren Natur des Menschen, was er ist, woher er stammt, welches seine Eigenschaften in Gesundheit und Krankheit sind. Sie sagen nichts über den Menschen aus, außer in Beziehung auf seine Gewebe. Sie schildern die Gewebsveränderungen als die Krankheiten und sehen hierin den Anfang und das Ende. Sie erklären damit die Krankheit für etwas, das ohne Ursache besteht. Sie erkennen nur an, was sie mit den Fingern fühlen, mit den Augen sehen oder anderweitig mit ihren Sinnen, unterstützt durch Instrumente, beobachten können. Das Mikroskop verfeinert die Wahrnehmung, und die mikropathologischen Befunde werden beschrieben und für Anfang und Ende der Krankheit gehalten, somit für Ergebnisse ohne vorausgehende Ursache. So läßt sich die allopathische Krankheitslehre zusammenfassen.

Die Homöopathie erkennt dagegen, daß es etwas gibt, das diesen Auswirkungen vorangeht. Jede Wissenschaft lehrt und jede Forschung von wissenschaftlichem Wert beweist, daß alles Seiende nur existiert aufgrund von etwas, das vor ihm vorhanden war. Nur so können wir eine Kette von Ursachen und Wirkungen vom Anfang bis zum Ende und wieder vom Ende bis zum Anfang verfolgen. Nur so kommen wir zu einem Punkt, an dem wir nicht auf Annahmen angewiesen sind, sondern wissen.

§ 1 des Organon wird für den Unerfahrenen eine ganz andere Bedeutung haben, als für einen echten Homöopathen.

> § 1. „Des Arztes höchster und *einziger* Beruf ist, kranke Menschen gesund zu machen, was man heilen nennt.“

Bei oberflächlichem Lesen wird es keinen Widerspruch zu dieser Feststellung geben, und solange Hahnemanns verborgene Bedeutung des Wortes „kranker Mensch“ nicht voll verstanden wird, kann dem ein Arzt jeglicher Schule zustimmen. Wer wird schon auf den Gedanken kommen, daß ein Mensch dem Wort „der Kranke“ eine andere Bedeutung geben könnte, als man selbst. Solange diese Deutung auf Meinungen beruht, wird es immer verschiedene Meinungen geben. Deshalb muß der Homöopath den Boden des Nur-Meinens verlassen. Die Allopathie beruht auf persönlichen Meinungen und behauptet, die Wissenschaft der Medizin beruhe auf dem Konsens der Meinungen, aber das ist eine wertlose und nicht tragfähige Grundlage für eine Wissenschaft von der Heilung des Kranken. Es wird niemals möglich sein, ein vernünftiges Therapiekonzept aufzustellen, wenn wir nicht über die Tatsachen urteilen, wie sie sind, anstatt darüber, wie sie manchmal erscheinen. Die Dinge werden in den Meinungen der Menschen so ausgedrückt, wie sie ihnen zu sein scheinen, aber nur die reinen Tatsachen sind Wahrheiten, aus denen Lehrsätze entwickelt und formuliert werden können, die das Reich der Natur auf dem Gebiet von Krankheit und Gesundheit erschließen und deuten. Deshalb müssen wir uns in der Wissenschaft vor der Meinung der Menschen hüten. Hahnemann hat uns Grundsätze aufgezeigt, die wir studieren und nach denen wir vorgehen können. Es handelt sich um ein Gesetz, das die Welt regiert und um keine Hypothesen oder Meinungen. Wir müssen zunächst ein solches

Gesetz respektieren, denn es gibt sonst keinen Ausgangspunkt, auf den wir unsere Voraussetzungen stützen können. Solange wir die Behauptungen der Menschen respektieren, stehen wir auf schwankendem Boden, denn Menschen und Hypothesen verändern sich. Laßt uns die Autorität anerkennen!

Wenn ein wirklicher Homöopath von „dem Kranken" spricht, dann weiß er, wer krank ist, während der Allopath das nicht weiß. Er meint, daß das zusammengebrochene Haus, in dem der Mensch lebt, die ganze Krankheit ausdrückt, daß mit anderen Worten, die Gewebsveränderungen, also die Auswirkungen der Krankheit, das einzige sind, was da krank ist an diesem Menschen. Der Homöopath beobachtet wunderbare Veränderungen durch die Wirkung potenzierter Arzneien und sieht, da er hierüber nachdenken muß, daß rohe Drogen den Kranken nicht heilen können und die Veränderungen, die sie bewirken, nicht wirklich, sondern nur scheinbar sind. Die moderne Physiologie hat kein Bild vom Leben in ihrer Lehre und deshalb keine Basis, von der aus sie arbeiten kann. Die Lehre von der Lebenskraft wird von den Physiologen nicht akzeptiert, und deshalb wird in den Augen der Homöopathen echte Physiologie noch gar nicht gelehrt. Denn ohne Lebenskraft, ohne das innere Wesen, ohne das Innen neben dem Außen, kann keine Ursache und keine Beziehung zwischen Ursache und Wirkung entstehen.

Was wird nun mit „dem Kranken" gemeint? Es ist ein Mensch, der krank ist, und dieser Mensch muß wieder zur Gesundheit hergestellt werden, nicht nur sein Körper oder seine Gewebe. Sie werden vielen

Menschen begegnen, die Ihnen sagen: „Ich bin krank". Sie werden Ihnen seitenweise Symptome und Leiden aufzählen und krank aussehen. Aber sie werden Ihnen erzählen: „Ich war bei den berühmtesten Ärzten. Meine Brust wurde untersucht. Ich war beim Neurologen, beim Herzspezialisten. Der Augenarzt hat meine Augen untersucht." Die Frauen sagen: „Ich war beim Gynäkologen, der meinen Uterus untersucht hat. Ich wurde körperlich von Kopf bis Fuß untersucht, und die Ärzte sagen mir, ich sei nicht krank, ich hätte keine Krankheit." Wie oft habe ich diese Geschichte gehört, nachdem ich drei bis vier Seiten`Symptome aufgenommen hatte. Was soll das heißen? Sicherlich, wenn dieser Zustand andauert, dann werden Zeichen von Krankheit in Erscheinung treten. Zeichen, die der Pathologe bei der Untersuchung der Körperorgane entdecken kann. Aber im jetzigen Zustand ist der Patient nicht krank, sagt der Schulmediziner.

"Was aber bedeuten all diese Symptome? Ich kann nachts nicht schlafen, ich habe Schmerzen und Mißempfindungen, ich bin verstopft." „Natürlich haben Sie Verstopfung." Das wird als erstes diagnostiziert, aber besteht all dies ohne Grund? Vom einen Standpunkt aus erscheint die Verstopfung die Krankheit an sich zu sein, von einem anderen erscheint sie die Ursache der Krankheit zu sein. Die Diagnose wird gestellt und läßt sich für den einen oder den anderen Standpunkt verwenden. Das aber ist typisch für die so häufigen Launen der Alten Schule. Die Symptome sind aber nichts anderes als die Sprache der Natur, sie sprechen aus wie es ist und zeigen sonnenklar die innere Natur des Kranken, ob Mann oder Frau. Dauert dieser Zustand an, dann versagen die Lungen. Jetzt sagt der Arzt: „Nun haben Sie Tuberkulose.“ Oder es zeigen sich starke Veränderungen an der Leber, und er sagt: „Oh, jetzt haben Sie eine Fettleber.“ Oder es wird Eiweiß im Urin gefunden, und er sagt: „Jetzt kann ich Ihnen den Namen Ihrer Krankheit nennen: Sie haben eine Nephritis.“ Es ist Unsinn zu behaupten, der Patient sei nicht krank gewesen, bevor sich die Krankheit lokalisiert hatte. Ist es nicht klar, daß der Patient krank, ja sehr krank, gewesen ist von Kind an? In der Schulmedizin ist es nötig, daß eine Diagnose gestellt wird, ehe ein Behandlungsplan aufgestellt werden kann, aber es gibt viele Fälle, in denen die Diagnose erst gestellt werden kann, wenn der Kranke unheilbar ist.

Nehmen wir das nervöse Kind. Es hat wilde Träume, Zuckungen, ruhelosen Schlaf, nervöse Erregungen, hysterische Erscheinungen. Wenn wir aber alle seine Organe untersuchen, werden wir sie in Ordnung finden. Läßt man diesen krankhaften Zustand, der doch vorhanden ist, sich weiter entwickeln, bis er unheilbar ist, dann führt er in 20–30 Jahren zu Gewebsveränderungen. Die Organe werden befallen und dann heißt es: Sein Körper ist krank. Aber dieser Mensch war von Anfang an krank. Es fragt sich, ob wir von der Betrachtung der Auswirkungen der Krankheit ausgehen oder ob wir mit der Ursache beginnen wollen. Haben wir stoffliche Vorstellungen von der Krankheit, dann werden wir auch körperliche Behandlung planen. Wenn wir glauben, ein Organ sei krank und allein dadurch entstehe die

Krankheit, dann sind wir davon überzeugt, daß die Krankheit behoben sein werde, nachdem wir das Organ entfernt haben. Hat jemand eine Nekrose an der Hand, und wir glauben, daß nur die Hand krank ist, dann wären wir überzeugt, den Kranken geheilt zu haben, wenn wir die Hand amputieren. Oder sagen wir, es bestehe ein Karzinom an der Hand. Nach dem eben Gesagten müßte es ein Krebs an sich und aus sich heraus sein, und da wir voraussehen, daß er an seinem Handkrebs sterben würde, werden wir die Hand sorgfältig amputieren, um den Patienten so zu heilen. Gegen einen Hautausschlag würden wir örtliche Mittel einsetzen, um die Haut zur Heilung anzuregen, und in der Annahme, der Ausschlag habe keine Ursache, halten wir den Patienten danach für geheilt. Das ist aber eine Reductio ad absurdum, denn nichts entsteht ohne Grund. Die Organe sind nicht der Mensch, dieser ist vor den Organen da. Die Krankheit entwickelt sich von Anfang bis zu Ende, und in derselben Reihenfolge verläuft auch die Behandlung; sie geht vom ganzen Menschen zu den Organen, nicht von den Organen zum ganzen Menschen.

Ja, wer ist nun dieser kranke Mensch? Die Gewebe können nicht krank werden, wenn nicht etwas Übergeordnetes in Unordnung geraten ist und sie dadurch krank macht. Was an diesem Menschen können wir als sein inneres Wesen bezeichnen? Was könnte man entfernen, daß nur der ganze physische Leib übrigbleibt? Man sagt, der Mensch stirbt. Er läßt seinen Körper zurück. Wir sezieren ihn und finden alle seine Organe. Alles, was wir mit unseren Sinnen wahrnehmen, gehört zum physischen Menschen. Er läßt all das, was wir erfassen und sehen können, zurück. Der wahre kranke Mensch geht dem kranken Körper voraus, und wir müssen annehmen, daß der kranke Mensch in dieser Beziehung anderen Ortes gesucht werden muß, als in dem zurückgelassenen Körper. Das, was den Körper verlassen hat, ist das Primäre und das, was zurückbleibt, ist das Endprodukt. Wir sagen, der Mensch fühlt, sieht, schmeckt, hört, er denkt und lebt. Aber das sind nur äußere Manifestationen seines Denkens und Lebens. Der Mensch will und versteht, der Leichnam will nicht und versteht nicht. Das, was sich entfernt, wenn er stirbt, ist das, was weiß und will. Es ist dasjenige, was sich verändert, was dem Körper vorausgeht.

Die Verbindung von Willen und Verstand macht den eigentlichen Menschen aus. Gemeinsam bedeuten sie Leben und Aktivität. Sie bauen den Körper auf und bewirken alle seine Funktionen. Wenn Wollen und Denken gut funktionieren, haben wir einen gesunden Menschen. Wir haben nicht die Absicht bis jenseits von Wollen und Denken vorzudringen, es genügt zu sagen, daß sie erschaffen sind. Der Mensch besteht also aus Wollen und Denken, und das Haus, das er sich baut, ist sein Körper.

Als wissenschaftliche Homöopathen müssen wir erkennen, daß die Muskeln, Nerven, Bänder und die anderen Teile des menschlichen Körpers ein Bild sind das dem einsichtigen Arzt den inneren Menschen offenbart. Man kann nicht vom toten Körper her das Leben verstehen, sondern muß den Körper vom Leben her begreifen. Wenn wir den Unterschied zwischen zwei menschlichen Gesichtern zu beschreiben versuchen, ihren Charakter und alles, was wir an ihren Bewegungen beobachten, so werden wir kaum mehr als ihren Willen beschreiben. Der Wille drückt sich im Gesicht aus. Seine Auswirkungen haben sich den Mienen eingeprägt. Haben Sie sich jemals in das Gesicht eines Mörders oder eines Bösewichts vertieft? Besteht da nicht ein deutlicher Unterschied zwischen diesem Gesicht und dem eines Menschen, der sich bemüht, Gutes zu tun und aufrichtig zu leben? Gehen Sie in die Slums unserer großen Städte und studieren Sie die Gesichter dieser Leute. Sie sind Nachtbummler; sie sind spät in der Nacht unterwegs, um Schurkenstreiche auszuführen. Wenn wir sie befragen, werden wir sehen, daß ihre Neigungen in diese Richtung gehen. Sie tragen deren Stempel im Gesicht. Sie haben böse Absichten und ein böses Gesicht. Die Physiognomie ist Ausdruck ihres Herzens. Allopathische Pathologie entdeckt nichts als den menschlichen Körper. Man kann den Allopathen leicht verwirren, wenn man ihn fragt, was dieser Mensch denkt, was er für ein Mensch ist. Der Homöopath muß diese Dinge beherrschen, ehe er die Art der Ursache der Krankheit wahrnehmen kann, und bevor er verstehen kann, was es zu heilen gibt.

Es ist die einzige Aufgabe des Arztes, den Kranken zu heilen. Es ist nicht seine einzige Aufgabe, die Auswirkungen der Krankheit, sondern die Krankheit selbst zu heilen. Wenn der Mensch selbst in seiner

Gesundheit wiederhergestellt ist, dann wird auch die Harmonie in seinen Geweben und in seinen Aktivitäten wiederhergestellt sein. Deshalb hat der Arzt nur den inneren Menschen in Ordnung zu bringen, das heißt Wollen und Denken miteinander zu verbinden. Die Gewebsveränderungen gehören zum Körper und sind das Ergebnis des Krankseins. Sie sind nicht die Krankheit selbst. Hahnemann hat gesagt: „Es gibt keine Krankheiten, sondern nur kranke Menschen." Daraus ergibt sich klar, daß Hahnemann wußte, daß die sogenannten Krankheiten, wie Nephritis, Leberleiden, usw. nur die grobstofflichen Krankheitserscheinungen oder Krankheitsfolgen sind. Zuerst sind die Störungen des inneren Menschen da, und diese wirken von innen nach außen, bis wir pathologische Gewebsveränderungen sehen. Wir finden in der ärztlichen Praxis von heute den Gedanken einer solchen Steuerung nicht, es werden nur die Gewebsveränderungen in Betracht gezogen.

Wer meint, die Auswirkungen der Krankheit seien die Krankheit selbst und erwartet, diese mit der Beseitigung dieser Auswirkungen zu heilen, ist wahnsinnig. Das ist eine Verrücktheit in der Medizin, die auf dem Boden der milden Formen geistiger Verwirrung und Grillen in der Wissenschaft gewachsen ist. Bakterien treten als Folge von Krankheiten auf. Später werden wir einwandfrei zeigen können, daß die mikroskopisch kleinen Burschen nicht die Krankheiten verursachen, sondern daß sie erst nachher hinzukommen, daß sie Aasgeier sind, die die Krankheit begleiten und daß sie in jeder Hinsicht völlig harmlos sind. Sie sind die Folge der Krankheit, treten auf, wo immer die Krankheit ist, und mit dem Mikroskop wurde nachgewiesen, daß jede pathologische Veränderung ihre entsprechenden Bakterien hat. Die Alte Schule sieht sie als Krankheitsursache an; wir sind aber in der Lage zu zeigen, daß die Krankheitsursache viel feiner ist, als irgend etwas, das mit dem Mikroskop aufgezeigt werden kann. Wir können Schritt für Schritt den Beweis führen, daß es eine Dummheit ist, nach Krankheitsursachen mit Hilfe der Sinne zu suchen.

Hahnemann sagt in einer Anmerkung zu § 1:

> „Nicht aber (womit so viele Ärzte bisher Kraft und Zeit ruhmsüchtig verschwendeten) das Zusammenspinnen leerer Einfälle und Hypothesen über das innere Wesen der Lebensvorgänge und der Krankheitsentstehung im unsichtbaren Inneren ..."

Wir wissen, daß die Leute heutzutage zufrieden sind, wenn sie den Namen einer Krankheit erfahren, die sie vermutlich haben. Eine Vorstellung, die von irgendwelchen wunderschönen Techniken bemäntelt ist. Ein alter Ire kam eines Tages in die Praxis, erzählte seine Symptome und sagte: „Doktor, was ist mit mir los?" Der Arzt antwortete: „Nun, Sie haben Nux vomica." Das war sein Mittel. Darauf der alte Mann: „Gut, ich hatte geglaubt, ich hätte die eine oder andere wunderschöne Krankheit." Das ist eine Ausgeburt der altmodischen Dummheit, die Krankheiten zu benennen. Außer in einigen wenigen akuten Krankheiten kann keine Diagnose gestellt werden, und es muß auch keine Diagnose gestellt werden, außer, daß der Patient krank ist. Je mehr man an den Namen einer sogenannten Krankheit denkt, desto mehr ist der Blick getrübt bei der Suche nach einem Mittel, denn dann ist unsere Aufmerksamkeit ganz auf die Auswirkung der Krankheit gerichtet und von dem Bild abgelenkt, das in den Symptomen zum Ausdruck kommt.

Ein Patient von 25 Jahren mit schwerster Erbbelastung mit 20 Seiten Symptomen, die nur das Bild krank zu sein, ergeben, ist sicher heilbar, wenn er rechtzeitig in Behandlung kommt. Nach der Behandlung wird er keine pathologischen Befunde haben, er wird alt werden ohne Gewebsstörungen. Der gleiche Patient wird aber, wenn er nicht beizeiten behandelt wird, Krankheitsfolgen bekommen, entsprechend seiner Erbanlage und seinen Lebensumständen. Ist er ein Schornsteinfeger, wird er die in diesem Beruf häufigen Krankheiten bekommen. Handelt es sich um ein Hausmädchen, da wird sie die für Hausmädchen gewöhnlichen Krankheiten bekommen usw. Diese Kranken haben die Krankheit, die von Geburt an in ihnen steckte. Diese Ansammlung von Symptomen ergeben das gleiche Bild, bevor sich pathologische Veränderungen zeigen, wie nach dem Auftreten der Krankheiten. Und wirklich, wenn er ein Leberleiden, eine Hirnerkrankung oder irgendeine andere Gewebsveränderung hat, die man Krankheit nennt, dann muß man bis vor diese sogenannte Krankheit zurückgehen, um die Symptome aufzuspüren, die schon vorher da waren, um das richtige Mittel verschreiben zu können. Verschreibt man gegen die Endzustände der Krankheit, dann löst man eine Veränderung dieser Endzustände aus, erreicht aber nichts gegen die Krankheit selbst, außer, daß sie schneller fortschreiten wird.

Wir werden Eigentümlichkeiten finden, die durch die ganze Familie gehen. Anfangs ist es nur ihr Urzustand, der sich durch Zeichen und Symptome ausdrückt, und die ganze Familie wird das gleiche oder ein verwandtes Mittel benötigen. Aber bei dem einen Familienmitglied läuft es auf Krebs heraus, bei einem anderen auf Tuberkulose usw. Aber alle Krankheiten entwickeln sich auf der gleichen Basis. Diese Gundbedingungen, denen die Krankheiten der Menschheit unterworfen sind, müssen verstanden werden. Ohne hierüber Bescheid zu wissen, würde es unmöglich sein, die akuten miasmatischen Krankheiten zu verstehen, worüber wir später sprechen werden.

Es ist eine bekannte Tatsache, daß manche Menschen für eine Sache empfänglich sind, andere für eine andere. Wenn eine Epidemie auftritt, werden nur einzelne befallen. Warum sind einige geschützt, während sich andere anstecken? Diese Dinge müssen in der Lehre der Homöopathie ihren Niederschlag finden. Mit Idiosynkrasien muß gerechnet werden. Viele Ärzte verplempern ihre Zeit mit der Suche nach Dingen, die ihre Patienten krank machen. Der kranke Mensch kann unter allen Umständen krank werden, während der Gesunde in einer Isolierstation leben kann. Es ist nicht die Hauptaufgabe des Arztes, in Fluren und Kellern Jagd zu machen auf die Dinge, die wir essen und darin die Ursachen der Krankheiten zu finden. Es ist vielmehr seine Aufgabe, die Symptome der Krankheit aufzuspüren, so lange, bis er ein Mittel gefunden hat, das die Gesundheitsstörung abdeckt.

Dieses Mittel, das beim Gesunden ähnliche Symptome erzeugt, wird Herr der Lage, wird das erforderliche Antidot sein, das die Krankheit überwältigt, Willen und Denken wieder in Ordnung bringt und den Kranken heilen kann.

Um an die wahre Natur des inneren Menschen und von da aus zur Krankheit zu gelangen, eröffnet ein Feld für die Forschung in besonders wissenschaftlicher Art. Durch das Studieren der Arzneimittelprüfungen am gesunden Organismus kann man Krankheiten kennenlernen. Hahnemann nutzte die so erlangten Informationen, wenn er feststellte, der Geist sei der Schlüssel zum Menschen. Allen seinen Nachfolgern haben sich die Gemütssymptome als die wichtigsten im Arzneimittel- wie im Krankheitsbild erwiesen. Der Mensch besteht aus dem, was er denkt und was er liebt, aus sonst nichts. Wenn die beiden wichtigsten Dinge am Menschen, sein Willen und sein Intellekt, voneinander isoliert sind, so bedeutet das Wahnsinn, Unordnung, Tod. Alle Arznei wirkt zunächst auf Wollen und Verstehen des Menschen (manchmal auch umfassend auf beide) und erst zum Schluß auf seine Gewebe, Funktionen und Empfindungen. Betrachten wir Aurum, so finden wir, daß von diesem Mittel die Stimmungen besonders gestört werden. Der Mensch liebt sein Leben als Höchstes. Aurum kann diese Liebe zerstören, so daß er Selbstmord begeht. Argentum dagegen zersetzt seinen Verstand, er wird unvernünftig. Sein Gedächtnis wird völlig ruiniert. So geht es durch alle geprüften Mittel der Materia Medica. Wir beobachten, wie sie zunächst den menschlichen Geist angreifen und danach erst den Stoffwechsel und zum Schluß ganz außen die Haut, die Haare und Nägel. Wenn Sie Ihre Mittel nicht in dieser Weise studieren, dann werden Sie kein bleibendes Wissen über sie erringen. Die Materia Medica ist auf dieser Basis aufgebaut.

Krankheiten müssen daher sehr genau auf die Elemente durchforscht werden, die die vorhandenen krankhaften Veränderungen ausmachen und die sich in der Ähnlichkeit der Arzneimittelsymptome wiederfinden. Soweit Prüfungen an gesunden Menschen Symptome über organische Veränderungen erbracht haben, müssen wir die Krankheiten des Menschen darauf untersuchen, ob wir sie einem Arzneimittel nach dem Ähnlichkeitsgesetz zuordnen können. Organsymptome, funktionelle Symptome, Empfindungen und Gemütssymptome sind sämtlich nützlich und keine sollten übersehen werden. Die Essenz der Krankheit beim Menschen muß entsprechend der Essenz des Krankheitsbildes in unserer Materia Medica formuliert werden. Wie wir die Natur der Krankheit im Arzneimittelbild erkennen, so müssen wir auch die Natur der Krankheit in dem Menschen erkennen, der geheilt werden soll.

Deshalb muß die Vorstellung, die wir von der Pathologie besitzen, der Materia Medica angepaßt werden, und wir müssen, um den Kranken heilen zu können, herausfinden, worin beide einander ähneln. Die Totalität der Symptome, die wir sorgfältig aufschreiben, ist alles, was wir von der inneren Natur der Krankheit wissen. Damit wird die Verschreibung des ähnlichen Mittels die Kunst des Heilens bringen.

Kapitel 2

Das höchste Ideal des Heilens

Das heutige Thema behandelt die Natur der Heilung. In § 2 des Organons heißt es:

> „Das höchste Ideal der Heilung ist schnelle, sanfte, dauerhafte Wiederherstellung der Gesundheit, oder Hebung und Vernichtung der Krankheit in ihrem ganzen Umfange auf dem kürzesten, zuverlässigsten unnachteiligsten Wege, nach deutlich einzusehenden Gründen."

Fragen Sie einen Arzt, der nicht in Homöopathie ausgebildet ist, worin eine Heilung bestehe, so wird sich sein Geist nur um die Vorstellung vom Verschieben der pathologischen Zustände drehen. Handelt es sich um einen Hautausschlag, so wird das Verschwinden der Effloreszenz von der Haut unter der Behandlung als Heilung bezeichnet werden. Bei Hämorrhoiden würde die Entfernung derselben als Heilung bezeichnet werden. Bei Verstopfung wäre es mit der Darmentleerung getan, bei einer Kniegelenkentzündung würde die Amputation oberhalb des Knies als Heilung erwogen. Oder, wenn der Patient an einer akuten Erkrankung nicht stirbt, dann gilt diese als geheilt. Und das ist auch die Meinung des Kranken, die sich aus der des Arztes herleitet. Der Patient wird oft das große Geschick des Arztes in der Beseitigung des Ausschlages bewundern und wird zu ihm zurückkehren, wenn die ernsteren, lebensbedrohenden Gewebsveränderungen als Folgeerscheinungen auftreten und wird zum Arzt sagen: „Sie haben mir so schön gegen meinen Ausschlag geholfen, können Sie mir nicht auch mein Leberleiden heilen?“ Aber der sehr wissenschaftliche, ahnungslose Arzt hat einen Fehler gemacht: Er hat die harmlose Krankheit von der Oberfläche in den innersten Bereich des Stoffwechsels gedrängt, und nun wird der Patient als Folge der wissenschaftlichen Ignoranz seines Arztes sterben.

In diesem Paragraphen sind drei verschiedene Punkte enthalten, die wir genau herausarbeiten müssen. *Wiederherstellung der Gesundheit* und nicht „Beseitigung von Symptomen“ ist der erste Punkt. Wiederherstellung der Gesundheit zielt auf die Herstellung der Ordnung in diesem menschlichen Wesen, während die Unterdrückung von Symptomen nicht den ganzen Menschen im Auge hat. Beseitigung der Verstopfung, der Hämorrhoiden, der Kniegelenkstuberkulose, eines Hautleidens, irgendeiner anderen örtlichen Manifestation oder eines Teilzeichens von Krankheit oder selbst einer Gruppe solcher Symptome, hat niemals die Wiederherstellung der Gesundheit des inneren Menschen zum Ziel. Folgt dem Verschwinden der Symptome keine Wiederherstellung der Gesundheit, dann können wir nicht von Heilung sprechen. Im ersten Kapitel erfuhren wir, daß es „des Arztes höchster und einziger Beruf ist, kranke Menschen ... zu heilen ...“, und deshalb kann es nicht seine Aufgabe sein, nur die Symptome zu unterdrücken, ihren Aspekt, die Erscheinungsform des Krankheitsbildes zu ändern und sich dabei einzubilden, er würde dadurch Ordnung schaffen. Was muß der für eine einfältige Kreatur sein! Was für ein Pfuscher, was für ein

Schmutzfink muß er sein, wenn er auch nur einen Augenblick daran denken kann, so etwas zu tun. Wie anders würde er handeln, wenn er nur in Erwägung ziehen würde, daß jede heftige Veränderung, die er im Bilde der Krankheit bewirkt, die innere Natur derselben verschlimmert, daß sich die Krankheit als solche verschlimmert und dem Patienten eine Zunahme seiner Leiden bringt. Immer wenn ein Symptom verschwindet, sollte der Patient fühlen können, daß er auf dem Wege der Heilung ist. Es sollte zu einer entsprechenden inneren Verbesserung kommen, wann immer ein äußeres Symptom zum Verschwinden veranlaßt wurde, und das wird immer geschehen, wenn Krankheit durch Ordnung ersetzt wurde.

Die Vollständigkeit der Heilung besteht also zunächst in der Wiederherstellung der Gesundheit, und das hat *schnell, sanft* und *dauerhaft* zu geschehen, das ist der zweite Punkt. Die Heilung muß rasch und unverzüglich erfolgen, sie muß sanft erfolgen, und sie muß anhalten und dauerhaft sein. Jedes Mal, wenn ein äußeres Symptom durch Gewaltmaßnahmen zum Verschwinden gebracht wird, wie die Lösung einer Verstopfung durch Abführmittel, kann das weder sanft noch dauerhaft genannt werden, selbst wenn es schnell ist.

Immer, wenn stark wirkende Mittel gebraucht werden müssen, dann kann es sich niemals um eine Milde bei der nachfolgenden Wirkung oder Reaktion handeln. Als dieser zweite Paragraph des Organons geschrieben wurde, war das Arzten noch nicht so mild wie heute (1900, d.Ü.). Aderlässe, Schwitzkuren usw. waren im Schwange, als Hahnemann dies schrieb. Die Medizin hat sich in ihrem Erscheinungsbild etwas geändert. Die Ärzte verordnen zuckerüberzogene Pillen und erfinden Arzneien, die geschmacklos sind oder angenehm schmecken, sie verwenden konzentrierte Alkaloide. Aber alle diese Dinge wurden nicht aufgrund der Entdeckung irgendwelcher Regeln gemacht. Aderlaß und Schwitzkuren wurden nicht aufgrund von Erkenntnissen aufgegeben, bei alten Menschen wurde ihr Mißbrauch abgelehnt, aber oft kann man auch die Hoffnung hören, daß die Zeit kommen wird, in der man wieder zur Lanzette greifen werde, aber die heutigen Arzneien sind zehnmal stärker als die früher gebrauchten, weil sie viel konzentrierter verabreicht werden. Kokain, Sulfonal und zahlreiche andere moderne Konzentrate der Arzneihersteller sind höchst gefährlich, und ihre wahre Wirkung und Wirksamkeit ist unbekannt. Die Entdeckung der Petroleum-Derivate haben in weiter Verbreitung zur Zerstörung der menschlichen Intelligenz, seines Willens und Bewußtseins beigetragen, weil diese Mittel schleichend und hinterhältig wirken. Wenn unmittelbar gefährliche und starke Mittel genommen wurden, dann wurde ihre Wirkung manifest, sie zeigte sich an der Oberfläche und das Volk sah es. Aber die heutigen Patienten werden mit viel gefährlicheren Mittel behandelt, weil diese den Geist zerstören. Die sichtbaren Wohltaten dieser Mittel sind nie von Dauer. In einzelnen Fällen scheinen sie von Dauer zu sein, doch nur deshalb, weil durch sie eine neue, besonders heimtückische Krankheit im Organismus ausgelöst wird, viel raffinierter und zäher als die Erscheinungen an der Oberfläche, und wegen der Hartnäckigkeit dieser neuen Krankheit bleiben die alten Symptome weg. Die Krankheit hat sich nicht in ihrer Natur, in ihrer Essenz geändert, sie ist noch vorhanden und bewirkt die innere Zerstörung des Patienten. Nur die Erscheinungsform hat sich geändert, und zu dieser ursprünglichen Krankheit ist noch eine viel ernstere Arzneimittelkrankheit hinzugekommen.

Die Heilweise kann nur mild sein, wenn sie mit dem Strom in der natürlichen Richtung wirkt, indem sie die Ordnung herstellt und dadurch die Krankheit entfernt. Die alte Medizin wirkt, als ziehe man eine Katze am Schwanz den Hügel hinauf, während die milde, sanfte und dauerhafte Behandlung mit dem Strom fließt und nur behutsam eine kleine Welle erzeugt, die die innere Ordnung wiederherstellt, und damit kehrt auch das Äußere des Menschen wieder zur Ordnung zurück. Alles kommt so in die Reihe von innen heraus. Die heilsame Medizin wirkt nicht gewaltsam auf den Organismus, sondern festigt ihn auf eine milde Art. Trotzdem kann die Wirkung, die Reaktion, ein Aufruhr sein, besonders, wenn das Werk der Schulmedizin rückgängig gemacht wird und der vorherige Zustand sich wieder einstellt.

Der dritte Punkt ist *nach deutlich einzusehenden Gründen*. Das bedeutet Gesetz, klare Prinzipien. Ein Gesetz, so gewiß, wie das Gravitationsgesetz, keine Vermutungen, keinen Empirismus, keine ungefähren Methoden oder eine fix und fertige Gebrauchsanweisung, die vom letzten Arzneimittelhersteller angegeben wurde. Unsere Grundsätze haben sich nie geändert, sie sind immer die gleichen geblieben und werden es auch bleiben. Sich mit diesen Gesetzen und Regeln bekannt zu machen, mit dem festen Wissen, mit Exaktheit der Methode Arzneien zu kennen, die ihre Eigenschaften nie verändern, und diese in ihrer Wirkung genau zu kennen, ist das wesentlichste Ziel beim Studium der Homöopathie. Wenn man diese Regeln gelernt hat und sie praktiziert, dann werden sie immer klarer und überzeugender. Die Anwendung dieser festen Regeln führt zur Beseitigung der Krankheit, zur milden, schnellen, dauerhaften Wiederherstellung der Gesundheit.

Wenn man einen allopathischen Arzt in diesem Auditorium fragen würde, wie er beweisen könnte, daß er jemanden geheilt habe, könnte die Antwort nur so ausfallen, wie ich bereits gesagt habe, das heißt, daß der Patient nicht gestorben ist oder, daß die vorher festgestellten Krankheitserscheinungen verschwunden sind. Fragt man dagegen einen homöopathisch ausgebildeten Arzt, dann wird man hören, daß es klar umrissene Grundsätze gibt, nach denen er weiß, daß es seinem Patienten besser geht. Natürlich wird man erwarten, daß, wenn das Innerste des Menschen und nicht seine Gewebe, durch die Krankheit in Unordnung gerieten, dieses Innerste zuerst in Ordnung kommt und das Äußere zuletzt. Das erste am Menschen ist sein Willen, das zweite sein Verstand, das letzte sein Äußeres bis zu seiner Peripherie, seinen Organen, Haut, Haaren, Nägel usw. Das steht fest: Die Heilung muß vom

Zentrum zur Peripherie verlaufen. Das bedeutet auch, von oben nach unten, von innen nach außen, von den lebenswichtigen zu den weniger wichtigen Organen, vom Kopf zu Händen und Füßen. Jeder homöopathische Arzt, der die Kunst zu heilen beherrscht, weiß, daß Symptome, die in dieser Reihenfolge verschwinden, dauerhaft beseitigt sind. Mehr noch, er weiß, daß Symptome, die in der umgekehrten Reihenfolge ihres Erscheinens verschwinden, auch dauerhaft beseitigt sind. Deshalb weiß er, daß es dem Patienten in Folge der Behandlung nicht nur besser geht, sondern daß er geheilt ist durch die Wirkung des Arzneimittels. Tritt der homöopathische Arzt an das Bett eines Kranken und sieht, nach dem Vergleich des Anfangs der Symptome mit dem Verlauf der Krankheit, daß die Symptome sich nach seinem Mittel nicht in dieser Reihenfolge zurückentwickeln, dann weiß er, daß er noch nicht viel Einfluß auf den Lauf der Dinge genommen hat.

Beobachtet er aber nach der Verschreibung seines Mittels, daß sich die Symptome in umgekehrter Reihenfolge entwickeln, dann weiß er, daß das mit seinem Mittel zusammenhängt, denn wenn die Krankheit weiter ihren Lauf genommen hätte, dann hätte es nicht dieses Ergebnis gegeben. Die chronischen Krankheiten verlaufen von der Oberfläche zur Mitte. Alle haben ihre ersten Erscheinungen auf der Oberfläche und arbeiten von da fort bis zum inneren des Menschen. In dem Maße, in dem die Erscheinungen nach außen zurückgeworfen werden, sieht man, wie der Patient wiederhergestellt wird. Hier folgt der Aufruhr, von dem wir oben sprachen, dem homöopathischen Mittel, und der Unwissende sträubt sich dagegen, daß die alten peripheren Symptome wiederkehren, selbst, wenn dies die einzig mögliche Form der Heilung ist. Beschwerden im Herzen, in Brust und Kopf müssen während der Genesung von peripheren Symptomen in den Extremitäten, auf der Haut, an Haaren und Nägeln, begleitet werden. Deshalb werden Sie beobachten, daß diese Teile krank werden, wenn der Kranke gesund wird. Ihm fallen die Haare aus, oder es treten Ausschläge auf der Haut hervor. Bei rheumatischen Herzleiden werden Sie erleben, daß während der Genesung seine Knie rheumatisch werden, und er sagt: „Doktor, ich konnte durch das ganze Haus gehen, als Sie zuerst zu mir kamen, aber jetzt kann ich nicht gehen; meine Knie sind so geschwollen." Wenn der Arzt nicht weiß, daß das ein Zeichen von Genesung ist, dann wird er etwas verschreiben, das das Rheuma von den Füßen und Knien vertreibt, und es wird zum Herzen zurückschlagen und der Patient stirbt. Es braucht kaum erwähnt zu werden, daß ein Arzt der Schule dies nicht weiß, da er zu seiner Therapie als der gewöhnlichen und einzigen Heilweise greift und den Kranken in seiner Ahnungslosigkeit tötet. Dies illustriert in einfacher Weise, wie es möglich ist, daß der innere Mensch aufhört krank zu sein, während die äußeren Teile befallen werden. Es kann für einen Menschen unmöglich sein, ganz geheilt zu werden, es kann unmöglich sein, daß dieser Zustand vorübergeht, aber es ist die einzige Art davonzukommen, und es gibt keinen anderen Weg. Ist der Kranke unheilbar, so kann er große Schmerzen leiden im Ablauf seiner teilweisen Heilung, obwohl die eingesetzten Mittel mild sind. Ihm mag es nicht mild erscheinen, obwohl die eingesetzten Mittel es sind. In akuten Krankheiten beobachten wir nicht so viele Schmerzen nach der Verschreibung, wie bei alten, unheilbaren Fällen oder tiefsitzenden chronischen Leiden, die schon lange bestanden. Das Wiederauftreten alter Symptome an den Extremitäten wird in den Fällen beobachtet, in denen sie früher unterdrückt wurden. Zur Illustration: Viele Leute haben Rheuma in Händen und Füßen, Handgelenken, Knien und Ellenbogen, die mit starken Linimenten und Lösungen eingerieben wurden, mit Chloroform, verdunstenden Lösungen, kühlenden Anwendungen, bis das Rheuma aus den Extremitäten weitgehend verschwunden ist. Aber jeder Arzt weiß, daß beim Abnehmen des Gelenkrheumas, rheumatische Herzsymptome zu erscheinen pflegen. Wenn diesen Patienten etwas verordnet wird, müssen seine Gliederschmerzen wiederkommen, oder das Herz wird schlechter. Das trifft für alle Beschwerden zu, die von den Extremitäten durch örtliche Anwendungen vertrieben werden. So wahr Sie leben und die Wirkung homöopathischer Mittel beim Menschen beobachten, so sicher werden Sie solche Symptome wiederkehren sehen. Der Patient kommt und sagt: „Doktor, ich habe die gleichen Symptome wie damals, als ich bei Doktor soundso wegen Rheuma behandelt wurde." Das erleben wir täglich in der Praxis.

Hier braucht es etwas Aufklärung des Patienten, und wenn er intelligent genug ist, es zu verstehen, dann wird er dem Mittel Zeit lassen zu wirken, aber der Arzt, der viel von seinem Umsatz hält, wird sagen: „Wenn ich Ihm keine Einreibung verschreibe, dann wird er zu einem anderen gehen." Und hier fängt das Übel an. Sie sollten lieber auf die Intelligenz des Kranken vertrauen und darauf, daß er bleibt und geheilt wird. Wenn Sie es gelernt haben, zum Nutzen des Patienten zu verschreiben, obwohl er leidet; wenn Sie gelernt haben, was in diesen Fällen richtig ist und tun es nicht, dann handeln Sie gegen Ihr Gewissen.

Dieser Paragraph appelliert an die Integrität des Arztes. In der letzten Zeile heißt es: „nach deutlich einzusehenden Gründen". Sobald Sie die Redlichkeit verlassen und meinen, der Mensch kann so handeln, wie es ihm gefällt, verlassen Sie alles, was die Gründe betrifft und damit das Fundament des Erfolges. Wenn aber diese Grundsätze befolgt werden, wenn sich der Arzt sorgfältig mit der Materia Medica vertraut gemacht hat und sie sorgfältig und klug anwendet, wenn er umsichtig in seinem Innenleben ist, indem er die Grundregeln befolgt, dann kann er sich dazu bringen, sie zu einem höchst befriedigenden Gebrauch einzusetzen, denn auf diese Weise kann er die Krankheiten zum Verschwinden bringen und wird sich die dauerhafte Freundschaft und den Respekt von Menschen erringen, die es wert sind, daß man für sie arbeitet. Er wird mehr als das haben; er wird ein gutes Gewissen haben, mit allem, was dazugehört; er wird in Unschuld leben. Wenn er ein solches Leben führt, wird er nicht nach den Vorstellungen schielen, die in

Familien vorkommen: wie man Nachwuchs verhindert, wie man Männer und Frauen voneinander trennt, indem man ihnen die schmutzigen Methoden lehrt, wie man Empfängnis verhütet. Gibt man sich mit diesen Lastern ab und befürwortet sie, dann wird man Vater und Mutter daran hindern, von ihren chronischen Krankheiten geheilt zu werden. Das ist nur möglich, wenn die Menschen ein ordentliches Leben führen. Es ist ihre Pflicht als Arzt, ihnen solche Grundsätze einzuschärfen, damit sie ein ordentliches Leben führen. Einem Arzt, der nicht weiß, was Ordnung ist, sollte man nicht vertrauen.

Es ist die Pflicht des Arztes, zunächst herauszufinden, was bei dem Patienten nicht in Ordnung ist und ihn dann gesund machen. Und dieses Wiederherstellen der Gesundheit, das eine perfekte Heilung bedeutet, muß mit Mitteln erreicht werden, die mild und ordentlich sind und sanft fließen wie die Lebenskraft selbst und den inneren Menschen in Ordnung bringen, mit festen Prinzipien zu seiner Führung und mit den homöopathischen Arzneimitteln.

Kapitel 3

Erkennen, was heilbar ist an der Krankheit und was heilend ist am Heilmittel und die Anwendung des einen beim anderen.

§ 3. „Sieht der Arzt deutlich ein, was an Krankheiten das ist, was an jedem einzelnen Krankheitsfalle insbesondere zu heilen ist (*Krankheits-Erkenntnis, Indication*), sieht er deutlich ein, was an den Arzneien, das ist, an jeder Arznei insbesondere, das Heilende ist (*Kenntniß der Arzneikräfte*), und weiß er nach deutlichen Gründen das Heilende der Arzneien auf das, was er an dem Kranken unbezweifelt Krankhaftes erkannt hat, so anzupassen, daß Genesung erfolgen muß, anzupassen sowohl in Hinsicht der Angemessenheit der für den Fall ihrer Wirkungsart geeigneten Arznei (*Wahl des Heilmittels, Indicat*), als auch in Hinsicht der genau erforderlichen Zubereitung und Menge derselben (rechte *Gabe*) und der gehörigen Wiederholungszeit der Gaben: kennt er endlich die Hindernisse der Genesung in jedem Falle und weiß sie hinwegzuräumen, damit die Herstellung von Dauer sey: *So versteht er, zweckmäßig und gründlich zu handeln und ist ein ächter Heilkünstler.*“

Es geht hier um deutliches „Einsehen“, nicht nur um einfaches Hinsehen mit den physischen Augen, sondern klar zu verstehen, mit dem Geist zu erfassen und zu verstehen. Hätte Hahnemann „Sehen“ anstatt „Einsehen“ gesagt, hätte man glauben können, er habe einen Tumor gemeint, den man mit den Augen sieht, um ihn dann herauszuschneiden oder bei einer Laparotomie eine krankhafte Veränderung der Nieren zu sehen oder bei einer Harnanalyse,

Zucker oder Eiweiß im Urin zu finden, nach deren Beseitigung der Kranke auf irgendeine mysteriöse Weise gesund würde. So ist jedoch deutlich gemacht, daß Hahnemann nicht auf pathologische Veränderungen gesehen hat oder krankhafte anatomische Zeichen als das, was bei der Krankheit zu entfernen ist. Der Arzt muß an der Krankheit vielmehr das erkennen, was geheilt werden muß, und das zu Heilende in jedem einzelnen Krankheitsfall ist die Totalität der Symptome: Die Krankheit zeigt sich oder drückt sich aus durch die Totalität der Symptome, und diese Totalität (welche die Sprache der Natur bedeutet) ist nicht selbst die Essenz der Krankheit, sie repräsentiert nur die Unordnung des inneren Menschen. Diese Totalität der rein äußerlichen Erscheinung in den Geweben ordnet sich zu einer Darstellung der inneren Störung für den Arzt.

Das erste, was in einem Fall erwogen werden muß, ist: Welches sind hier die heilbaren Indikationen? Welche Zeichen und Symptome ziehen die Aufmerksamkeit des Arztes auf das zu Heilende? Das heißt, nicht jede Erscheinung ist eine Indikation zur Heilung. Die Krankheitsauswirkungen in den Geweben bei chronischen Krankheiten wie krebsartige Veränderungen, Tumore usw. können keine heilungsanzeigenden Zeichen sein. Der Arzt muß dagegen die heilbaren Dinge erkennen, die zu einer Veränderung fähig sind, die materiell von der Gabe eines Mittels betroffen werden können, denn sie sind Indikationen für die Heilung.

Der Arzt sollte eine wohlbegründete Vorstellung von der Ordnung und dem Gesetz haben, von dem es keine Ausnahmen gibt. Er soll die Ursache der Krankheit in ihrer Wirkung von innen nach außen erkennen, vom innersten des Menschen zu seiner äußeren Hülle. Wenn es Gesetz und Ordnung gibt, dann werden diese jeden Prozeß steuern, der im Menschen abläuft. Jedes Regime funktioniert von der Mitte zur Peripherie. Vergleichen wir es mit der Politik: Wann immer die Zentrale der Regierung nicht anerkannt wird, dann herrschen Anarchie und Vertrauensverlust. Auch der Handel wird vom Zentrum beherrscht. Wir müssen London, Paris und New York als zentral in ihren jeweiligen Gebieten anerkennen. Selbst die Spinne setzt sich in die Mitte ihres Netzes fest und beherrscht es von da aus. Es kann auch nicht zwei Zentralen geben; das würde zur Verwirrung führen. Es gibt nur eine Einheit auf jedem Niveau. Im Menschen liegt diese zentrale Leitung im Gehirn, und von ihm aus werden alle Nervenzellen beherrscht. Von ihm aus führen alle Handlungen zum Guten wie zum Bösen, zur Ordnung oder Unordnung. Von hier aus beginnt die Krankheit, wie auch der Heilungsprozeß. Der Mensch wird nicht aus äußerem Anlaß krank. Weder durch Bakterien noch durch die Umgebung, sondern aus Ursachen, die in ihm selbst liegen. Wenn der Homöopath das nicht einsieht, kann er keinen wahren Begriff von Krankheit haben. Unordnung in der inneren Verfassung ist der Ausgangspunkt der Schwierigkeiten, und diese Unordnung äußert sich in Zeichen und Symptomen.

Will man verstehen, was an einer Krankheit zu heilen ist, muß man vom Allgemeinen zum Einzelnen fortschreiten, die Krankheiten an ihren allgemeinsten Zügen an der ganzen Menschheit studieren und nicht an dem, was man am einzelnen Individuum sieht. Wir wollen uns bemühen, uns diesen Gedanken am Beispiel eines akuten Miasmas vorzustellen. Nicht wegen der Diagnose, denn die ist einfach, sondern für eine therapeutische Bearbeitung. Nehmen wir eine Epidemie, etwa von Scharlach, Grippe, Masern oder Cholera. Tritt die Epidemie ganz anders auf als alles, was bisher in der Umgebung aufgetreten ist, wird das Bild zunächst verwirrend sein. Nach den ersten wenigen Fällen hat der Arzt nur eine sehr schwache Vorstellung von der Krankheit, weil er nur ein Fragment davon sieht und nur einen Teil ihrer Symptome zu sehen bekommt. Aber die Epidemie breitet sich aus und viele Kranke werden besucht, und er hat vielleicht zwanzig Leute genau untersucht. Wenn der Arzt jetzt alle Symptome, die bei all diesen Patienten aufgetreten sind, schematisch zusammenschreibt, indem er die Gemütssymptome aller Patienten unter „Gemüt", die Kopfsymptome unter „Kopf" usw. zusammenstellt und so der Methode von Hahnemann folgt, dann wird ein zusammengefaßtes Bild entstehen, als habe ein Mensch alle diese Symptome entwickelt, und auf diese Weise wird er dieses besondere Krankheitsbild in schematischer Form vor sich haben. Vermerkt er neben jedes Symptom die Zahl der Patienten, bei denen es auftrat, dann wird er die Grundzüge der Epidemie vor Augen haben. Klagen zum Beispiel zwanzig Patienten über Knochenschmerzen, dann sieht der Arzt auf einen Blick, daß dieses Symptom zu der Epidemie gehört. Alle Patienten hatten Bindehautkatarrh und einen masernartigen Ausschlag. So muß das auch als pathognomonisches Symptom aufgefaßt werden. Und wenn er so das ganze Schema durchsieht und es als Ganzes betrachtet, als habe ein Patient alle diese Symptome, dann ist er in der Lage zu überblicken, in welcher Weise diese neue ansteckende Krankheit die Menschen im allgemeinen und jeden einzelnen im besonderen befällt, und er kann präzisieren, welche Symptome allgemein und welche persönlich sind. Jeder neue Patient wird ein paar neue Symptome hinzubringen und drückt der Epidemie damit seinen persönlichen Stempel auf. Die Symptome, die bei allen durchlaufen, sind pathognomonisch. Die seltenen sind die besonderen der verschiedenen Patienten. Diese Totalität stellt uns so genau wie möglich das Wesen der Krankheit vor Augen, und dieses Wesen muß sich der Therapeut immer vergegenwärtigen.

Als nächsten Schritt gilt es, die Mittel zu finden, die der Epidemie entsprechen. Mit Hilfe eines Repertoriums wird er zu jedem dieser Symptome alle Mittel, die dieses erzeugen, aufschreiben. Wenn er so mit allen Symptomen verfahren ist, kann er anfangen, zum praktischen Gebrauch auszusondern und wird dann sehen, daß sechs oder sieben Mittel durch das ganze Bild laufen und damit der ganzen Natur der Epidemie zuzuordnen sind, indem sie ihrem ganzen Wesen entsprechen. Diese können wir als die epidemischen Mittel dieser Epidemie bezeichnen und werden damit fast alle Fälle heilen können. Es ergibt sich nun die Frage, welches von ihnen in jedem einzelnen Fall zu geben ist. Hat der Arzt das halbe Dutzend Mittel herausgearbeitet, dann kann er sie in der Materia Medica genau studieren und sich ihre einzelnen Bilder so genau einprägen, daß er sie erfolgreich einsetzen kann. So arbeitet er sich vom Allgemeinen zum Besonderen vor, und es gibt in der Homöopathie keinen anderen Weg. Wird er zu einer Familie gerufen, von der ein halbes Dutzend Leute an der Epidemie erkrankt ist, wird er bei jedem einen kleinen Unterschied in dem Bild der Symptome finden, so daß er für jeden ein anderes Mittel indiziert findet. In der Homöopathie gibt es kein einzelnes Mittel, das aufgrund der Diagnose der ganzen Familie gegeben werden kann. Wenn nun eines der Mittel aus der Epidemiegruppe am wahrscheinlichsten für viele Fälle angezeigt ist, aber keines von diesen ganz auf den Patienten paßt, dann muß der Arzt auf seine Originalanamnese zurückgreifen, um zu sehen, welches der anderen Mittel paßt. Ganz selten nur wird ein Patient ein Mittel brauchen, das sich nicht in der Generalanamnese der Epidemie findet. Jedes Mittel besitzt gewisse Eigentümlichkeiten, die es als individuelles Mittel auszeichnen, und der Kranke hat auch eine Anzahl an Besonderheiten, die ihn als individuellen Patienten auszeichnen, und dadurch ergibt sich das passende Mittel für den Kranken. Kein Mittel muß gegeben werden, nur weil es auf der Liste steht, weil diese Liste nur als Erleichterung für das Studium der Epidemie angelegt wurde. Die Dinge können nur durch einen großen Aufwand an harter Arbeit erleichtert werden, und wenn Sie die Plackerei im Beginn der Epidemie auf sich nehmen, dann wird die Verschreibung für Ihre Patienten schnell gehen, und Sie werden sehen, wie Ihre Mittel die Fälle leicht und kurz verlaufen lassen. Bösartige Verläufe werden vereinfacht und lassen den Scharlach so leicht verlaufen, daß eine Klassifizierung unmöglich wird. Ein Typhoid wird in einer Woche gestoppt und remittierendes Fieber in einem Tage geheilt.

Wenn der Arzt dieses Schema nicht auf dem Papier ausarbeitet, dann muß er es im Kopf tun; wenn er aber sehr beschäftigt ist und eine große Zahl von Kranken sieht, dann wird er nicht alles im Kopf behalten können. Sie werden mit Staunen feststellen, daß Sie ihr Wissen für immer im Kopf behalten können, wenn Sie eine Epidemie zu Papier gebracht haben. Ich habe es so gemacht und war überrascht, daß ich nach einem dutzend Mal nicht mehr nachzuschlagen brauchte.

Nun werden Sie fragen: „Wie ist das bei typhoidem Fieber?“ Es ist keine neue Krankheit. Es ist eine alte Form. Der alte Arzt hat unbewußt eine Anamnese von seinen Typhoidfällen gemacht. Er hat sie unbewußt in sein Gedächtnis geschrieben und so bei sich getragen. Es ist nicht schwierig, die Gruppe der typhoiden Mittel auszuarbeiten und mit dieser Gruppe zu arbeiten, das Gleiche gilt für Masern, besonders wenn man sie nach ihren Symptomen und nicht nach ihrem Krankheitsnamen studiert.

Natürlich kommt jeder dann und wann an seltene und einmalige Fälle, die dazu zwingen, die gewöhnliche Gruppe zu verlassen. Erlauben Sie sich niemals, so verkrampft zu sein, daß Sie sich nicht erlauben können, aus der Reihe der Mittel, die Sie als Medizin, sagen wir für Masern, ausersehen haben, auszubrechen. Alle Ihre unbestimmten Fälle werden natürlich *Pulsatilla* bekommen, weil es dem Wesen der Masern so ähnlich ist. Aber das darf nicht zu genau genommen oder zur Routine werden. Seien Sie sich aber immer sicher, daß die Indikationen des Mittels, das Sie verschreiben auch stimmen. Jeder vielbeschäftigte Praktiker denkt an *Ailantus, Apis, Belladonna* und *Sulphur* bei bösartigen Scharlachfällen, und doch muß er oft diese Gruppe verlassen.

So wird der Arzt wahrnehmen, was an der Krankheit die Indikation zur Heilung ausmacht.

Dies fällt ihm nur ein, wenn er mit dem Wesen der Krankheiten ganz vertraut ist, sei es Scharlach, Masern, Typhoid, Zymosis, Blutvergiftung usw., so daß er nicht unvorbereitet ist, wenn sie eintreten. Wenn Typhus fortschreitet, dann erwartet er ein tympanitisches Abdomen, Diarrhöe, Continua, Ausschlag, Delirium und Bewußtlosigkeit. Diese Dinge gehören zur Natur des Typhus. Deshalb wird er, wenn er zur Materia Medica greift, diese Dinge vor Augen haben und kann dadurch die Mittel heraussuchen, die solche Wesenszüge haben. Er sieht in *Phosphor, Rhus, Bryonia, Baptisia, Arsenicum* usw. Fieberformen, die dem Typhoid entsprechen. Wenn aber der Patient aus dieser gewöhnlichen Gruppe von Mitteln ausbricht, dann muß der Arzt den eingeschlagenen Weg verlassen und ein anderes Mittel ausfindig machen, das ebenfalls der Natur des Typhus entspricht.

Mit diesen Bemerkungen möchte ich Ihnen vor Augen halten, was der Arzt als Indikationen für die Heilung der Krankheit betrachtet. Zunächst betrachtet er die allgemeinen Wesenszüge der Krankheit, dann sieht er, wie sich im kranken Individuum diese Züge der Krankheit in dessen Wesenszügen zeigen. Der Homöopath ist daran gewöhnt, den leisesten Schimmer von Unterschieden zwischen den einzelnen Kranken zu beobachten, die kleinen Dinge, die zum Arzneimittel führen. Würden wir die Krankheiten nur wie Schulmediziner sehen, dann hätten wir keine Möglichkeiten zum Differenzieren, aber es sind gerade die kleinen Besonderheiten, die jeder einzelne Patient aufweist, seine inneren Lebensäußerungen, sein Denken, die dem Homöopathen das Differenzieren ermöglichen.

> „... sieht er (der Arzt) deutlich ein, was an den Arzneien, das ist, an jeder Arznei insbesondere, das Heilende ist ..."

Auch hier schreitet Hahnemann vom Allgemeinen zum Speziellen fort. Er kann sich nicht mit der individuellen Wirkung der Arznei bekanntmachen, bevor er nicht mit der Wirkung von Medizinen im allgemeinen vertraut ist. Das geschieht durch das Studium der Arzneimittelprüfungen. Stellen Sie sich vor, wir wollten zusammen eine unbekannte Arznei prüfen. Angenommen, Sie alle würden die gleichen Symptome hervorbringen, so daß die Hauptsymptome durch die ganze Prüfergruppe gehen würden. Aber jeder Prüfer würde seine individuellen Symptome besonders produzieren. Nummer eins brächte die Gemütssymptome deutlicher als Nummer zwei. Dieser brächte die Eingeweidesymptome stärker als

Nummer eins. Nummer drei hätte besonders stark die Kopfsymptome usw. Stellt man sie alle zusammen, als hätte sie ein einzelner produziert, dann ergibt das ein Bild dieses Mittels. Hätten wir 100 Prüfer, dann würden wir das ganze Wesen des Mittels bekommen und erkennen, wie es die Menschheit allgemein ergreift, wie es als Einheit wirkt.

Was ich oben über das Studium des Wesens der Krankheit gesagt habe, das muß auch auf das Studium des Wesens der Arzneimittel angewandt werden. Ein Mittel kann als Ganzes studiert werden, wenn es schriftlich vorliegt. Die Gemütssymptome unter einer Überschrift, die der Kopfhaut unter einer anderen, usw. durch den ganzen Körper nach dem Schema von Hahnemann. Wir können zusätzlich vermerken, welche Symptome oder Symptomgruppen die hervorragendsten sind. Ein Mittel ist noch nicht durchgeprüft, solange es noch nicht alle Körperzonen durchdrungen und krank gemacht hat. Erst, wenn diese Bedingung erfüllt ist, können wir es für abgeschlossen und gebrauchsfertig erklären. Viele unserer Prüfungen sind nur Fragmente und in den Büchern auch so beschrieben. Hahnemann hat alle Mittel, die er uns hinterlassen hat, vollständig durchbeobachtet. In ihnen sind die Symptome des ganzen Menschen dargestellt. Jedes einzelne Mittel muß in dieser Weise geprüft werden, wie es alle Menschen verändern kann.

Um das Wesen der chronischen Miasmen, Psora, Syphilis und Sykose, zu verstehen, muß der Homöopath in der gleichen Weise vorgehen, wie bei den akuten Krankheiten. Hahnemann hat ein Bild der Psora zu Papier gebracht. Elf Jahre lang sammelte er die Symptome aller der Patienten, die zweifelsfrei psorisch waren und ordnete sie in sein Schema ein, bis das Wesen dieses großen Miasmas in Erscheinung trat. Danach veröffentlichte er antipsorische Mittel, die ihrem Wesen nach der Psora ähnlich sind. Um ein wirklich erfolgreicher Homöopath zu sein, muß man auf die gleiche Weise bei Syphilis und Sykose vorgehen.

Wenn der Arzt dann das Wesen der Krankheit bildhaft sieht, wie es ist, wenn er vertraut ist mit allen Krankheiten, denen wir ausgesetzt sind, und wenn er das Wesen der gebräuchlichen Mittel ebenso klar sieht, wie er die Krankheiten kennt, dann weiß er gleich, wenn er dem Bericht der Symptome des Kranken zuhört, welche Mittel beim Gesunden diese Symptome erzeugt haben. Das lehrt uns § 3. Er will den homöopathischen Arzt dazu anregen, sich so weit auszubilden, daß er am Bett eines Kranken das Wesen der Krankheit und das des erforderlichen Arzneimittels klar erkennen kann. Es ist eine Sache des Begreifens; er sieht und versteht. Wenn ein Arzt das Wesen der Krankheit und des Mittels versteht, dann kann er kunstgerecht handeln.

Kapitel 4

„Feste Regeln", Gesetz und Führung aus der Mitte

Betrachten wir zunächst den letzten Teil von § 3, der sich mit den festen Prinzipien befaßt, von denen sich der Arzt leiten lassen muß. In der Vergangenheit, bevor es die Lehre der Homöopathie gab, war die Medizin nie eine Sache der Erfahrung, und die heutige Medizin, außerhalb der Homöopathie, ist eine „Erfahrungsmedizin". Damit der Geist offen sei, um die Lehrmeinungen zu empfangen, ist es nötig, sich die reine und genaue Stellung der Erfahrung klar zu machen. Wenn im Geist des Menschen reine Begriffe von Gesetz und Lehren vorherrschten, würde er nicht immer Theorien ausbrüten, denn diese wären gar nicht nötig, er wäre vielmehr klug genug zu erkennen, was Wahrheit und was Unsinn ist.

Erfahrung hat nur einen bestätigenden Platz in der Wissenschaft. Sie kann nur bestätigen, was aufgrund der Regeln und Gesetze entdeckt wurde, die in die richtige Richtung führen. Aus Erfahrung erwächst keine Entdeckung, außer man bestätigt durch erfahrungsmäßige Beobachtung die Dinge, die mit dem Gesetz in Einklang sind. Kennt jemand keine Grundregeln, keine Wahrheit, keine Gesetze, verläßt er sich nicht auf Regeln für alles, dann bildet er sich ein, durch Erfahrungen Entdeckungen zu machen. Aus reiner Erfahrung wird er es unternehmen zu erfinden, und seine Erfindungen werden in alle möglichen Richtungen laufen. So können wir heutzutage einen Kongreß mit tausend Ärzten erleben, die sich ganz auf Erfahrungen berufen, indem einer aufsteht und seine Erfahrungen darlegt, dann wird ein anderer seine Erfahrungen vortragen, und die Redner werden fortlaufend diskutieren, und keine zwei von ihnen werden einander zustimmen. Wenn sie ausgeredet haben, werden sie ihre Erfahrungen vergleichen, und das, worauf sie sich einigen, nennen sie Wissenschaft, unabhängig davon, wie weit sie von der Wahrheit entfernt sein mögen. Im nächsten Jahr kommen sie wieder zusammen, werden neue Ideen haben, neue Erfahrungen gemacht haben und lehnen das ab, was sie beim letzten Mal angenommen hatten. Das ist die ärztliche Erfahrung. Sie bestätigen nichts, sondern machen aus ihren Erfahrungen eine Reihe von Erfindungen und Theorien. Das ist aber der falsche Weg. Die ärztliche Wissenschaft muß auf einer wahrhaften Grundlage aufgebaut werden. Um sicher zu sein, muß man beobachten; es ist aber ein Unterschied zwischen echten Beobachtungen in einer Wissenschaft, die nach Regeln und Gesetzen aufgebaut ist und der eines Mannes, der weder Gesetze noch Regeln hat. Die Alte Schule leugnet Ordnungen und Gesetze, nennt ihr System „die Medizin der Erfahrung", und daher sind ihre Lehren kaleidoskopisch, wechseln jedes Jahr und fallen nie zweimal gleich aus.

Lassen Sie mich erneut auf die Notwendigkeit hinweisen, etwas über die innere Ordnung des Menschen zu wissen, um zu erkennen, wie sich Krankheiten entwickeln und wirken. Wenn wir eine Ordnung anerkennen, die Weltordnung, das Bürgerliche Gesetz, das Handelsgesetz, die physikalischen Gesetze, werden wir stets ein Zentrum finden, das regiert, kontrolliert und übergeordnet ist. Durch göttliche Ausstattung hat der Mensch in sich ein primäres Ordnungszentrum, das in der grauen Substanz des Gehirns angeordnet ist. Alles im Menschen und alles, was in ihm geschieht, ist zunächst von diesem Zentrum gesteuert, geht ursprünglich vom Zentrum zur Peripherie. Wenn ein Mensch von außen her verletzt wurde, wenn zum Beispiel ein Finger verrenkt wurde, so kommt er schnell wieder in Ordnung. Die Ordnung, die im Organismus von innen nach außen herrscht, wird alle Störungen, die durch äußere Einwirkung an der Peripherie entstehen, reparieren. Die gleiche Reihenfolge der Heilung findet bei inneren wie bei äußeren Störungen statt. Verletzungen entstehen durch äußere, Krankheiten durch innere Störungen, die zu Schaden führen. Alle echten Krankheiten bewegen sich von der Mitte nach außen. Alle Miasmen sind echte Krankheiten.

Die innere Steuerung des Menschen läuft über eine Trias: Gehirn, Kleinhirn und Rückenmark, oder Hirn, Rückenmark und Nerven. Innerlich betrachtet haben wir Willen und Verstand als eine Einheit, die den inneren Menschen ausmacht; die Lebenskraft oder den Vizeregenten der Seele (eine immaterielle Substanz, ausgerüstet mit formender Kraft, die dem Limbus zugeordnet werden könnte) und außen den Körper, der grobstofflich ist: So haben wir eine gerichtete Ordnung vom zentralsten, dem Willen und dem willkürlichen Prinzip, über den Limbus oder die Ursubstanz zum Äußersten der materiellen Substanz des Menschen in jeder Zelle. In jeder Zelle ist der innere Mensch wie das Zwischenglied und das Äußere gegenwärtig. Es gibt keine Zelle im Menschen, die nicht das Innerste, das Zwischenglied und das Äußerste repräsentiert. Es gibt keine menschliche Zelle, die nicht Willen und Verstand, den Seelenstoff oder Limbus oder Lebenskraft und die materielle Substanz enthalten.

Krankheiten müssen sich im Einklang mit dieser Ordnung entwickeln, denn es gibt kein Fortschreiten nach innen. Der Mensch ist geschützt gegen Dinge, die von außen nach innen fließen. Alle Krankheit fließt vom Innersten zum Äußeren, während grobstoffliche Arzneimittel, obwohl sie so hergestellt wurden, daß sie dies tun sollten, Krankheiten weder erzeugen noch heilen können. Es gibt akute und chronische Miasmen in der Welt. Die chronischen, die keine Tendenz zur Heilung haben, Psora, Syphilis und Sykose, werden wir später besprechen. Außerhalb der akuten und chronischen Miasmen müssen wir nur die Auswirkungen der Krankheiten in Betracht ziehen. Miasmen sind ansteckend, sie gehen vom Innersten zum Äußeren und obwohl sie in allen Organen existieren, sind sie doch nicht bemerkbar, denn sie können im Menschen nur wirken, wenn sie in genügend feinstofflicher Form existieren, um auf das innerste Wesen der menschlichen Natur einzuwirken. Die Mitbeteiligung dieses innersten Menschen kann nicht mit den Augen gesehen, mit den Fingern getastet oder von irgendeinem seiner Sinne erkannt werden, noch kann irgendeine Krankheitsursache mit dem Mikroskop gefunden werden. Krankheit kann nur durch ihre Auswirkungen wahrgenommen werden, und sie geht von innen nach außen, vom Zentrum zur Peripherie, vom Sitz der Leitung nach den äußeren Teilen hin. Entsprechend muß auch die Heilung von innen nach außen gehen.

In unserer Zivilverwaltung sehen wir ein Gleiches. Wenn eine große Störung bei unserer Regierung in Washington eintritt, sehen wir, wie blitzartig dies im ganzen Land zu spüren ist. Wenn eine schlechte Regierung im Amt ist, wird das ganze Land geschüttelt und beunruhigt wie von einer Krankheit. Wenn die Regierung gut ist, beobachten wir das als Verbesserung, und jeder hat davon seine Vorteile. Wenn in den großen Handelszentren, London, Paris oder New York, sich ein großer Krach oder eine Krise ereignet, dann wird die ganze Umgebung, die von diesem Zentrum abhängt, wie von einer Krankheit geschüttelt. Jedes kleine politische Amt hängt von Washington ab, und dessen Anordnungen müssen sehr sorgfältig ausgeführt werden. Sheriff und Schutzmann, Richter und Gerichte sind kleine Regierungen; abhängig von den Gesetzen, die vom Staat erlassen wurden. Die Staatsgesetze wären nichts, wenn die Zentrale unserer Regierung in Washington von einer anderen Nation abgesetzt würde. Alle Gesetze und Grundsätze in Pennsylvanien hängen ab von der Dauerhaftigkeit und Ordentlichkeit der Regierung in Washington, und es gibt eine Rangordnung von Washington über Harrisburg bis Philadelphia, in der darf kein Glied brechen.

Jetzt ist einzusehen, was unter Recht und Ordnung zu verstehen ist und daß es Anweisungen gibt. Nichts kann von der Peripherie her die Zentrale beeinflussen. Störungen in einem Gericht in Philadelphia werden weder das Land stören, noch die gesetzgebende Zentralregierung. Ist ein Finger verbrannt, so wird das keine große Störung bei der gesetzgebenden Regierung im Menschen verursachen, sondern diese wird die Störung reparieren. Es ist keine Krankheit, es zerbricht nicht das ganze Gefüge. Nur das, was den ganzen Organismus erschüttert, was die Zentralregierung stört, ist eine Krankheit. So kann ein Mensch seine Hand verlieren, ohne daß sein Organismus in Unordnung gerät. Bricht aber eine kleine Krankheit, wie zum Beispiel Masern, vom Zentrum her ein – schon wird der ganze Organismus erschüttert. Die Alte Schule spricht von Erfahrung, ist aber völlig abhängig von Augen und Fingern. Erscheinungen sind so trügerisch. Untersuchen Sie eine akute Infektionskrankheit, können Sie wissen, wonach es aussieht, aber die Essenz von ihr können Sie mit keinem Ihrer Sinne entdecken.

Wir haben gesehen, daß alles von der Mitte aus gestaltet wird. All das, was aus der Richtung des Gesetzes, vom Prinzip, im Einklang mit der Ordnung fließt, kann durch Erfahrung bestätigt werden. Um praktisch anzuwenden, was wir aus den Prinzipien der Homöopathie lernen, was wir beobachten, nachdem wir Gesetz und Lehre kennengelernt haben, all unsere daraus folgenden Erfahrungen bestätigen das Prinzip. So läßt zum Beispiel jede Erfahrung mit *Bryonia* dessen Arzneimittelbild klarer vor unserem Geist erscheinen, mit der Erfahrung werden wir sicherer. Man ändert oder wechselt seine Meinung nicht mehr mit jeder Laune, sondern wird sicherer und gefestigt. Wenn alles Ihren Geist verwirrt, so heißt das, daß Sie närrisch, verrückt oder ein bißchen von beidem sind. Ein Mensch, der sich nur von der Erfahrung leiten läßt weiß nichts sicher, ändert dauernd seinen Standpunkt und hat keine feste Meinung. Einen festen Standpunkt braucht man aber unbedingt in der Wissenschaft. Der Homöopath muß sich auf die Zuverlässigkeit der Gesetze verlassen und nicht auf die Menschen, denn der Mensch ist niemals verläßlich. In der Homöopathie gilt das Prinzip selbst und Dinge, die damit nicht übereinstimmen, sollten nicht zugelassen werden.

Aus alldem erkennen wir die Notwendigkeit, unsere Arzneien zu potenzieren. Alle Ursachen sind von so verfeinertem Charakter, von so subtilem Wesen, daß sie von der Mitte, vom Innersten des Menschen, nach außen wirken. Die grobstofflichen Dinge können die Haut nicht durchdringen. Die Haut des Menschen ist eine Hülle, die ihn vor schädlichem Einfluß durch grobstoffliches Material schützt, aber gegen die immateriellen Substanzen ist er nur bei vollständiger Gesundheit geschützt. In einem unbedachten Augenblick leidet er, und das ist das Wesen und die Qualität einer Krankheitsursache. Krankheit kann nur vom Zentrum her in den Menschen einfließen und von da aus auf die äußeren Teilen wirken, indem es die

Regie stört, und das ist die ganze Krankheit. Wir müssen nur dem nachgehen, um zu entdecken, daß es genau das Haus ist, in dem der Mensch lebt, wenn seine Zellen zerrüttet werden. Veränderungen sind das Ergebnis von Unordnung und enden in Zusammenbruch, Degeneration usw. Eiterzellen und die verschiedenen Formen der Degeneration sind nur das Ergebnis von Krankheit. Solange Harmonie und Ordnung perfekt sind, so lange sind die Gewebe gesund, ist die Zellmauser gesund und der Stoffwechsel normal, das physiologische Gleichgewicht erhalten.

Wir können das Wesen der Krankheit und die Gewebeveränderungen nur als Krankheitsfolgen begreifen, indem wir zu deren Anfängen zurückgehen. Das Studium der Ätiologie der Alten Schule ist eine wundervolle Farce, da sie mit nichts beginnt. Es ist eine Annahme, daß Gewebsveränderungen die Krankheit seien. Nach der Lehre der Homöopathie werden wir erkennen, daß pathologische Anatomie, egal wo wir sie finden, als Ergebnis der Krankheit gesehen werden muß.

Alle heilbaren Krankheiten können vom Arzt an ihren Zeichen und Symptomen erkannt werden. Wenn eine Krankheit sich nicht durch Zeichen und Symptome bemerkbar macht und im Inneren fortschreitet, dann wissen wir gleich, daß sich der Patient in einer sehr gefährlichen Lage befindet. Unheilbare Körperzustände haben oft keinerlei äußere Zeichen und Symptome.

In § 4 sagt Hahnemann:

> „Der Arzt ist zugleich ein Gesundheits-Erhalter, wenn er die Gesundheit störenden und Krankheit erzeugenden

und unterhaltenden Dinge kennt und sie von dem gesunden Menschen zu entfernen weiß."

Wenn der Arzt meint, daß es äußere Ursachen seien, daß die stofflichen Veränderungen im Körper die Dinge seien, die die Gesundheit stören, die wesentliche Krankheitsursache seien, dann wird er daran gehen, sie zu beseitigen. Er wird zum Beispiel Hämorrhoiden abschneiden oder einen Tumor entfernen. Aber das meint Hahnemann hier nicht. Die Dinge, die er meint, sind unsichtbar und können nur an Zeichen und Symptomen erkannt werden. Natürlich ist es richtig vom Arzt die Dinge vom Kranken fernzuhalten, die ihn belasten. Das sind keine Krankheiten, aber sie stören ihn in gewisser Weise und machen ihn krank, indem sie sein chronisches Miasma verschlimmern, so daß es fortschreitet und ihn zerstört. Das sind äußere Hindernisse und nicht die Krankheit. Sie können den Menschen aber auch anfälliger für ein akutes Miasma machen. Die Dinge, die „die Krankheit unterhalten", gehören insbesondere zu den äußeren. Es gibt Umstände im menschlichen Leben, die die Unordnung im Menschen fördern oder verstärken. Die Unordnung kommt von innen, aber viele Störungen, die diese Unordnung verschlimmern, kommen von außen. Die Ursache der Störung ist innerlich und so beschaffen, daß sie die Ordnung von innen her angreift, während die grobstofflichen Dinge mehr geeignet sind, den Körper zu schädigen, wie schlecht ausgewählte Nahrung, leben in feuchten Räumen usw. Es lohnt sich kaum, bei diesen Dingen zu verweilen, denn jeder Arzt ist genügend in Hygiene versiert, um von seinen Patienten die äußeren Hindernisse zu entfernen.

In § 5 sagt Hahnemann:

> „Als Beihülfe der Heilung dienen dem Arzte die Data der wahrscheinlichsten Veranlassung der akuten Krankheit..."

Die wahrscheinlichste Veranlassung ist das Eindringen der Ursache als unsichtbare, immaterielle Substanz, die, wenn sie sich innen festgesetzt hat, von der Mitte zu den äußeren Stoffwechselregionen fließt, wobei sie zusätzliche Unordnung stiftet. Diese Miasmen benötigen eine gewisse Zeit zu wirken, ehe sie den äußeren Menschen befallen können; und diese Zeit wird als Prodromalstadium bezeichnet.

Dies trifft zu für Psora, Syphilis und Sykose und alle akuten Infektionskrankheiten, die wir beim Menschen kennen. Das Eindringen in das Innere unseres physischen Menschen ist so lange unsichtbar, bis es beginnt, sich in den Nerven und Geweben auszuwirken. Erst wenn es auf diese Weise die Peripherie befällt, tritt es in Erscheinung. Jedes Miasma erzeugt im menschlichen Organismus seine eigenen Charakteristika, gerade so, wie jedes Arzneimittel im Menschen seine besonderen Wirkungen erzeugt. Hahnemann betont, daß diese erkannt werden müssen, daß der homöopathische Arzt mit diesen Ursachen von Krankheiten, Krankheits- und Arzneimittelsymptomen genügend vertraut sein muß, um in der Lage zu sein, sie in Übereinstimmung mit den festen und unumstößlichen Regeln sicher beseitigen zu können. Hier sollten weder Hypothesen noch Meinungen und auch keine einfachen Erfahrungen im Spiel sein.

Wenn es der Arzt mit akuten Fällen zu tun hat, muß er die Natur des Falles als Krankheit in Betracht ziehen, das gleiche gilt auch für chronische Fälle. Er soll durch die Beobachtung der Symptome einer großen Zahl von Fällen mit der Krankheit vertraut und dadurch fähig sein, sich deren Bild vor Augen zu halten. Hat er sich sorgfältig vertraut gemacht mit dem reinen Bild der Krankheiten, die bei den Menschen vorkommen, dann ist er darauf vorbereitet, Materia Medica zu studieren. In den Arzneimittelbildern finden sich alle Nachahmungen der Miasmen. Es gibt kein Miasma der Menschheit, dessen Bild sich nicht in einem Arzneimittelbild wiederfindet. Das Tierreich trägt solche Krankheitsbilder in sich, ebenso Pflanzen und Mineralien, und wenn der Mensch vollständig vertraut wäre mit den drei Reichen der Natur, dann könnte er die ganze Menschheit behandeln.

Fleißig muß sich der Arzt die Bilder aneignen, die den Krankheiten der Menschheit entsprechen. Die Vertrautheit mit der Symptomatologie, mit den Symptomenbildern der Krankheiten, macht den guten Arzt aus. Unsere derzeitigen Bücher sind mangelhaft, weil sie die Symptomatologie vernachlässigen und uns kein richtiges Bild der Krankheiten liefern. Sie enthalten weitschweifige Abhandlungen über Pathologie und Erblichkeit, aber nur sehr wenig über den Patienten selbst. Gehen wir in frühere Zeiten zurück, als die Ärzte noch nicht viel vom Mikroskop wußten und die Ursachen der Krankheiten noch nicht so genau beobachteten, dann finden wir zum Beispiel in „*Watson's Practice*" viel bessere Beschreibungen der Krankheiten. Watson stellt sich ans Bett und erzählt, wie seine Patienten aussahen; und deshalb ist dies ein großartiges altes Buch für den homöopathischen Arzt. Auch *Chambers* berichtet in seinen Vorlesungen am St. Mary's Hospital in London das Aussehen seiner Kranken sehr genau. Heutzutage sagt der Arzt Alter Schule: „Ich will nichts über Ihre Symptome wissen; nehmen Sie dieses Rezept und lassen Sie es in der nächsten Apotheke anfertigen." So ist das heute: ein Blick auf die Zunge, ein Griff nach dem Puls und „Nehmen Sie das!" Damit händigt er ein Rezept aus, das in der nächsten Apotheke angefertigt wird. Kann man das Beobachtung des Kranken nennen? Kann ein solcher Mann ein Helfer des Kranken sein, wenn es Zeit erfordert, kleine Details des Krankheitsbildes herauszubringen und ein nervöses Mädchen gehetzt wird und keine Gelegenheit bekommt, seine Symptome zu berichten? Solche Patienten haben mir nach einer Stunde Symptomenaufnahme gesagt: „Der andere Doktor hat mir gesagt, ich hätte Hysterie, es fehle mir nichts, ich sei bloß nervös." Die moderne Pathologie bringt den Menschen so weit, daß er so denkt und redet. Alles wird verleugnet, was man nicht mit den Sinnen erfassen kann; so weit hat uns die falsche Wissenschaft vereinnahmt, bis es zu solchen Torheiten kommt. Was das Ende der Krankheit anbetrifft, so ist es ohne Belang was die Krankheit bewirken wird, denn durch die Symptome erkennen wir das Wesen der Krankheit und können uns sicher auf das Heilmittel verlassen. Nur wenn kein Mittel gegeben wird um das Fortschreiten der Krankheit aufzuhalten, dann kann sie sich auf Herz, Lunge oder Nieren lokalisieren, aber das Wesen der Krankheit besteht weiter in jenem Stadium untergeordneter Steuerung, wie sie sich in den Symptomen und Zeichen ausdrückt.

Kapitel 5

Unterscheidung nach fortbestehenden äußeren Ursachen und chirurgischen Fällen

Kommen wir noch einmal zurück auf § 4, in dem Hahnemann sagt:

> „Er (der Arzt) ist zugleich ein Gesundheits-Erhalter, wenn er die gesundheitstörenden und krankheiterzeugenden und unterhaltenden Dinge kennt und sie von den gesunden Menschen zu entfernen weiß."

Der homöopathische Arzt ist ein Versager, wenn er nicht unterscheiden kann. Das erste, was er wohl lernen muß, ist, dem Kaiser zu geben, was des Kaisers ist, jedes Ding an seinem Platz zu lassen, die Ordnung aufrecht zu erhalten. Dieser kleine Paragraph scheint sich nur auf die Hygiene zu beziehen. Eine der oberflächlichsten Sachen darin ist die Feststellung, daß Menschen, die durch schlechte Gewohnheit krank zu werden drohen, mit diesen schlechten Gewohnheiten brechen sollten. Sie sollten aus feuchten Wohnungen ausziehen, ihre Kanalrohre abdichten, wenn sie durch die Sumpfgase vergiftet werden. Zu solchem Tun ist jedermann verpflichtet, besonders aber der Arzt, und wir können es bei dieser Erwähnung belassen. Auch die Einstellung des Kaffeetrinkens und des Essigtrinkens ist eine oberflächliche Angelegenheit, aber man kann dadurch die Gesundheit erhalten.

Unterscheidung ist also eine höchst wichtige Sache. Zur Illustration können wir allgemein sagen, daß jemand, der in Gewissensnöten ist, keinen Chirurgen braucht. Vielleicht braucht er einen Priester. Wer an seiner Lebenskraft krank ist, braucht einen Arzt. Wer eine Rißwunde, einen gebrochenen Knochen oder eine Mißbildung hat braucht einen Chirurgen. Muß ein Zahn gezogen werden, braucht er einen Zahnarzt. Was soll man von jemandem denken, der zum Chirurgen geschickt wird, um ihn zum Einrichten eines gebrochenen Beines zu holen und stattdessen mit dem Zimmermann kommt, um das Dach des Hauses unseres Verunglückten zu reparieren? Wenn es nur darum geht, das Dach zu richten, dann braucht er den Zimmermann und nicht den Chirurgen. Der Arzt muß also unterscheiden zwischen dem Menschen und seinem Haus und der Heilung des Menschen und der Reparatur seines Hauses. Es ist dumm, gegen eine Rißwunde Arznei zu geben, zu versuchen, eine tiefe Wunde mit einer Mittelgabe zu verschließen. Verletzungen mit Messern oder Haken schädigen das Haus in dem der Mensch lebt und müssen vom Chirurgen versorgt werden. Wenn die groben äußeren Schäden, die durch äußere Ursachen entstanden sind, vom Inneren des Menschen her kompliziert sind, dann kommt Medizin zum Einsatz. Ist der Arzt gleichzeitig Chirurg, dann muß er wissen, wann er sich als Chirurg betätigen muß und wann er sich als solcher zurückhalten muß. Er sollte eine Wunde vernähen, aber kein Geschwür mit Höllenstein ausbrennen. Wenn er aber nicht zu unterscheiden weiß und auf jedes Geschwür ein Externum pflastert, dann ist er kein Hüter der Gesundheit. Wenn sich Zeichen und Symptome finden, dann braucht es den Arzt, denn diese kommen von innen heraus. Wenn aber sein Zustand nur auf äußere Ursachen zurückgeht, dann muß der Arzt seine Tätigkeit einstellen und den Chirurgen seine Arbeit tun lassen. In unserer Umgebung sehen wir aber, wie die Ärzte das Haus, in dem der Kranke lebt, bombardieren, und keine Ahnung haben, daß sie den Kranken selbst behandeln müßten. Sie sind weiter nichts als Zimmerleute, die versuchen, das Dach zu flicken mit Latten und Bandagen, und dabei tun sie mit diesen Bandagen dem Kranken oft vom Kopf bis zum Fuß etwas Schlechtes an.

Der Arzt muß wissen, was die Gesundheit stört und muß es beseitigen. Wenn die Wurzel eines alten Zahnes Tag und Nacht Kopfschmerzen macht, dann muß diese Ursache herausgezogen werden. Wenn ein Splitter auf einen Nerv drückt, dann ist es dumm und kriminelle Nachlässigkeit, etwas zu verschreiben und den Splitter drin zu lassen. Das Ziel ist es, äußere Ursachen zu erkennen und zu beseitigen und die inneren Ursachen in Ordnung zu bringen. Da kommt ein Mann zur Behandlung, der lebt von stark gepfefferten Krabben, Hummersalat und anderem Unsinn, der selbst für einen Hundemagen zu schwer ist. Wenn wir dem Mann fortlaufend *Nux vomica* geben, dann sind wir töricht. Wenn ein Mensch mit einer fehlerhaften Lebensweise aufhört, dann kann ihm geholfen werden. Aber so lange diese äußeren Ursachen nicht ferngehalten werden, hat der Arzt die Situation nicht erkannt. Falsche Gewohnheiten, schlechter Lebenswandel, Wohnen in feuchten Häusern sind Äußerlichkeiten und müssen geändert werden. Wenn der Mensch diese Dinge aber meidet, sauber ist, seine Nahrung vernünftig wählt, eine gesunde Wohnung hat und sich trotzdem schlecht fühlt, dann muß er von innen her behandelt werden.

Sie wissen, wie wir verleumdet werden und wie über uns gelogen wird. Sie haben von einem strikten Homöopathen sagen hören: „Er versuchte, ein gebrochenes Bein mit einer 10.000 Mercur einzurichten. Was für ein armer Irrer." Aber abgesehen von solchen Beispielen; ein solches Unterscheidungsvermögen ist sehr wichtig. Sie sollten besonders daran denken, wenn Sie es eilig haben, denn manchmal ist es schwer, sich zu entscheiden. Diese Art der Diagnosestellung ist wichtig, weil es um die Entscheidung geht, ob es sich um innere oder äußere Dinge handelt; und das ist viel wichtiger, als der Name der Krankheit. Nicht jeder Arzt entscheidet hier richtig, denn täte er es, dann würden nicht so viele heiße Umschläge und mörderische äußere Anwendungen gemacht. Unter denen, die nicht klar unterscheiden, sind auch jene, die äußere Anwendungen und gleichzeitig eine Arznei geben.

Kehren wir nun zu § 5 zurück, der heißt:

> „Als Beihülfe der Heilung dienen dem Arzt die Data der wahrscheinlichsten *Veranlassung* der acuten Krankheit sowie die bedeutungsvollsten Momente aus der ganzen Krankheits-Geschichte des langwierigen Siechtums, um dessen *Grundursache*, die meist auf einem chronischen Miasm beruht, ausfindig zu machen, wobei die erkennbare Leibesbeschaffenheit des (vorzüglich, des langwierig) Kranken sein gemüthlicher und geistiger Charakter,

seine Beschäftigungen, seine Lebensweise und Gewohnheiten, seine bürgerlichen und häuslichen Verhältnisse, sein Alter und seine geschlechtliche Funktion usw. in Rücksicht zu nehmen sind.“

Wir wissen wenig über die wahren Ursachen. Akute Erkrankungen sind in zwei Klassen einzuteilen. Erstens, die miasmatischen, die echte Krankheiten sind und zweitens, solche, die wir Scheinkrankheiten nennen können. Letztere haben keine klar umrissene Ursache; sie werden von äußeren Umständen ausgelöst wie Leben in feuchten Wohnungen, Kummer, schlechter Kleidung usw., und der Kranke erholt sich, sobald diese äußeren Umstände entfernt werden. Aber die ersteren, die akuten Miasmen, haben eine bestimmte Verlaufsform. Sie haben ein Prodromalstadium, eine Phase des Fortschreitens und eine des Abnehmens, falls sie nicht so schwer sind, daß der Kranke stirbt. Masern, Scharlach, Keuchhusten, Windpocken usw. sind Beispiele für akute Miasmen. Der Arzt muß auch mit den chronischen Miasmen, Psora, Syphilis und Sykose, vertraut sein; wir kommen später darauf zurück. Sie haben, wie die akuten, ihr Prodromalstadium und ein Stadium der Zunahme, aber, im Gegensatz zu den akuten Miasmen haben sie keine Rückbildungsphase. Wenn Zeit und Umstände günstig sind, werden die chronischen Miasmen latent. Aber unter ungünstigen Umständen werden sie wieder aktiv, und jedesmal, wenn es dazu kommt, sind die Bedingungen schlechter als bei der letzten Exazerbation. Hahnemann lehrt in diesem Paragraphen, daß die chronischen Miasmen die Grundursache für die akuten Miasmen sind, das heißt, wenn es kein chronisches Miasma gäbe, dann hätten wir auch keine akuten. Es liegt in der Natur der chronischen Miasmen, den Menschen für akute Miasmen empfänglich zu machen, und diese akuten Miasmen sind wie Öl, das auf ein unauslöschbar glimmendes Feuer gegossen wird. Akute Krankheiten entstehen aufgrund spezifischer Ursachen, die auf Empfänglichkeit treffen. Masern oder Scharlach sehen wir nur bei kranken Menschen. Ihr Einfluß mag in der Atmosphäre liegen, aber wir können ihn nicht sehen. Ohne Menschen, die diese Krankheiten bekommen und entwickeln, könnten wir nicht wissen, daß es solche Krankheiten gibt. Gäbe es keine Kinder auf Erden, die anfällig für Masern sind, dann gäbe es keine Masern. Und wenn es keine chronischen Miasmen gäbe, dann gäbe es keine Anfälligkeit. Wir wollen uns später noch mit der Anfälligkeit befassen.

Psora ist die Ursache aller Ansteckungen. Wenn der Mensch keine Psora hätte, würde er die beiden anderen chronischen Miasmen nicht bekommen. Psora, als die Älteste, wurde zur Basis für die anderen. Die heutigen Ärzte verstehen Hahnemanns Definition der Psora nicht, sie meinen, es sei ein Krätzebläschen oder eine Art Ausschlag. Sie halten Krätze usw. für das Ergebnis der Aktivität eines Insekts, das in der Haut herumkriecht und Bläschen macht; das ist alles äußerlich. Damit bleiben sie im Einklang mit dem heutigen Stand der Forschung, denn sie begreifen nur, was sie mit ihren Sinnen erfassen können. Hahnemanns Vorstellung von der Psora ist, wie wir sehen werden, wenn wir diese studieren, völlig anders als solche verdrehten Ansichten. Psora entspricht jenem Zustand des Menschen, bei dem der Organismus so total in Unordnung geraten ist, daß er anfällig für jeden Einfluß von außen ist. Gestern habe ich als Vergleich die Regierung gewählt und gesagt, daß, wenn die Regierung in der Zentrale schlecht ist, im ganzen Land Unordnung herrscht. Wenn ein Mensch schlecht ist in seinem innersten Wesen, das heißt seinem Wollen und Denken, also in seinem inneren Selbst und die Auswirkungen dieses Schlechten in sein Leben einfließt, dann ist er in einem Stadium der Unordnung. Wenn die Menschheit tausende von Jahren falschen Vorstellungen nachhing und sie in ihr Leben einfließen ließen, dann wird in diesem Leben Unordnung herrschen.

Später werden wir zeigen können, daß dieser gestörte Zustand des Organismus die entscheidende Grundlage des Wesens der Psora ist, die schließlich zu Gewebsveränderungen führt. Nehmen wir an, ein Mensch glaubt, eine bestimmte Art von Ernährung, die ihm sehr widerlich ist, sei für ihn die richtige. Er lebt so lange davon, bis er glaubt, diese Kost wirklich zu lieben; und nach einer gewissen Zeit wird sein Körper so krank, wie er selbst. Wenn der innere Mensch krank ist, dann ist es nur eine Frage der Zeit, bis sich in seinem Körper die Krankheit einstellen wird, weil der innere Mensch den äußeren formt. Wenn der innere Mensch geisteskrank ist, wird der äußere entstellt und wird nur fähig zu der Art von Krankheit oder falschem Leben, die schon in ihm liegt. Innen falsch – außen falsch, so wird der Körper fehlerhaft. Das ist analog gesprochen, aber Sie werden sehen, daß es wahr ist.

Alles und jedes, was vor unseren Augen erscheint, ist nur die Verkörperung seiner Ursachen, und es gibt keine anderen Ursachen als die inneren. Die Ursachen dringen nicht vom Äußeren des Menschen zu seinem Inneren vor, denn der Mensch ist gegen solche Dinge geschützt. Die Ursachen existieren in so subtiler Form, daß sie nicht mit den Augen gesehen werden können. Es gibt keine Krankheit, deren Ursache vom Menschen mit den Augen oder dem Mikroskop entdeckt werden können. Diese Ursachen sind so unendlich fein, daß sie mit keinem Präzisionsinstrument beobachtet werden können. Sie sind so immateriell, daß sie der innersten Natur des Menschen entsprechen und auf diese einwirken, und sie führen im Körper zu sichtbaren Gewebsveränderungen. Diese Gewebsveränderungen müssen nur als die Folge von Krankheit verstanden werden, oder der Arzt wird niemals verstehen, was die Ursache der Krankheit, was die Krankheit selbst ist, was Potenzierung bedeutet oder was das Wesen des Lebens ist. Das ist es, was Hahnemann meint, wenn er von den fundamentalen Ursachen spricht, wie sie in den chronischen Miasmen gegeben sind.

Sobald der Mensch ein liederliches Leben führt, ist er anfällig für äußere Einflüsse und je liederlicher er lebt, desto anfälliger wird er für die Atmosphäre, in der er lebt. Wenn er liederlich denkt, dann lebt er auch liederlich und macht sich krank durch schlechte Gewohnheiten im Denken und Handeln. Diesen gestörten Gemütszustand hat Hahnemann sehr sicher erkannt, denn er lehrt uns immer wieder, daß besonders auf den Gemütszustand zu achten ist.

Wir müssen mit den Zeichen beginnen, die im Gemüt den Beginn der Krankheit anzeigen, und diesen Anfang finden wir in der Unordnung im Geist, die sich in den Zeichen und Symptomen niederschlägt und die, wenn sie sich ausbreitet, zu den grobstofflichen Veränderungen der Krankheit führt. Je mehr sich diese in die äußere Form hinein fortentwickelt, umso grobstofflicher ist sie und umso weniger weist sie den Arzt auf das passende Arzneimittel hin. Je geistiger sie ist, desto mehr Hinweise findet der Arzt auf das Arzneimittel.

> „Wobei die erkennbare Leibesbeschaffenheit des (vorzüglich des langwierig) Kranken ... in Rücksicht zu nehmen sind."

Dies ist der zweite Zustand, der dem ersten in der Krankheit folgt. Dieser hat mit der äußersten Schicht zu tun und ist zu den Externa zu zählen. Wir müssen den inneren wie den äußeren Menschen in Betracht ziehen, das heißt, wir müssen Ursachen in Betracht ziehen, die im gestörten inneren Menschen wirken und die Auswirkungen, die äußere Erscheinungen darstellen, besonders, wenn das Leiden chronisch ist. Diese beiden Dinge müssen wir beachten: Die Natur oder das Wesen der Krankheit und ihre Erscheinungsform. Heutzutage werden die Krankheiten nach ihren Erscheinungsformen benannt und nicht nach ihrer Natur, ihrem Wesen. Deshalb sind die Krankheitsnamen in unseren Büchern irreführend, denn sie haben keine Beziehung zum kranken Menschen, sondern nur zum Äußeren. Endet die Krankheit in der Leber, dann sind solche Namen an die Leber gekoppelt. Endet sie in Nieren oder

Herz, dann beziehen sich die Namen auf diese Organe; und solche Bezeichnungen nennt man dann Krankheiten. Schwindsucht ist ein tuberkulöser Zustand der Lunge, der aber seinerseits die Folge von Störungen des inneren Menschen ist, die in der „inneren“ Lunge wirken, lange vor dem Zusammenbruch der Gewebe.

Die heutigen Ärzte werden uns sagen, daß sie bis zu den Ursachen zurückgehen, zeigen aber keine Ursachen auf. Stattdessen bringen sie nur die oberflächlichen Bedingungen heraus, die den Zustand des Schwindsüchtigen verschlimmern, Sie werden uns auch erzählen, daß ein Bazillus die Ursache der Tuberkulose sei. Aber wenn der Kranke nicht empfänglich für den Bazillus gewesen wäre, dann wäre er niemals von ihm befallen worden. Tatsächlich sind erst die Tuberkel da, und erst sekundär treten die Bazillen hinzu. Sie sind niemals vor den Tuberkeln gefunden worden, sondern nur in deren Gefolge und treten dann als „Aaskäfer“ auf. Die Ursache der Tuberkelbildung hängt von der Psora ab, dem chronischen Miasma. Bazillen sind keine Krankheitsursache, sie kommen immer erst im Gefolge der Krankheit.

Allopathen nehmen die Reihenfolge für die Folge und kommen so zur falschen Theorie der Bakteriogenese. Sie können die Bakterien vernichten, aber damit vernichten sie die Krankheit doch noch nicht . Die Anfälligkeit wird unverändert bleiben, und nur die Anfälligen werden die Krankheit bekommen. Bakterien haben einen Sinn, denn es gibt nichts auf der Welt, das keinen Sinn hätte, und es ist nichts auf die Erde geschickt worden, um den Menschen zu zerstören. Nach der Bakterientheorie könnte es so scheinen, als habe der allweise Schöpfer diese Mikroorganismen uns gesandt, um uns krank zu machen. Wir sehen aus diesem Paragraphen, daß Hahnemann keinerlei solche Theorien wie die Bakteriologie akzeptiert hat.

Dieses Thema werden wir in diesen Vorlesungen noch genau bearbeiten, aber ich will Ihnen jetzt schon einige Hinweise zu bedenken geben, damit Sie darüber nachdenken können, bevor wir darauf zurückkommen. Wir wissen, daß eine Schnittwunde bei Sektionen sehr gefährlich ist, besonders, wenn es sich um eine frische Leiche handelt, und nehmen an, daß irgendwelche wunderkräftigen Bakterien ein so schreckliches Erysipel erzeugen, das Blut des Verletzten vergiften und ihn in die Septikämie bringen können. In Wirklichkeit haben wir kurz nach dem Tod Leichengifte von alkaloidem Charakter, können aber noch keinerlei Bakterien nachweisen. Das Gift ist da, und wenn man sich bei der Sektion sticht und die Wunde nicht gleich versorgt, kann eine schwere Krankheit und der Tod die Folge sein. Wenn aber die Leiche schon etwas gelegen hat und mit Bakterien durchseucht ist, wird eine Verletzung bei der Sektion ungefährlich sein.

Je mehr Bakterien, desto weniger Gift. Ein frisch entleerter Typhusstuhl enthält sehr wenig Bakterien und ist doch sehr giftig. Läßt man ihn stehen, bis er schwarz und voller Bakterien ist, wird er relativ wenig bösartig sein. Warum nimmt das Gift nicht mit den Bakterien zu? Sie können, wie ich es getan habe, frisches tuberkulöses Material mit lebenden Bazillen nehmen und nachdem Sie es durch Verreiben mit Milchzucker potenziert und zu einem Brei vermischt haben, wird es weiterhin seine Symptomatologie in höchst aktiver Form auslösen. Sie können tuberkulösen Eiter in Alkohol ausfällen, das animalische Leben selbst niederschlagen und die darüber stehende Flüssigkeit bis zur C 30 potenzieren, also ihn verdünnen, bis keine Bazillen mehr zu finden sind; jedoch, wenn Sie diese C 30 dann einem gesunden Menschen eingeben, dann wird sich in seinem Stoffwechsel das Wesen der Krankheit entwickeln, die der Schwindsucht vorangeht. Da haben wir die Ursache der Schwindsucht, nicht in den Bakterien, sondern in dem Giftstoff, den zu zerstören die Bakterien geschickt wurden. Der Mensch lebt länger mit den Bakterien als er ohne sie leben würde. Wenn es uns heute gelingen würde, in den Stoffwechsel eine Flüssigkeit einzubringen, die die Bakterien zerstört, dann würde der Schwindsüchtige bald sterben. (Geschrieben 1900, d.Ü.).

Das Studium der wirklichen und scheinbaren Ursachen der Krankheiten, ist ein wichtiges Thema. Wir können keine Ursachen studieren, bevor wir nicht den Zusammenhang zwischen Regierung und Gesetz verstanden haben. Darum rufen Sie sich ins Gedächtnis, daß das Gesetz den Weg weist und die Erfahrung ihn bestätigt. Das Gesetz ist nur ein geordnetes Regieren der Umgebung vom Zentrum aus, eine Regierung mit einem Kopf. Eine Kompanie ohne Hauptmann ist eine ungeordnete Gruppe. Ordnung gibt es nur vom Höchsten zum Niedrigsten, vom Zentrum zur Peripherie.

Jetzt habe ich Sie so weit gebracht, daß Sie fragen können, ob es für den Menschen nicht Unordnung bedeutet, mit den Sinnen festzustellen, was wahr ist. Als Homöopathen wollen wir unser Leben, unsere Denkgewohnheiten und unsere Wissenschaft in Ordnung bringen, damit wir die Menschheit in Ordnung bringen können. Akzeptieren wir es, über den Zusammenhang der Dinge von ihrem Anfang bis zu den Schlußfolgerungen nachzudenken. Kein Mensch ist Autorität; nur Grundsätze und Gesetze sind Autoritäten. Wer das nicht einsieht, für den hat es keinen Sinn, weiterhin Homöopathie zu studieren. Wer das nicht erkennt, kann die Notwendigkeit einer Harmonie vom Zentrum zur Peripherie nicht verstehen. Wer diese Ordnung von einem Zentrum aus nicht erkennt, dem nützt es nichts, den menschlichen Körper zu studieren, um danach Arzneimittel zu verordnen. Man muß es in dieser Form begreifen, sonst wird man dem Menschen nicht gerecht; man wird seinen Erwartungen nicht gerecht, man wird nicht das bringen, was er erwartet. Er wird vielmehr nur das bewirken, was die Allopathen erreichen, nämlich Unordnung im Organismus zu fixieren.

Kapitel 6

Der Beobachter bemerkt nur Zustandsänderungen, die sich durch Symptome anzeigen.

§ 6. „Der vorurteilslose Beobachter – er kennt die Nichtigkeit übersinnlicher Ergrübelungen , die sich in der Erfahrung nicht nachweisen lassen – nimmt, auch wenn er der scharfsinnigste ist, an jeder einzelnen Krankheit, nichts als äußerlich durch die Sinne erkennbare Veränderungen des Befindens Leibes und der Seele, *Krankheitszeichen, Zufälle, Symptome*, wahr, das ist, Abweichungen vom gesunden, ehemaligen Zustande des jetzt Kranken, die dieser selbst fühlt, die die Umstehenden an ihm wahrnehmen, und die der Arzt an ihm beobachtet. Alle diese wahrnehmbaren Zeichen repräsentieren die Krankheit in ihrem ganzen Umfange, das ist, sie bilden zusammen die wahre und einzig denkbare Gestalt der Krankheit."

Die Lehre dieses Paragraphen ist, daß die Symptome für den verständigen Arzt alles sind, was er von der Krankheit wissen kann, daß diese Symptome den Zustand der Unordnung widerspiegeln, daß Krankheit nur eine Zustandsänderung ist und daß der Arzt nur diese korrigieren muß. Es scheint, daß Hahnemann sagen wollte, daß es eine Dummheit sei, in die Organe selbst hineinzuschauen, um theoretisch zu erklären, ob der Magen die Leber krank macht oder die Leber den Magen. Wenn wir in dieser Weise denken, können wir nur in Theorien steckenbleiben. Solange wir über die Organe eines Menschen nachdenken und wie diese Dinge zustande kommen, irren wir uns. Nicht so, wenn wir über die Symptome des Kranken nachdenken, die das Wesen der Krankheit vollständig darstellen, wenn wir sie sorgfältig aufgezeichnet haben.

Hahnemann geht in diesem Paragraphen von dem vorurteilslosen Beobachter aus. Es dürfte heute schwerfallen, jemanden zu finden, auf den diese Beschreibung paßt. Alle Menschen sind vorbelastet. Der Mensch ist fixiert auf seine Politik, seine Religion, seine medizinischen Vorstellungen, und wegen dieser Vorstellungen kann er nicht vernünftig denken. Man braucht nur kurz mit ihm von diesen Dingen zu sprechen, und schon wird er anfangen zu sagen, was er denkt. Er wird seine Meinung verkünden, als habe sie irgend etwas damit zu tun. Der heutige Mensch kann kein Gesetz anerkennen, und dadurch ist er vorbelastet. Wer eine Autorität hat, auf die er sich stützen kann, der kann seine Vorurteile loslassen. Stellen Sie sich vor, wir nehmen ein großes Lexikon, das eine Autorität für Orthographie ist. Wenn ein Club von 150 Menschen, die dieses Lexikon gekauft haben, es in ein Zimmer bringen und sagen: „Dies ist die Schreibweise, mit der wir einverstanden sind", so ist damit dieses Buch von diesen Leuten als Autorität anerkannt. Von da an gibt es keine Diskussion über Rechtschreibung. Gäbe es eine solche Autorität nicht, dann würde der eine so, der nächste anders schreiben; es gäbe keinen Standard der Rechtschreibung. So ist es in der heutigen Medizin. Es gibt keine anerkannte Autorität; in der einen Schule ist dieses Buch Autorität, in der nächsten ein anderes, und so entsteht eine große Verwirrung.

Die Menschen können sich nicht von ihren Vorurteilen lösen, bevor sie sich nicht auf eine Autorität einigen und diese anerkennen. In der Homöopathie müssen das Gesetz und die Prinzipien als Autorität anerkannt werden. Wenn wir diese kennen, ist es leicht, sie als Autorität anzunehmen. Sieht man aber, daß sie unbekannt sind, dann gibt es keine Autorität, und jeder ist voreingenommen. Die Leute fragen oft: „Doktor, was haben Sie für Vorstellungen über die Homöopathie und über die Medizin?" Ich habe keine Theorien. Es ist eine Sache, die bestimmt ist durch die Lehre und die Prinzipien, und ich weiß nichts von Theorien. Heute morgen kam eine Frau in meine Sprechstunde und sagte: „Doktor, ich werde immer von der Alten Schule behandelt. Aber die Ärzte konnten mir nicht sagen, ob die Leber meinen Magen oder der Magen die Leber krank gemacht hat." Das ist alles Unsinn. Kein Organ kann den Körper krank machen. Der Mensch steht über seinen Organen. Körperteile können entfernt werden und der Mensch lebt weiter. Ein Organ kann ein anderes nicht krank machen. Das gibt es nicht. Wenn wir begriffen haben, daß die Dinge ihren Gang vom Zentrum zur Peripherie nehmen, dann müssen wir einsehen, daß die Magenstörung vom Zentrum her verursacht wurde, und daß die Leber ebenfalls vom Zentrum her gestört wurde, aber das eine Organ nicht durch das andere. Wer so etwas gelernt hat, kann sich davon lange Zeit nicht freimachen. Es dauert Jahre, bis man sich von solchen unsinnigen Vorstellungen gelöst hat, die auf uns vererbt wurden. Wir können uns nicht von Irrtümern lösen, ehe wir nicht begriffen haben, was Irrtum ist.

In diesem Paragraphen spricht Hahnemann nicht

von Veränderungen in Geweben oder Organen, sondern von Zustandsänderungen. Gewebsveränderungen kann man sehen und betasten. Aber diese repräsentieren dem einsichtigen Arzt nicht das Wesen oder die Ursachen der Krankheit. Sie weisen nur darauf hin, daß eine innere Unordnung gewisse Auswirkungen zeigt. Der unvoreingenommene Beobachter kann sehen, daß die Pathologie nicht das Wesen der Krankheit darstellt, weil zahlreiche sogenannte Krankheiten die gleiche Pathologie und die gleichen Erscheinungen zeigen können. Die Schwierigkeit liegt darin, daß es so wenige unvoreingenommene Beobachter gibt. Befreiung von unseren Vorurteilen ist eine der ersten Aufgaben beim Studium der Homöopathie, darum bitte ich Sie alle, die dieser Vorlesung folgen: Legen Sie alles beiseite, was Sie sich bisher vorgestellt und vorausgesetzt haben, alle Hirngespinste und „was ich darüber gedacht habe", die Dinge, die Sie von Lehrern und aus Büchern gelernt haben, und lassen Sie sich nur von Gesetzen und Regeln leiten, von Dingen, die sich nicht ändern oder Sie täuschen können.

Den Voreingenommenen werden selbst die Gesetze täuschen, denn er wird die Gesetze und Regeln falsch lesen und Dinge, die Schwarz genannt werden, wird er für Weiß halten. Alle Bilder werden sich in seinem voreingenommenen Geist umkehren, da er nur die äußeren Erscheinungen der Dinge mit den Sinnen erfaßt, mit den Augen sieht und den Fingern fühlt. So wie wir sagen: Die Sonne gehe auf, weil wir das sehen, obwohl wir wissen, daß sie gar nicht hochsteigt. Wenn wir uns nur auf unsere Sinne verlassen, werden wir alle Meinungen der Leute akzeptieren. Wären die Sinne unveränderlich, dann könnte man dem zustimmen. Die Sinne sind aber veränderlich, und keine zwei Menschen werden alles gleich sehen, und so, wie die Beobachtungen der Menschen schwanken, so unterschiedliche Meinungen und Theorien werden sie aufstellen. Wir müssen deshalb versuchen, uns von den Vorurteilen zu lösen, mit denen wir geboren sind und zu denen wir erzogen wurden, damit wir die Prinzipien und Lehren der Homöopathie beobachten und versuchen können, sie zu bestätigen. Wenn Sie Ihre Vorurteile nicht ablegen können, werden Ihnen die Regeln verrückt vorkommen; nur der vorurteilsfreie Beobachter ist ein wahrer Wissenschaftler.

"Er wird in jeder individuellen Affektion nichts als Zustandsänderungen wahrnehmen." Die Zustandsänderungen, die der Patient beobachtet, sind zum Beispiel, wenn er sagt, er sei vergeßlich, daß sein Geist nicht mehr so funktioniert wie vor dem, daß er sich oft verwirrt fühlt, daß er beim Sprechen einen Satz teilweise vergißt; die Gedanken schwinden ihm. Er sei reizbar geworden, während er sonst liebenswürdig war, daß er traurig wird, während er sonst fröhlich war, daß sich sein Gefühlsleben, seine Wünsche und Abneigungen geändert hätten. Diese Dinge beziehen sich auf Geisteszustände, nicht auf kranke Gewebe, sondern auf einen Zustand von Unordnung, von Mangel an Harmonie. Dr. Fincke nennt es eine „Verstimmung".

Wenn der Patient alles über seine Zustandsänderungen berichtet hat, kann der Arzt unterstützt werden durch Informationen von Außenstehenden, von Verwandten, die sich in guter Absicht um den Kranken kümmern, die ihm wohlwollen. Ist der Mann krank, so ist es gut, die Aussagen seiner Frau einzuholen. Wenn dann der Arzt alle seine Informationen, entsprechend den Anweisungen von § 85, zur Fallaufnahme aufgeschrieben hat, fängt er an, so viel wie möglich über die Störungen zu beobachten, besonders die Dinge, die der Patient verschwiegen hat, die er nicht erzählen kann oder die er nicht wußte. Viele Menschen wissen nicht, daß sie unbeholfen sind, daß sie eigentümliche oder sonderbare Dinge tun in der Praxis des Arztes, die sie im gesunden Zustand nicht tun würden, aber diese sind Hinweise auf Zustandsänderungen.

Der Arzt notiert auch, was er sieht, riecht und was er an Organen, wie der Lunge, hört. Die Stärke des Fiebers durch Befühlen oder mit dem Thermometer usw., und wenn er dieses ganze Bild durchgegangen ist, einschließlich allem, was die Krankheit darstellen kann, dann hat er alles erfaßt, was für ihn wichtig ist.

Was ist nun, wenn wir Gewebsänderungen finden? Hierbei handelt es sich nur um Auswirkungen der Krankheit; nichts weist uns auf ein Arzneimittel hin. Nehmen wir an, da sei ein Tumor im Abdomen oder der Mamma. Nichts an der Tatsache, daß da ein Tumor ist, noch in dessen Aussehen, kann Sie zum Wesen der Zustandsänderung führen. Die Dinge, die Sie sehen, insbesondere die Gewebsveränderungen, sind von der geringsten Bedeutung. Aber das, was Sie am Patienten selbst wahrnehmen, wie er handelt und sich bewegt, seine Funktionen und Empfindungen, sind Äußerungen dessen, was in seinem Inneren vor sich geht. Ein gestörtes Befinden zeigt uns sein Wesen in Zeichen und Symptomen, und das sind die Angaben, auf die hin wir verschreiben.

Nehmen wir einen Fall, der bis jetzt keine pathologischen Veränderungen zeigt, keine pathologische Anatomie, der nur funktionelle Störungen hat: Die Sammlung von Zeichen und Symptomen zeigt dem verständigen Arzt klar das Wesen des Zustandes und damit das Mittel. Was aber würde geschehen, wenn der Kranke sein Mittel nicht bekäme? Die Krankheit würde sich eine Weile weiterentwickeln, vielleicht zwei oder drei Jahre, und wenn er wieder zur Untersuchung zu Ihnen kommt, werden Sie Kavernen in der Lunge finden oder einen Leberabszeß oder Eiweiß im Urin usw. Wäre letzteres der Fall, müßten Sie jetzt, nach den Vorstellungen und Theorien der Alten Schule, etwas für Nephritis verschreiben. Sie würden nicht glauben, daß das Mittel, das Sie zwei Jahre vorher für ihn herausgefunden haben, seinen Fall vollständig abdecken würde und daß es das Mittel ist, was er jetzt braucht. Aber er braucht dieses Mittel seit seiner Kindheit, und Sie hatten die Möglichkeit, es nach den Symptomen seiner Befindensänderung ganz einfach herauszufinden, ohne Vorhandensein von Gewebsveränderungen. Meinen Sie, daß sich die Ausgangslage verändert hätte durch die Gewebsveränderungen, den Organverfall und daß der Kranke nun zum Sterben kommt? Der Mensch braucht die gleiche Behandlungsart, die er vom Säugling an gebraucht hätte.

Dieselbe Krankheitsart wird jetzt, wie früher vor den Gewebsveränderungen, vorherrschen. Nephritis ist keine Krankheit; sie ist lediglich der organische Endzustand der ursprünglichen Zustandsänderung. Unter anderen Bedingungen hätte dieser Zustand die Leber oder die Lunge befallen können.

Gewebsänderungen zeigen kein Arzneimittel an; darum müssen wir als Ärzte lernen, Symptome zu beobachten, die vor der pathologischen Organveränderung bestanden haben. Wir müssen ganz bis zum Anfang zurückgehen. Ein Patient, wie ich ihn eben beschrieben habe, muß in dem Zustand betrachtet werden, in dem er war, bevor die Dinge sich komplizierten, sonst gibt es keine Behandlung von Nephritis oder irgendwelchen anderen chronischen Leiden. Unsere Mittel wenden sich an den Zustand des Menschen, bevor er in die Endphase seiner Krankheit eingetreten ist. Sie ändern sich nicht nach dem Auftreten pathologisch-anatomischer Veränderungen, sie passen ebenso gut vor wie nach dem Gewebsbefall. Wenn wir nicht wissen, wie der Anfang war, können wir die Endzustände nicht vernünftig behandeln.

In einer Fußnote zu § 6 sagt Hahnemann:

> „Ich weiß daher nicht, wie es möglich war, daß man am Krankenbette, ohne auf die Symptome sorgfältigst zu achten und sich nach ihnen bei der Heilung zu richten, das an der Krankheit zu Heilende bloß im verborgenen und unerkennbaren Inneren suchen zu müssen und finden zu können, sich einfallen ließ, mit dem prahlerischen und lächerlichen Vorgeben, daß man das im unsichtbaren Inneren Veränderte, ohne sonderlich auf die Symptome zu achten, erkennen und mit (ungekannten!) Arz-

> neien wieder in Ordnung bringen könne und daß so Etwas einzig gründlich und rationell curieren heiße."

Der gelehrte Mann der Alten Schule würde heute sagen: „Um Ihre Symptome kümmere ich mich gar nicht, mich interessiert nicht, ob Sie vergeßlich oder reizbar sind; wenn Sie nicht schlafen können, werde ich Ihnen ein Schlafmittel geben. Aber ich muß Ihre Leber palpieren, denn sie ist die Ursache aller Ihrer Beschwerden, und dafür werde ich Ihnen etwas verschreiben." Er nimmt an, daß die Leber die Ursache aller seiner Beschwerden ist und meint, der Patient sei gesund, wenn die Leber in Ordnung ist. Welch falsche Vorstellung! Seine Gedanken bauen auf reine Theorie: Üblicherweise wird bei einem Toten, dessen Todesursache unbekannt ist, eine Sektion durchgeführt, um die Ursache zu finden, und dabei finden sie einige pathologische Veränderungen. Aber es ist das Ziel dieser Ärzte, nur solche pathologischen Veränderungen nachzuweisen.

Andererseits liefert die Sektion dem Arzt die Möglichkeit, einen Überblick über die Auswirkungen der Krankheit zu geben, den ich auf keinen Fall verhindern möchte. Sicher gibt es Zeiten, da muß man die pathologische Anatomie genau studieren. Der Arzt kann gar nicht genug über die Endstadien der Krankheit wissen. Er sollte sich gründlich mit den Geweben in allen Stadien der Krankheit vertraut machen, aber sie studieren zu wollen, um dadurch in die Lage zu kommen, kranke Leute gesund zu machen oder durch diese Dinge in die Lage zu kommen, Verschreibungen durchzuführen, ist nicht möglich. Es ist erstaunlich, daß Ärzte erwarten, bei Sektionen oder dem Studium von Organen zu erfahren, was sie für ihre Kranken tun könnten.

Physikalische Diagnostik ist an der richtigen Stelle sehr wichtig. Sie erlaubt dem Arzt, die Veränderung an den Organen zu erkennen, wie weit der Prozeß fortgeschritten ist und zu entscheiden, wie weit der Kranke noch heilbar sein könnte. Diagnosen brauchen wir auch für die Berichterstattung an Gesundheitsbehörden. Sie können danach auch entscheiden, ob Sie kurativ oder palliativ behandeln müssen, aber das Studium der Pathologie ist etwas anderes und deutlich zu unterscheiden vom Studium der Materia Medica.

In vielen Fällen werden unsinnige Untersuchungen angestellt. In den Kliniken werden Frauen mit dem Spekulum untersucht, bevor ein Symptom erfragt wurde, und wenn die Schleimhaut rot ist, bekommt die Patientin Hamamelis und weitere fünf bis sechs Mittel, routinemäßig nacheinander, die alle Frauenbeschwerden abdecken. Ein halbes Dutzend Mittel bildet das Rüstzeug vieler großer Gynäkologen. Eine solche Therapie heilt nicht, bringt nicht einmal vorübergehende Besserung. Es ist schlicht eine Mißhandlung. So schlecht dies auch ist, so mag es vielleicht eine geringere Mißhandlung sein, als wenn der Arzt sich einbildet, die Krankheit sei lokal und es der Frau gut gehe, wenn er kauterisiert, ohne auch nur einen Augenblick zu bedenken, daß diese Dinge aus einer Ursache kommen und daß es sein Ziel sein sollte, diese zu heilen. Aber so wird es nun mal in der Schulmedizin gelehrt.

Während es nur einzig die Zeichen und Symptome sind, die dem Arzt anzeigen, was der Patient braucht und diese Zeichen und Symptome auf der Veränderung des Befindens und nicht auf den Gewebsveränderungen beruhen, gibt es andererseits auch Zeichen, die von Gewebsveränderungen herrühren, und wenn man mit Symptomen vertraut ist, kann man meinen, diese seien Anzeichen für Veränderungen im Inneren. Zeigen zum Beispiel Zeichen an, daß sich Eiter bildet, dann sind das die Erscheinungen, die dem erfahrenen Arzt anzeigen, daß die Auswirkungen der Krankheit herauskommen. Das sind keine wertvollen Hilfen bei der Suche nach dem Arzneimittel, sondern zeigen einfach einen Zustand an. Der Arzt muß lernen, diese Zeichen von den Symptomen zu unterscheiden, die den Zustand des Patienten porträtieren.

Jetzt sind wir darauf vorbereitet einzusehen, daß der Patient, der von der Ursache her geheilt wurde, auch geheilt bleiben wird, das heißt, wenn die zentrale innere Störung in Ordnung gebracht ist, wird er gesund bleiben, denn diese Ordnung, die im inneren Menschen angesiedelt ist, wird die Ordnung nach Außen ausstrahlen und den Körper schließlich in Ordnung bringen. Diese Ordnung im Innersten wird Ordnung in den Geweben veranlassen, denn die Lebenskraft strahlt bis in die äußersten Gewebe, und ordnende Steuerung der Gewebe bedeutet gesundes Leben. Wenn also die Heilung von der Ursache zur Wirkung oder von innen nach außen geht, dann wird der Patient gesund bleiben. Bei unheilbaren Kranken können die Auswirkungen in die Peripherie zeitweise aufgehoben oder gemildert werden, aber der Patient selbst wird von der Ursache her nicht geheilt werden und aufgrund der Tatsache, daß der Patient nicht geheilt werden kann, werden die alten Leiden wiederkommen und schlimmer werden, da es in der Natur der chronischen Krankheit liegt, fortzuschreiten.

Wenn nach Heilung des Patienten bestimmte Veränderungen durch die Krankheit zurückbleiben, so können diese, wenn erforderlich, entfernt werden. Aber es ist nicht gut sie zu entfernen, bevor der Kranke ganz geheilt ist. Hat ein Patient eine Krankheit der Fußknochen nach einer Verletzung, und der Fuß kann nicht geheilt werden, dann muß man zuerst den Patienten heilen, und wenn der Fuß dann so deformiert und unbrauchbar geworden ist, daß der Patient besser eine Prothese trägt, dann kann man jetzt den Fuß abnehmen. Wenn Sie es mit einem unbrauchbaren Fungus des Kniegelenks zu tun haben, heilen Sie erst den Patienten und danach, wenn das Knie völlig unbrauchbar, das Bein kalt, die Muskeln schlaff sind, überlegen Sie, ob eine Amputation nicht besser ist. Wenn der Körper nach der Heilung das Knie nicht mehr heilen kann, dann wird man gar nichts mehr tun können, um es zu heilen. Sagen Sie nicht, daß der Patient krank ist, weil er einen Tumor Albus hat, sondern der Tumor Albus ist da, weil der Patient krank ist.

Kapitel 7

Unpäßlichkeit und die Beseitigung ihrer Ursachen

In einer Fußnote zu § 7 schreibt Hahnemann:

> „Daß jeder verständige Arzt diese zuerst hinwegräumen wird, versteht sich von selbst; dann läßt das Übelbefinden gewöhnlich von selbst nach..."

Ich denke, Sie werden jetzt verstehen, daß es offensichtlich Krankheiten gibt, die keine echten Krankheiten sind, sondern Störungen der Gesundheit, die man „Unpäßlichkeit" nennen kann. Ein psorisches Individuum hat zeitweise Unpäßlichkeit durch äußere Auslöser. Doch diese äußeren Auslöser bürden ihm nicht die Psora auf. Ein solcher Patient kann sich den Magen überladen, und dann geht es ihm schlecht. Unpäßlichkeit durch äußere Auslöser ahmen die Miasmen nach, das heißt ihr Symptomenbild imitiert eine miasmatische Manifestation, jedoch gesundet der Patient wahrscheinlich durch Beseitigung des Auslösers. Geschäftliche Fehlschläge, niederdrückende Leiden, Leiden junger Mädchen durch unerwiderte Zuneigung sind scheinbare Ursachen für Krankheiten; in Wirklichkeit sind es jedoch nur Auslöser von Unpäßlichkeiten. Die echte Ursache ist innen, und die scheinbare Ursache der Krankheit ist draußen. Hätte der Mensch keine Psora, wäre sein Organismus nicht tiefer miasmatisch beeinflußt, dann könnte er alle diese geschäftlichen Sorgen von sich schieben; er würde nicht durch schlechtgehende Geschäfte verrückt werden, und das junge Mädchen würde nicht so unter Liebesaffären leiden. Es würde ein stabiler Zustand herrschen. Der Arzt muß unterscheiden zwischen den augenscheinlichen, äußeren Auslösern und den wahren Ursachen der Krankheit, die von innen zur Peripherie wirken. Immer wenn Hahnemann von wahrer Krankheit spricht, spricht er von ihr als miasmatischer Krankheit, doch hier braucht er ein anderes Wort, „die Unpäßlichkeit weicht gewöhnlich von selbst", oder, wenn die psorische Disposition etwas aufgerührt wurde, kann die Ordnung mit ein paar Gaben des homöopathischen Mittels wieder hergestellt werden. Wenn zum Beispiel ein Mann sich den Magen verdorben hat, dann kommt dieses von selbst in die Reihe, wenn der Mann mit seinem Mißbrauch aufhört. Hält die Störung aber etwas länger an, dann wird eine Gabe Nux vomica oder was immer angezeigt ist, dem Magen helfen, sich zu beruhigen, und solange er vernünftig lebt, wird er seine Indisposition nicht mehr spüren.

> „(Der Arzt) wird die Ohnmacht und hysterische Zustände erregenden, stark duftenden Blumen aus dem Zimmer entfernen..." (Anmerkung zu § 7)

Es gibt nervöse Mädchen, die so empfindlich gegen Blumen sind, daß sie von deren Geruch ohnmächtig werden. Es gibt andere Menschen, die von Natur so psorisch sind, daß sie in normaler Atmosphäre nicht leben können. Einige muß man in die Berge schicken, einige in warme Länder, andere in kalte; das heißt die Auslöser entfernen. Eine Schwindsüchtige in vorgeschrittenem Zustand, der es in Philadelphia immer schlechter geht, muß in ein Klima geschickt werden, in dem es ihr gut geht. Der äußere erkennbare Auslöser, der den Krankheitszustand verschlimmert, wird auf diese Weise entfernt, aber die Ursache der Krankheit ist dem übergeordnet. Der Arzt verschickt den Kranken nicht, damit er geheilt werde, sondern damit es ihm besser gehe.

> „... den Augenentzündung erregenden Splitter aus der Hornhaut ziehen, den Brand drohenden, allzu festen Verband eines verwundeten Gliedes lösen und passender anlegen; die Ohnmacht herbeiführende, verletzte Arterie bloßlegen und unterbinden; verschluckte Belladonna-Beeren usw. durch Erbrechen fortzuschaffen suchen ..." (Anmerkung zu § 7)

Ohne die äußeren Umstände zu nennen, bei denen Hahnemann diese Dinge aufführt, ist in Veröffentlichungen behauptet worden, daß er Brechmittel empfohlen habe. Eine Gruppe sogenannter Ärzte hat diese Angabe Hahnemann's zur Bemäntelung ihrer wissenschaftlichen Schurkerei, ihrer Anwendung äußerer Applikationen, benutzt. Sie erzählen uns, Hahnemann habe das gesagt, aber wir sehen, daß das eine Lüge ist.

Hier noch eine Anmerkung Hahnemann's:

> „Von jeher suchte die Alte Schule, da man sich oft nicht anders zu helfen wußte, in Krankheiten *ein einzelnes* der mehrern Symptome durch Arzneien zu bestreiten und womöglich zu unterdrücken ... (Anmerkung zu § 8)."

Diese Art, eine Gruppe von Symptomen auszuwählen und diese als Krankheit zu behandeln, ist unkorrekt, denn sie hat keine echte Beziehung zu dem ganzen Menschen. Eine Gruppe von Symptomen kann zum Beispiel an Uterus und Vagina erscheinen, und wer es so versteht, hat einen Plan, nur diese Gruppe von Symptomen, die sich auf seinem Spezialgebiet abspielen, zu beseitigen und meint, er habe das Übel bei der Wurzel gepackt. Hahnemann verdammt dieses Vorgehen, und wir sehen deutlich, daß es Unsinn ist. In vielen Fällen bestehen gleichzeitig „Herzleiden" und „Leberleiden" usw., (das heißt in ihrer Sprache geredet. Wie wir wissen, sind das gar keine Krankheiten) so daß je ein Spezialist konsultiert werden kann, und jeder von ihnen würde in seinem Fachgebiet eingreifen, und so wird der arme Patient die Runde bei allen Spezialisten machen, bis er stirbt. Ein alter Schulmediziner sagte einmal über eine Pneumonie, die er behandelte, er habe die Pneumonie „aufgelöst". „Ja", sagte ein anderer Kollege, „die Pneumonie ist geheilt, aber der Patient stirbt." So geht es, wenn eine dieser Gruppen von Symptomen beseitigt wird. Verstopfung kann durch herumdoktorn gelöst werden. Lebersymptome können bisweilen vorübergehend durch große Dosen von Kalomel beseitigt werden. Geschwüre können so zum Zuheilen angeregt werden, aber damit ist der Patient nicht geheilt. Hahnemann sagt, es sei seltsam, daß der Arzt nicht sehen könne, daß der Patient nach der Beseitigung der Symptome nicht geheilt sei, daß es ihm vielmehr schlechter gehe.

Manchem Patienten geht es nicht schlecht genug, um gleich die üblen Folgen vom Verschluß einer Fistel zu merken, aber wenn ein Patient von Phthisis bedroht ist oder wenn er schwächlich ist, dann wird ihm der Verschluß einer Analfistel ein Aufflammen seines Leidens bringen, und er wird in ein bis zwei Jahren sterben. Er wird bei hartem Willen noch ein paar Jahre bis zum Zusammenbruch leben, und das wird dann als Wirkung der Kur angesehen. Eine solche Behandlung ist nicht auf planmäßige Regeln gegründet, und genaue Beobachtung wird einen sorgfältigen Arzt von ihrer Nutzlosigkeit und Gefahr überzeugen. Die Fistel war entstanden, weil sie nützlich war und hätte, wäre sie offen geblieben, dem Kranken als Ventil dienen können, bis zu seiner Heilung. Ist der Patient geheilt, dann braucht er die Fistel nicht mehr, und sie wird von selbst abheilen.

Das Organon verdammt grundsätzlich die Beseitigung äußerer Krankheitszeichen, mit welchen Mitteln auch immer. Eine Psora ist eine Krankheit ohne äußere oder traumatische Auslöser. Der Kranke lebt vielleicht so vernünftig und ordentlich, wie das heute möglich ist, versieht seinen Dienst regelmäßig, trinkt Tee und Kaffee gar nicht oder nur in kleinen Mengen, ist vorsichtig in seiner Ernährung, vermeidet alle äußeren Dinge, die Anlaß für Unpäßlichkeiten sind, und trotzdem bleibt dieser Patient krank. Die Zeichen und Symptome, die sich zeigen, sind rein Ausdruck seiner Natur. Sie spiegeln das Wesen der inneren Krankheit nach außen.

> (§ 7.) „Da man nun an einer Krankheit, von welcher keine sie offenbar veranlassende oder unterhaltende Ursache *(Causa occasionalis)* zu entfernen ist, sonst nichts wahrnehmen kann als die Krankheits-Zeichen, so müssen ... es auch einzig die Symptome seyn, durch welche die Krankheit die zu ihrer Hülfe geeignete Arznei fordert, und auf dieselbe hinweisen ..."

Hahnemann lehrt, daß in diesem Symptomenbild ein Nutzen liegt, und daß sich jede heilbare Krankheit dem verständigen Arzt in den Zeichen und Symptomen darstellt, die er wahrnehmen kann. Überblickt man eine lange Reihe von Symptomen, entsteht vor unserem Geist ein Bild der inneren Zerrüttung, und das ist alles, worauf sich der Arzt stützen kann für seine Therapie.

Das teilt die Homöopathie in zwei Teile: die Homöopathische Wissenschaft und die Homöopathische Kunst. Die Wissenschaft handelt von dem Wissen um die Regeln des Heilens, die Kenntnisse von Prinzip oder Ordnung, die Sie Physiologie nennen können, das Wissen um die Störung im menschlichen Organismus, das ist Pathologie (das ist die Krankheitslehre, nicht die pathologische Anatomie) und das Wissen um die Behandlung. Die Wissenschaft von der Homöopathie muß zunächst gelernt werden, um auf die Anwendung dieser Wissenschaft vorbereitet zu sein, was dann die Kunst der Homöopathie ist. Werfen wir einen Blick auf die Kollegen, die es autodidaktisch oder von anderen gelernt haben, so sehen wir, daß einige die Wissenschaft gelernt haben, berühmt geworden sind und großartige Examen abgelegt haben, aber völlig unfähig sind, diese Wissenschaft anzuwenden oder, mit anderen Worten, die Kunst des Heilens auszuüben, denn jedes Heilen besteht in der Anwendung der Wissenschaft.

Wir studieren Krankheiten als Störung des menschlichen Organismus an ihren Symptomen; wir studieren auch Krankheiten nach den Symptomen, die Arzneien im Organismus ausgelöst haben. Wir können tatsächlich das Wesen und diese Eigenschaft der Krankheiten sowohl durch das Studium der Materia Medica wie durch das Studium der Krankheiten kennenlernen. Wenn unsere Zeit nicht mit dem Studium von Symptomen kranker Leute ausgefüllt ist, dann sollten wir unsere Zeit zum Studieren der Symptomatologie der Materia Medica nutzen. Wahres Wissen besteht darin, mit dem Wesen und der Qualität eines Arzneimittels vertraut zu werden und seine Erscheinungen, sein Bild und seine Beziehung zum Menschen in dessen Krankheit zu verstehen. Danach müssen wir das Wesen der Krankheit an den Menschen im allgemeinen studieren, um diese Krankheit mit den Symptomen der Materia Medica zu vergleichen. So werden wir mit dem Gesetz des Heilens vertraut, und das alles führt dazu, Grundsätze zu bilden, nach denen die Regeln angewandt und nützlich gemacht werden und die Wahrheit in eine Form gebracht wird, die unserem Geist zugänglich wird.

Dies ist nur die Wissenschaft, und wir können dessen ungeachtet die Heilung des Kranken verfehlen. Sie werden Leute erleben, die die Wissenschaft beherrschen und trotzdem unsaubere Verschreibungen machen, die nicht begreifen, was an einem Mittel der Krankheit ähnlich ist. Ich meine, sie würden es schaffen, wenn sie eine aufrichtige Liebe zu ihrer Arbeit hätten. Aber sie denken mehr an ihre Brieftasche. Der erfolgreichste Arzt behandelt in erster Linie aus Liebe zur Sache, und er praktiziert um sein Wissen zu bestätigen, um es aus Liebe zur Sache anzuwenden. Ich habe nie erlebt, daß so jemand versagte. Diese Liebe regt ihn an fortzufahren und sich von seinen ersten Fehlern nicht entmutigen zu lassen. Es führt ihn zum Erfolg, zunächst in einfacheren, später in schwierigeren Fällen. Hat er aber keine starke Begeisterung dafür, dann wird er auch keinen Erfolg haben. Ein Maler wurde einmal gefragt, wie er seine Farben so wunderbar mischen könnte, und er antwortete: „Mit Geist." Man kann das ganze Wissen der Homöopathie beherrschen wie es ein Mensch nur beherrschen kann und ist doch ein Versager in der Anwendung dieser schönen und liebenswerten Kunst. Hat er keine Liebe zur Sache, so wird seine Arbeit eine Sache des Gedächtnisses und der oberflächlichen Intelligenz sein. Lernt er aber die Homöopathie zu lieben und verweilt dabei als bei seinem ganzen Lebensinhalt, dann wird er sie als Kunst begreifen und kann sie in höchstem Maße anwenden. Ihre beständige Anwendung bringt jeden normal begabten Arzt so weit in der Erfassung seiner Arbeit, daß er durch Verstehen der Symptome den Zustand des ganzen Menschen versteht, und er wird beim Lesen von Prüfungen das ganze Wesen der Krankheit verstehen, die in dieser Prüfung zum Ausdruck kommt. Bei einem solchen Erkenntnisstand wird er fähig sein, das „nach außen reflektierte Bild" zu sehen. Sie brauchen nicht lange zu beobachten oder lange unter Ärzten zu sein, um zu merken, daß viele von ihnen ein höchst oberflächliches Gedächtnis für Materia Medica haben, daß sie keine Vorstellung vom Wesen der Mittel haben, die sie verwenden. Sie haben kein Gespür für die Qualität, für das Bild eines Arzneimittels. Es steht ihnen nicht vor dem Geist wie ein Gemälde, es bleibt kalt, weit entfernt. Arbeitet ein Künstler an einem Bild, so hat er es Tag und Nacht vor Augen, gestaltet es aus mit seiner ganzen Zuwendung, stellt sich jede Linie genau vor, die er am nächsten Tag anbringen will. Er steht davor, ist begeistert und in es verliebt. Ebenso ist es mit einem Arzneimittelbild. Dieses Bild erscheint vor dem inneren Auge, so daß es das nach außen projizierte Bild seines inneren Wesens ist, als habe man es selbst geprüft. Wenn die Symptome keine Form annehmen, so hat der Arzt den Patienten noch nicht erfaßt und kann sein Mittel nicht erkennen. Das ist keine Sache, die sich sogleich vor dem Geist entfaltet. Sie kommen aus einer Welt, in der die Schulung im Auswendiglernen von Symptomen oder Schlüsselsymptomen bestand, oder Sie lernten zu verschreiben mit gar nichts im Kopf, und Ihr Gedächtnis ist nur vollgestopft mit einer Menge von unnützen Informationen in einer Unordnung, die Sie zu nur noch größerer Verwirrung führt. Es ist keine Ordnung darin. Hahnemann sagt:

> „... mit einem Worte, die Gesamtheit der Symptome für den Heilkünstler das Hauptsächlichste, ja Einzige seyn, was er an jedem Krankheitsfalle zu erkennen und durch seine Kunst *hinwegzunehmen* hat, damit er geheilt und in Gesundheit verwandelt werde." (§ 7.)

Das bedeutet: die innere Unordnung in Ordnung zu wenden in der hier beschriebenen Weise, also von oben nach unten, von innen nach außen, und in der umgekehrten Reihenfolge des Erscheinens der Symptome.

Kapitel 8

Die Lebenskraft

(In diesem Kapitel zeichnet Kent eine Hierarchie immaterieller Substanzen, die die Aktivitäten aller Lebewesen und Dinge der materiellen Welt steuern. Unter ihnen nennt er die „Lebenskraft" eine „simple substance". Dieses Bild dürfte den Vorstellungen Hahnemanns recht nahe kommen, d.Ü.)

§ 9. „Im gesunden Zustand des Menschen waltet die geistartige, als Dynamis den materiellen Körper (Organism) belebende, Lebenskraft (Autokratie) unumschränkt und hält alle seine Teile in bewundernswürdig harmonischem Lebensgange in Gefühlen und Thätigkeiten, so daß unser inwohnende und vernünftige Geist sich dieses lebendigen, gesunden Werkzeugs frei zu dem höheren Zweck unseres Daseyns bedienen kann."

Dieser Paragraphen führt das Lebensprinzip ein. Es ist kaum glaublich, daß Hahnemann zu seiner Zeit in wenigen Zeilen so viel sagen konnte.

Im § 7 der ersten Ausgabe des Organon schrieb er:

„In den Arzneien muß ein heilendes Prinzip vorhanden sein; der Verstand ahnet es, aber sein Wesen ist uns auf keine Weise erkennbar – bloß seine Äußerungen und Wirkungen lassen sich in der Erfahrung abnehmen."

Aber nachdem das Organon eine Reihe von Auflagen erlebt hatte, änderte Hahnemann etwas, und in meiner Ausgabe von 1883 (Nachruck der Übersetzung der 5. Auflage von 1883) benennt er eine im ganzen Organismus wirkendes Handlungsprinzip eindeutig „Lebenskraft". Aus einigen seiner Ausdrücke kann man die Vorstellung bekommen, daß die Harmonie selbst eine Kraft sei, aber ich glaube nicht, daß Hahnemann das so lehren wollte. Wir können uns nicht das Lebensprinzip als Harmonie, noch die Harmonie als Lebensprinzip vorstellen, denn das Prinzip oder Gesetz ist der Harmonie übergeordnet.

Hahnemann konnte dieses immaterielle Lebensprinzip wahrnehmen. Es war etwas zu dem er selbst durch sein eigenes Nachdenken kam. Zu seiner Zeit herrschte ein Mangel an selbständigem Denken, das heißt an Gedanken außerhalb der anerkannten Wissenschaften. Aber Hahnemann dachte viel nach und durch sein Nachdenken kam er zu der Idee, die in diesem Paragraphen enthalten ist und die erst in der fünften Auflage erscheint.

> § 10: „Im gesunden Zustande des Menschen waltet die geistartige, als Dynamis den materiellen Körper (Organism) belebende Lebenskraft (Autokratie) ...".

Hätte er das Wort „immaterielle Ursubstanz" benutzt, so wäre das noch klarer gewesen, denn Sie werden sehen, daß es wirklich eine Substanz ist.

Heutzutage sprechen fortschrittliche Denker von dem „vierten Zustand des Stoffes", der eine immaterielle Substanz ist. Wir sprechen jetzt von fester, flüssiger, gasförmiger und strahlender Form der Materie. Substanz in geistartiger Form ist ebenso eindeutig Substanz, wie in konkreter Form die Materie. Nun müssen wir die Frage erwägen und betrachten, was die Lebenskraft ist. Was ist ihr Charakter, ihre Qualität und ihr Wesen? Ist es wahr, daß nur der Mensch diese Lebenskraft hat? Kommt sie bei Tieren und Mineralien nicht vor? Seit einigen Jahren gibt es schon eine andauernde Diskussion über Kraft als

Kraft oder als Formkraft. Der Gedanke, daß es nichts der Kraft übergeordnetes gäbe, führt den menschlichen Geist in die Irre. Kann sich der Mensch Energie als etwas Substanzhaftes vorstellen, dann kann er sich besser etwas Substanzhaftes vorstellen, das Energie besitzt. Denkt er an etwas, das Essenz besitzt, das tatsächlich vorhanden ist, dann muß er sich dieses Wesen als etwas Seiendes denken, das Auswirkungen hat. Er muß in einer Gedankenkette von Ursache zur Wirkung und immer so weiter denken. Tut er das nicht, dann zerstört er die eigentliche Natur und Idee von Einfluß und Fortdauer. Weiß der Mensch nicht was fortdauernd ist, erkennt er nicht, daß es Anfänge, Zwischenstufen und Endzustände gibt, dann kann er nicht denken, denn die eigentliche Grundlage des Denkens ist dann zerstört.

Was verstehen wir unter dem Hineinströmen? Lassen Sie uns an eine Kette denken, um eine offenkundige und anschauliche Illustration zu haben. Was hält das letzte Glied einer Kette an der ganzen Kette oder ihrer Befestigung? Was verbindet dieses Glied mit dem vorhehenden Glied usw.? Wir werden gleich sagen das Zwischenglied, und was hält das Zwischenglied? Sein vorhergehendes Glied, und so weiter, vom letzten Glied bis zum Haken.

Sehen wir nicht, daß es auf diese Weise eine laufende Abhängigkeit vom letzten bis zum ersten Glied gibt? Wo auch immer diese Kette unterbrochen wird, sie wird vollständig unterbrochen sein, und es gibt kein Hineinströmen mehr von Glied zu Glied. Wenn wir unzusammenhängend denken, verlieren wir die Fähigkeit, die Dinge in Verbindung zu sehen. Alle Dinge müssen verbunden sein, oder die Kette reißt und das Hineinströmen hört auf.

Wir sehen also, daß der Mensch als Körper existiert, aber wir sehen nicht all die feineren Bestimmungen seines Seins.

Zu glauben, daß der Mensch ohne tieferen Grund existiere, daß seine Lebenskraft für eine Weile funktioniere, ohne etwas, das ihr übergeordnet ist; zu denken, daß nicht ständig und ununterbrochen jener Einfluß vom Urgrund da ist, durch den er ständig am Leben gehalten wird, zeigt, daß jener Mensch, der so denkt, ein unvernünftiges Wesen ist. Mit seinen Sinnen ist der Mensch niemals in der Lage gewesen nachzuweisen, daß es etwas gibt, das ihn im Gang hält, außer es strömt ständig in ihn ein. Warum sollte er annehmen, daß Energie das erste sei, wenn er in die immaterielle Welt geht? Wir werden durch fortgesetzte Beschäftigung mit der Frage nach der immateriellen Substanz sehen, daß wir einigen Grund haben festzustellen, daß Energie nicht Energie aus sich heraus ist, sondern daß es eine kraftvolle Substanz ist, die uns von der Intelligenz geschenkt wird, die selbst eine Substanz ist.

Der konsequente Materialist muß die Seele und einen wesenhaften Gott leugnen, denn die Energie, auf der er so konsequent beharrt, ist nichts und er muß annehmen, daß Gott nichts ist und daß es deshalb keinen Gott geben kann. Wer aber vernünftig ist, wird zu der Einsicht kommen, daß es einen höchsten Gott gibt und daß ER wesenhaft ist. Alles geht von Ihm aus und die ganze Kette vom Höchsten bis zur letzten Materie ist auf diese Weise verbunden. Wenn es eine Trennung und keine kontinuierliche Verbindung von Anfang bis Ende mehr gibt, wird die Materie aufhören zu existieren.

Der wahre Zusammenhalt der materiellen Welt geht von der einfachen, immateriellen Substanz aus. Dem Menschen kommen zwei Welten zum Bewußtsein: Die Welt der Gedanken und die Welt der Materie; also die der immateriellen Substanz, und die der materiellen Substanz. Die Welt der materiellen Substanz ist in Ordnung und Harmonie. Alles, was vor unseren Augen erscheint, hat seinen Anfang. Die Formen sind harmonisch; jedes Metallsalz kristallisiert entsprechend seiner Struktur, die Anatomie des Menschen ist harmonisch aufgebaut. Wir sehen, daß diese Dinge durch den ständigen Einfluß vom Anfang zum Ende in Ordnung gehalten werden, können dafür aber keine Erklärung in der stofflichen Welt erkennen. Es gibt keine Unterbrechung in der Kette oder im Kraftfluß vom Anfang bis zum Ende. Nichts kann existieren, wenn seine Ursache nicht ständig in es hineinströmt. Wir sehen, daß alles vom Menschen gemachte mit der Zeit zerfällt. Schauen Sie dagegen auf die Dinge, die durch Hineinströmen Bestand bekommen, dann sehen Sie, wie sie in Zeit und Ewigkeit nach dem gleichen Plan und der gleichen Ordnung ablaufen.

Viele Qualitäten werden der Lebenskraft zugeschrieben, und eine der ersten Feststellungen, die wir ins Auge fassen müssen, ist, daß die Lebenskraft mit formgebender Intelligenz ausgestattet ist, das heißt sie handelt vernünftig und gestaltet das ganze Reich der Mineralien, Pflanzen und Tiere. Alles, was Form hat, geht seinen natürlichen Gang, nimmt seine persönliche Ausprägung an und behält sie bei. Die Gesetze der Chemie können dem Menschen durch Analysen so weit enthüllt werden, daß er alle Elemente erkennen kann, weil sie sich immer gleich verhalten. Die Lebenskraft gibt jedem Ding sein typisches Baumuster, seine Merkmale, durch die es sich von allem anderen unterscheidet.

Der Kristall in der Erde hat seine eigene Zusammensetzung, seine eigene Identität. Er ist mit immaterieller Substanz ausgestattet, die seine Identität gegenüber allem im Tier- und Mineralreich bestimmt. Das ist der formgebenden Kraft der immateriellen Substanz zu verdanken, die vom Anfang bis zum Ende besteht. Wenn wir die Eisblumen am Fenster ansehen, erkennen wir die formbildenden Fähigkeiten. Wie Pflanzen in der festgelegten Weise wachsen, steht auch der Mensch von Anfang an ständig unter dem formenden Einfluß seiner letztendlichen Bestimmung.

Er ist, wie alle Formen, unter das Gesetz des Einflusses gestellt. Wenn er ganz in Ordnung und vernünftig ist, wird er den Willen haben, sich selbst ständig in Ordnung zu halten. Ihm ist aber auch die Freiheit gegeben, seine Vernünftigkeit zu zerstören.

Diese Lebenskraft ist Veränderungen unterworfen, das heißt, sie kann sich in Ordnung oder Unordnung auswirken, das heißt, sie kann krank oder gesund sein und diese Änderungen können zum großen Teil vom Menschen selbst beobachtet oder sogar gemacht werden. Der Mensch kann ein Abgleiten in Unordnung selbst bewirken.

Jede einfache, immaterielle Substanz kann die ganze materielle Substanz durchdringen, ohne sie zu stören oder sie zu ersetzen. Magnetismus kann eine Substanz besetzen, ohne etwas von ihr zu verdrängen oder ihre Partikel oder Kristalle durcheinander zu bringen. Kohäsion ist auch eine solche einfache Substanz. Es ist nicht der Zweck der Kohäsion, das Wasser, das sie besetzt hält, zu stören oder zu verdrängen. So existiert diese erste oder Ursubstanz als solche in allen verschiedenen Gestalten von konkreten Formen und das materielle, konkrete Wesen wird nicht durch die einfache immaterielle Substanz gestört oder verdrängt. Sie ist fähig, die materielle Substanz zu besetzen, ohne dieser oder sich selbst zu schaden.

Ist die Lebenskraft aktiv, dann dominiert und kontrolliert sie den Körper, den sie besetzt hat, sie ist die Ursache seiner Kraft. Der Körper bewegt sich nicht, denkt nicht, handelt nicht, wenn er nicht sein inneres Maß an immaterieller Substanz besitzt, die den Organismus ständig in wunderbarer Weise beeinflußt. Sobald aber der Körper von der ihn charakterisierenden Substanz getrennt wird, hört das Einströmen auf. Die Energie, die von der einfachen immateriellen Substanz herrührt, hält alles in Ordnung. Durch sie werden alle Funktionen und die Bewahrung der Formen und Proportionen aller Tiere, Pflanzen und Mineralien in Ordnung gehalten. Jeder nur mögliche Vorgang hängt von der immateriellen Substanz ab, und durch sie wird das ganze Universum in Ordnung gehalten. Sie wirkt nicht nur auf alle materielle Substanz, sondern ist auch die Ursache des Zusammenspiels aller Dinge.

Prüfen wir das Universum und betrachten wir Sonne, Mond und Sterne: sie stören sich gegenseitig nicht, sie werden in beständiger Ordnung gehalten. Alles ist in Harmonie und wird durch die immaterielle Substanz darin erhalten. Wir sehen Zusammenarbeit jeden Grades und dieses Zusammenspiel geschieht in vollkommener Harmonie. Wir sehen, wie sich die Menschen bewegen, wie die Dinge um uns herum weitergehen, wie die Bäume einander Platz machen und in völliger Harmonie existieren. Sogar die Geräusche des Waldes sind harmonisch und diese ganze Koordination wird von der immateriellen Substanz bewirkt. Es gibt nichts wunderbareres als das Zusammenspiel des Stoffwechsels im menschlichen Organismus. Sein Wille, sein Verstand und seine Bewegungen, werden von der Lebenskraft koordiniert und in Gang gehalten. Ohne sie ist alle Materie tot und kann nicht für ihre höheren Lebenszwecke genutzt werden. Mit Hilfe der einfachen Substanz ist der göttliche Schöpfer in der Lage alle geschaffenen Wesen und Formen für ihren höchsten Zweck zu nutzen.

Materie ist dem Abbau unterworfen und kann laufend abgebaut werden, bis sie zur einfachen Substanz wird, aber sie kann nicht in den früheren Zustand zurückgebracht werden. Es liegt nicht in der Macht des Menschen sich vom ursprünglichen zum letztmöglichen zu ändern, das heißt, es liegt nicht in seiner Macht, die einfache Substanz zur höchten Entfaltung zu bringen. Das ist der Höchsten Macht selbst vorbehalten, von der die Kraft ständig durch alle Ursubstanzen bis zum Ende, das heißt, bis zu den äußersten Enden, fließt. Jetzt werden Sie anfangen einzusehen, daß das Ding, welches nicht von Anfang an seinen Sinn hat, kein Ding ist, oder anders gesagt: Ein Ding wird erst zum Ding durch seinen Zweck oder sein Ziel, nämlich die Nutzwirkung (Swedenborg, d. Ü.) und es wird nie ein Ding geschaffen ohne einen Zweck. Existiert es nicht in fortlaufender Reihe, vom Anfang bis zum Ende, kann es keine Nutzwirkung oder irgendeinen Zweck haben. Daher ist das Ende im Anfang und das Ende liegt in jeden aufeinanderfolgenden Glied, bis zu seinem äußersten Ende, nämlich genau der Form, in welcher der Gebrauch als für passend angesehen und dauerhaft stabilisiert werden soll. Wenn Sie das erste Glied der Kette bilden, dann haben Sie das nächste Glied im Auge.

Einfache Substanzen können sowohl einfach, zusammengesetzt als auch komplex existieren und als solche stören sie niemals die Harmonie, sondern wahren immer die Kontinuität vom Anfang bis zum Ende, und so werden alle Bestimmungen gewahrt. Überall in der Chemie können wir diesen Sachverhalt beobachten. Wir sehen Jod sich mit seiner Base verbinden, das heißt, daß sich zwei einfache Substanzen verbinden sich, wobei sie verläßlich und weise, trotz ihres eigenen, individuellen Planes in Einklang bleiben mit ihrer Affinität zueinander. Wenn Substanzen auf diese Weise zusammenkommen, dann stören sie ihre jeweilige, immaterielle Substanz nicht gegenseitig, es wird nichts zerstört, jeder einzelne wahrt seine eigene Identität und sie können wieder in ihre Ausgangsform, durch Reagenzien, reduziert werden. Alle diese Elemente gelangen nun in den menschlichen Körper, und jedes bewahrt dort überall seine Eigenart; wo es auch immer gefunden wird, kann es erkannt werden. Solche Verbindungen stellen jedoch nur zusammengesetzte Zustände dar. Wenn aber diese zusammengesetzten und einfachen Substanzen in eine neue Lage gebracht werden, das heißt, wenn sie von etwas geführt und beherrscht werden, dann können sie in eine sehr komplexe Form eingehen, und im Körper hält eine Lebenskraft alle anderen Kräfte in eine Ordnung. Dynamische einfache Substanzen beherrschen sich oft gegenseitig, gemäß ihres Zweckes, wobei eine einem höheren Zweck dient, als eine andere. Diese Lebenskraft, die eine immaterielle Substanz ist, wird wiederum von einer anderen immateriellen Substanz beherrscht, die ihr übergeordnet ist, das ist die Seele. Es war das Bestreben vieler Philosophen gewesen, durch Studium zu Rückschlüssen über die Seele zu kommen. Sie haben versucht, sie an einem bestimmten Punkt zu lokalisieren, wir können jedoch nach dem oben gesagten feststellen, daß sie keinen fest umschriebenen Ort hat.

Wenn wir die immaterielle Substanz betrachen, können wir nicht an Ort, Raum und Zeit denken, denn wir befinden uns nicht im Reich der Mathematik oder der begrenzten Maße der Welt von Raum und Zeit, sondern im Reich der immateriellen Substanzen. Nur im Endlichen kann man an Raum und Zeit denken. Bezüglich der Quantität kann man nichts über immaterielle Substanzen aussagen, nur über ihre Qualitäten und ihren Feinheitsgrad. Wir werden die

Bedeutung hiervon in der speziellen Beziehung zur Homöopathie illustrieren. Wenn Sie Sulphur 50.000 in seltenen Dosen gegeben haben und merken, daß es nicht mehr weiter geht, dann geben Sie eine 100.000er Potenz und sehen, daß die Heilwirkung sofort wieder beginnt. Sehen wir daran nicht, daß wir in eine neue Ebene der Wirkung eingetreten sind und es hier nur mit Qualität zu tun haben?

Die einfache Substanz hat auch Anpassungsfähigkeit. Hier setzen menschliche Argumentationen ein, die zu falschen Schlüssen über die sogenannte Umwelttheorie kamen. Es ist keine Frage, daß sich das Individuum an seine Umwelt anpaßt. Aber was ist es, das sich an die Umgebung anpaßt? Der tote Körper kann es nicht. Wenn wir von innen nach außen argumentieren, sehen wir, daß sich die Lebenskraft an ihre Umgebung anpaßt und dahin tendiert, ihr Haus der Umgebung anzupassen, und dadurch wird der menschliche Körper in Ordnung gehalten, in Kälte oder Hitze, Nässe oder Feuchtigkeit und unter allen Umständen.

Die Lebenskraft ist der Vizeregent der Seele im Körper und die Seele ihrerseits ist auch eine immaterielle Substanz. Alles, was von der Seele kommt, wirkt und existiert in jedem Teil des menschlichen Körpers. So kommt es, daß die einfache immaterielle Substanz als lebensspendende Kraft wirkt. Die Seele paßt so den Körper all ihren Zwecken an, dem höheren Zweck ihres Daseins. Wenn die Lebenskraft im lebendigen menschlichen Körper existiert, belebt sie diesen Körper, hält ihn in Bewegung, vervollkommnet seine Nutzwirkungen, überwacht alle

Teile und hält gleichzeitig die Funktion des Willens und des Verstandes in Ordnung. Wenn irgendeine Störung die Lebenskraft trifft, werden wir sehen, wie schnell es zu Koordinationsstörungen kommt. Es besteht harmonisches Zusammenspiel, wenn die Lebenskraft in ihrer normalen Beschaffenheit erhalten ist; das heißt, im Zustand der Gesundheit. Was ist vollkommener als ein gesunder menschlicher Körper, und welch schlimmes Bild von Havarie zeigt uns ein kranker Körper?

Wir sehen auch, daß diese Lebenskraft, wenn sie im natürlichen Zustand und in Kontakt mit dem menschlichen Körper ist, konstruktiv wirkt, sie baut den Körper immer wieder auf und hält ihn ständig intakt. Tritt aber das Gegenteil ein, zieht sich die Lebenskraft aus irgendeinem Grunde vom Körper zurück, dann sehen wir, daß die Kräfte, die nun im Körper ohne Kontrolle sind, destruktiv werden. Wenn diese Kräfte nicht von der Lebenskraft kontrolliert und beherrscht werden, tendiert der Körper gleich dazu zu verfallen. So sehen wir, daß die Lebenskraft formt und aufbaut und, daß im Falle ihrer Abwesenheit Zerstörung und Tod herrschen. Wenn wir die allerfeinste Form von organischem Leben, das Protoplasma, betrachten, dann werden wir beobachten, daß es die wesentlichen Eigenschaften des Lebens hat, daß es alles in sich vereinigt, was die allerhöchste Ordnung des Lebens ausmacht. Es hat die Eigenschaften und Qualitäten der Lebenssubstanz von Mensch und Tier, es reproduziert sich selbst, es bewegt sich, es frißt, es ist begabt mit dem Einströmen und kann schließlich getötet werden. Wenn Sie diese Dinge ausgesprochen haben, dann haben Sie viel von der lebenswichtigen Substanz, vom Höchsten und vom Tiefsten gesagt. Es behauptet seine Identität, bewegt sich und frißt, vermehrt sich und kann getötet werden. Es kann aber seine Identität nicht aufrechterhalten, wenn man es chemisch analysiert, denn dann ist es kein Protoplasma mehr. Protoplasma ist es nur so lange es lebt. Chemisch besteht es nur aus C, O, H, N und S, aber die Lebenssubstanz kann auf diese Weise nicht gefunden werden. Setzt man 54 Teile C, 21 O, 16 von N, 7 von H und 2 von S zusammen, was meinen Sie, was dabei herauskommt? Nur ein zusammengesetzter Brei, aber niemals jenes komplexe Gebilde, das wir Protoplasma nennen. Was ist mit der Lebenskraft während der Analyse geschehen? Das Gewicht hat sich mit dem Tod des Protoplasmas nicht geändert, die einfache immaterielle Substanz kann also nicht gewogen werden. Wir können von ihr weder Gewicht, noch Raum, noch Zeit angeben, und sie ist nicht physikalischen Gesetzen, wie der Schwerkraft, unterworfen.

Wenn wir uns nun diese Substanz als eine Energie, eine Kraft, eine Dynamis vorstellen – das heißt, als etwas das Kraft besitzt – dann gibt das einen Sinn. Inaktive Elemente haben ihrer Natur nach nicht nur ihre eigene, sie identifizierende einfache Substanz, sondern sie haben verschiedene Abstufungen davon. Auch der menschliche Körper hat seine Abstufungen von Lebenssubstanz, passend für alle seine Aufgaben. Die höchsten Grade der Lebenskraft sind angemessen für Wollen und Verstehen, die niederen Grade für die gröbsten Gewebe und es gibt eine kontinuierliche Stufenleiter der Qualitäten von ganz innen bis ganz außen. Jede Zelle hat in sich vom Innersten und vom Äußersten, denn es gibt in ihr nichts Grobstoffliches, ohne daß auch das Feinstoffliche vorhanden wäre. Die äußeren Hüllen werden von den gröberen Graden der einfachen Substanz beherrscht und die innersten Qualitäten von den feinsten Graden. Jeder einzelne Teil hat eine entsprechende Form vom Äußersten bis zum Innersten. Sonst könnte der menschliche Körper nicht von der Seele beherrscht oder regiert werden. Jedes einzelne Gewebe hat in sich seinen Anteil an der lebenswichtigen Substanz, jedes einzelne hat seine eigene, besondere Funktion. Träge Substanzen haben ihren eigenen Grad. Silicea hat seine eigenen Abstufungen von einfacher Substanz, die durch das Potenzieren herausgebracht werden können, und dabei fortlaufend verfeinert werden, so daß mit jeder Potenzierungsstufe eine Anpassung an einen feineren Grad der einfachen, immaterielle Substanz des Menschen erfolgt. Die 30ste Potenz von Silicea wird in ihrer Form ähnlich genug sein, um einige Krankheiten des Menschen zu heilen, zum Beispiel eine Stoffwechselstörung in einem oberflächlicheren und gröberen Teil des Körpers. Aber wir wissen, daß Silicea C 30 nach einiger Zeit aufhört zu wirken, und es muß dann weiterpotenziert werden, um eine Qualität zu erlangen, die den inneren Graden entspricht, bis es schließlich die allerinnersten oder allerfeinsten Grade der Lebenskraft erreicht.

Jedes Ding im Universum hat seine Aura oder Atmosphäre, jeder Stern und jeder Planet. Die Atmosphäre der Sonne ist ihr Licht und ihre Wärme. Jeder Mensch hat seine Atmosphäre oder Aura, ebenso jedes Tier. Diese Aura ist in allem Existierenden anwesend. Was könnte die Aura von Moschus sein? Es ist eine starke physische Aura, die fast jeder wahrnehmen kann. Ein Körnchen Moschus ist versuchsweise 17 Jahre lang in einer Flasche aufbewahrt worden, und gab danach noch eine wahrzunehmende Aura ab, doch ohne an Gewicht verloren zu haben. Nehmen wir als weiteren offenkundigen Beweis für die Aura zum Beispiel die Raubtiere. Sie wissen, daß diese an einer besonders starken Aura Zustände erkennen können, die der Mensch nicht wahrnehmen kann. Das ist keine gewöhnliche Nase, sondern eben der Instinkt der Tiere, mit dem sie wahrnehmen, was Beute ist. Ihr Instinkt ist analog der Wahrnehmung des Menschen und durch diesen Instinkt entdeckt es seine Beute da, wo der Mensch nicht in der Lage ist etwas zu finden. Der Mensch kann Moschus in einer Flasche wahrnehmen, aber es ist zweifelhaft, ob er die feinste Aura durch ihren Geruch wahrnehmen könnte. Die Aura wird nützlich und führt zu einer wichtigen Sphäre im Studium der Homöopathie.

Das Bewußtsein zwischen zwei feinstofflichen Substanzen ist wirklich jene Atmosphäre, durch welche die eine die andere erkennt, und durch welche alle Anziehungen und Abneigungen zwischen den feinstofflichen Substanzen bekannt sind. Sie sind in Harmonie oder Antagonismus. Die Menschen werden so durch positive oder negative Merkmale klassifiziert. Die Mineralien und die Welt im allgemeinen werden in Positives und Negatives klassifiziert. Dies hat eine tiefere Ursache. Substanzen sind äußerst stark, wenn sie auf andere treffen, die irgendwie antagonistisch gepolt sind, ebenso wenn sie in zerstörerischer Weise auf andere treffen. Formative Prozesse werden oft durch Zerstörung hervorgerufen: Formen werden zerstört, damit neue Formen existieren können und so werden neue Formen oft immaterielle Substanzen geschaffen. Es gibt zwei Reiche oder Welten: Die Welt der Ursache und die Welt des Endgültigen. In dieser äußeren oder physikalischen Welt können wir nur mit den Augen sehen, mit den Fingern fühlen, mit der Nase riechen, mit den Ohren hören. Solcher Art ist das Reich der Auswirkungen. Die Welt der Ursache ist unsichtbar, nicht mit den fünf Sinnen zu entdecken. Es ist die Gedankenwelt und sie kann nur durch Verstehen entdeckt werden. Was wir um uns sehen, ist nur die Welt des Endlichen, aber die Welt der Ursache ist unsichtbar. Es ist möglich das Innerste wahrzunehmen und es ist wichtig, daß der Mensch auf die Dinge der physikalischen Welt von innen her blickt und über sie Bescheid weiß, anstatt in die physikalische Welt aufzubrechen, um von da aus auf die Welt des Immateriellen zu blicken. Dann kann er sich über die Gesetze Rechenschaft ablegen und deren Wirkung wahrnehmen. Die Homöopathie besteht als Gesetz, ihr Grund liegt im Reich der Ursache. Würde sie nicht im Reich der immateriellen Ursachen gründen, dann könnte sie nicht auf der Ebene der materiellen Wirkungen existieren. Im Reich der Ursachen müssen wir die Grundlagen für das Studium der Homöopathie suchen.

Natürlich werden wir sehen, daß dieses ganze Thema zur Aufstellung einer neuen Pathologie führt, die die Grundlage der Homöopathie sein wird. Alle Krankheitsursachen gründen in der immateriellen Lebenskraft. Es gibt keine Krankheitsursache im Stofflichen, die getrennt von der Lebenskraft betrachtet werden können. Deshalb studieren wir die Lebenskraft, um zu der Natur der krankmachenden Substanzen vorzudringen. Wir potenzieren unsere Mittel auch um zu ihrem feinstofflichen Gehalt vorzudringen, das heißt, zum Wesen und der Qualität des Mittels selbst. Damit ein Mittel homöopathisch wird, muß es zur Qualität und zur Wirkung der Krankheitsursache ähnlich sein.

Kapitel 9

Unordnung zuerst in der Lebenskraft

§10. „Der materielle Organism, ohne Lebenskraft gedacht, ist keiner Empfindung, keiner Thätigkeit, keiner Selbsterhaltung fähig; nur das immaterielle, den materiellen Organism im gesunden und kranken Zustand belebende Wesen (die Lebenskraft), verleiht ihm alle Empfindungen und bewirkt seine Lebensverrichtungen."

§ 11. „Wenn der Mensch erkrankt, so ist ursprünglich nur diese geistartige, in seinem Organism überall anwesende, selbstthätige (automatische) Lebenskraft durch den dem Leben feindlichen dynamischen Einfluß eines krankmachenden Agens auf sie verstimmt: nur die zu einer solchen Innormalität verstimmte Lebenskraft kann dem Organism die widrigen Empfindungen verleihen und ihn zu den regelwidrigen Thätigkeiten bestimmen, die wir Krankheit nennen, denn sie,als an sich unsichtbare, und bloß in ihren Wirkungen im Organism erkennbare Kraft, giebt ihre krankhafte Verstimmung einzig nur durch Äußerung von Krankheit in Gefühlen und Thätigkeiten der den Sinnen des Beobachters und Heilkünstlers zugekehrten Seite des Organisms durch *Krankheits-Symptome* zu erkennen und kann sie nicht anders zu erkennen geben."

Hahnemann will lehren, daß eine Störung der Aktivitäten, ein Mangel an Harmonie oder Gleichgewicht des inneren Menschen die Zeichen und Symptome, durch die wir die Krankheit erkennen, hervortreten läßt. Diese Empfindungen bilden die Sprache der Krankheit, das heißt die Hilfsmittel, durch welche wir Unordnung und Krankheit erkennen. Das feinstoffliche Lebensprinzip, diese Urkraft, durchdringt den Organismus überall, und bei Krankheit durchdringt ihre Unordnung den Organismus überall, jeden Teil und jede Zelle des menschlichen Organismus. Im Laufe der Zeit werden wir sehen, daß die Veränderung an den Zellen das Ergebnis der primären Unordnung ist, daß die Verwirrung der immateriellen Lebenskraft der eigentliche Anfang der Unordnung ist und daß mit diesem Anfang Veränderungen der Empfindungen einhergehen, durch die der Mensch den Anfang merken kann, der lange vor jeder sichtbaren Veränderung im materiellen Körper liegt.

Der Patient selbst kann durch seine Empfindungen die Veränderungen wahrnehmen. Diese sind lebensfeindlich, und der Tod wird darauf folgen, denn Leben ist in seinem wahren Sinn Freiheit. Sobald die innere Funktion in irgendeiner Weise ihrer Freiheit beraubt ist, droht der Tod. Ist die Freiheit verloren, wird der Tod sicher folgen.

So geschieht es, wenn eine geistartige Substanz einfließt mit der Eigenschaft einer Krankheit. Sie ist in ihrer Form böse, aber geistartig. Alle Substanzen sind wirklich und besitzen die Fähigkeit dauerhaft zu wirken, und das weist darauf hin, daß sie wirksam sind. Jede Krankheitsursache hat ihre Form. Wäre diese nicht von der Art der Lebenskraft, könnte sie den natürlichen Zustand des Organismus nicht verändern. Außerdem hat sie ihre Verbindung von den feinsten bis zu den gröbsten Formen der physischen Substanz, vom Anfang bis zum Ende, von innen nach außen. Veränderungen und Aktivitäten als Auswirkungen in den gröbsten Formen sind nur die Wirkungen der Krankheit durch eine Serie immer gröberer Stufen bis zum Äußeren des Menschen. Alles was man sehen kann, was mit Hilfe der feinsten Instrumente beobachtet werden kann, ist nur das Endprodukt. Nichts in der Welt der immateriellen Substanz kann mit einer der Fähigkeiten wahrgenommen werden, die die Wahrnehmung der materiellen Dinge ermöglicht. Der Einsatz der feinsten Präzisionsinstrumente ermöglicht uns das Erkennen der feinsten Krankheitsauswirkungen, die das Ergebnis der immateriellen Dinge sind, wie zum Beispiel die Bakterien, die feinste Form tierischen oder pflanzlichen Lebens. Aber die Ursache der Krankheit ist millionenfach subtiler als diese und ist dem menschlichen Auge unerreichbar. Die feinsten sichtbaren Dinge sind nur Auswirkungen der noch viel feineren Dinge, so daß die Ursache bei letzteren bleibt. Das krankmachende Agens, auf das sich Hahnemann bezieht, sind eben die allerfeinsten Formen der Lebenskraft oder, in menschlicher Denkweise ausgedrückt, Giftstoffe; aber Giftstoffe sind oft grob, denn sie können gelegentlich vom Menschen gesehen werden, und deshalb müssen wir uns daran erinnern, daß es im Giftstoff das Allerinnerste ist, und daß dieses Allerinnerste selbst in der Lage ist, dem Äußeren Form zu verleihen, die dann zusammengesetzt und konzentriert als Gift erscheint.

Die groben Formen würden vergleichsweise harmlos sein, wären sie nicht mit Lebenskraft begabt. Krankheitsprodukte sind vergleichsweise harmlos, enthielten sie nicht etwas von der Lebenskraft, und diese Lebenskraft selbst ist ursächlich. Die Bakterien sind das Ergebnis der Bedingungen im Inneren, sie haben sich entwickelt durch spontane Erzeugung, buchstäblich; so ist das. Jedes Gift ist in der

Lage, in der Peripherie Formen und Gestalten anzunehmen. Die Ursachen für das Äußere kommen nicht von außen, sondern vom immateriellen, unsichtbaren Zentrum. Die Dinge, die vor den Augen der Menschen erscheinen, werden, ebenso wie der Mensch selbst, entwickelt von jenem Zentrum, das die Kraft zum Entwickeln hat, eine Gabe des Schöpfers, die nach festen allgemeinen Gesetzen wirkt.

Nur wenn das Lebensprinzip durch Ursachen von Krankheitscharakter (das ist das Allerinnerste eines Giftes in Form einer Ursubstanz) getroffen wird, gibt sie Kenntnisse von sich selbst weiter.

Gäbe es keine störenden Einflüsse im inneren des Menschen, würde er niemals Symptome haben. Wenn Sie auf Ihrem Stuhl sitzen in einem Zustand völliger Ruhe und Ausgeglichenheit, sind Sie sich Ihrer Augen, Glieder oder Haare nicht bewußt. Sie müssen aufmerken und darüber nachdenken, ob Sie sie fühlen oder nicht. Wenn alle Funktionen in perfekter Ordnung ablaufen, haben Sie kein Bewußtsein von Ihrem Körper, das heißt, Sie sind frei. Wenn er nicht frei ist, sagt der Mensch: „Ich fühle." Es ist die Störung von unsichtbarem Charakter, die von der Ursache her kommt und durch Veränderungen in den Aktivitäten des Körpers Veränderungen in den Empfindungen und Funktionen auslöst. Es liegt im Sinne der allwissenden Vorsehung, daß diese Sensationen dem Arzt erscheinen, der intelligent genug ist, sie zu lesen und zu erkennen, was sie meinen. Sie sind eine Warnung und nützlich für uns. Kein Gefühl, das der Mensch haben kann, ist nutzlos, denn es gibt nichts Unnützes auf der Welt. So weisen diese krankhaften Empfindungen den Arzt darauf hin, daß etwas nicht stimmt.

Freiheit herzustellen, sollte das Ziel des Arztes sein, und wenn sein Bemühen nicht dazu führt, die Freiheit wiederherzustellen, dann kann er den Kranken nicht heilen, denn den Kranken heilen bedeutet, ihm absolute körperliche Freiheit zu verschaffen. Würden wir es Freiheit nennen, wenn der Arzt die Schmerzen durch eine Dosis Morphium zum Verschwinden bringt? Die großen Dosen der Schulmedizin können niemals Freiheit bewirken. Wir müssen uns anderweitig orientieren, um eine Heilweise zu finden, die Unordnung in Ordnung verkehrt und frei macht. Wenn wir die Zeichen und Symptome ordnungsgemäß beheben, indem wir Unordnung in Ordnung verwandeln, so haben die Symptome keine Ursache mehr (wie wir schon gesehen haben, hört der Organismus auf Symptome zu produzieren, sobald er in Ordnung kommt). Damit setzen wir unsere Patienten in Freiheit, sowohl körperlich wie geistig.

> „... nur die zu einer solchen Innormalität verstimmte Lebenskraft kann dem Organism die widrigen Empfindungen verleihen und ihn so zu regelwidrigen Thätigkeiten bestimmen, die wir Krankheit nennen..." (§ 11)

Das ist etwas völlig anderes als die Ergebnisse der Krankheit mit Krankheit zu bezeichnen, also Nephritis, Krebs oder Gicht Krankheiten zu nennen. Die meisten Zustände, die in den Büchern Krankheiten genannt werden, sind nur das Resultat von Krankheit. Eine Gruppe von Symptomen als Krankheit eines Körperteils und eine andere Gruppe von Symptomen als Krankheit eines anderen Teiles zu bezeichnen, ist eine Irrlehre und führt zu Irrtümern bei der Verschreibung, die nicht wieder gut zu machen sind. Organische Veränderungen sind nur das Ergebnis der Krankheit.

Krankhafte Störungen können nur durch deren Ausdruck in Empfinden und Aktivität erkannt werden. Wir haben keine Möglichkeit, die krankhaften Störungen des unsichtbaren Prinzips direkt wahrzunehmen, außer durch krankhafte Empfindungen, und wenn diese nicht vorhanden wären, könnten wir den Kranken nicht befreien. Es gibt Menschen, die so krank sind, daß sie nicht zu befreien sind, für die es kein Heilmittel gibt. Bei ihnen geht der innere Strukturwandel so langsam vor sich, daß keine krankhaften Symptome zu beobachten sind. Solche Menschen wechseln dauernd die Ärzte und das Klima, weil sie merken, daß ihnen nichts Linderung bringt. Mit unheilbaren Veränderungen in lebenswichtigen Organen gehen alle oder die meisten vorhandenen Symptome weg. Die echten Krankheitssymptome werden unterdrückt durch die fürchterlichen Belastungen des Systems.

Das trifft besonders für die bösartigen Formen der Krankheitsauswirkungen zu. Die Symptome, die jahrelang vorher bestanden, sind verschwunden, und der Patient sagt: „Oh, sie hatten nichts zu bedeuten, die habe ich schon mein Leben lang gehabt." Aber gerade das sind die Symptome, die dem Arzt die Natur des richtigen Mittels anzeigen, denn sie zeigen das wahre Bild der Krankheit an.

Manche Ärzte sagen: „Eines Tages werden wir ein Mittel gegen Krebs haben“ und denken dabei nur an den Krebs als Symptom, aber der stellt ja nur das Endstadium der Krankheit dar, und ist nicht Symptom der Krankheit selbst. Es ist ein großer Unterschied zwischen diesen beiden. Diese Ärzte würden nicht so denken und reden, wenn sie nur wüßten und in der sauberen und ganzheitlichen Weise dächten, daß eine Heilung des Kranken den Krebs heilen würde, und um den Patienten zu heilen, ist es nötig zurückzugehen in seiner Krankheitsgeschichte bis zu den Symptomen, die den Kranken in seiner Krankheit widerspiegeln und nicht die Gewebe im Zustand der Krankheitsauswirkung. In diesem letzten Stadium sind die echten Symptome oft verschwunden; sie sind verschluckt worden. So ist es, wenn die innerste Krankheit sich ausgetobt hat und der ganze Körper voller Krankheitsergebnisse steckt wie Wassersucht, Abszeß oder Hüfttuberkulose. Die Schmerzen machen es dem Patienten unmöglich, seine Symptome wahrzunehmen. Und dann kommen diese Ärzte und verschreiben für die Endzustände, und die Sache geht schlecht aus. Sie geben Silicea gegen Coxitis und Bufo gegen Epilepsie usw., Arzneien, nur gegen die Symptomengruppen.

Das ist keine Homöopathie. Solche Leute gehen davon und sagen: „Ich habe alles versucht.“ Dabei haben sie nichts versucht außer modernen Praktiken. Es ist eine Karikatur der Homöopathie. Der erfahrene Arzt kann Zeichen und Symptomen nachspüren, noch ehe krankhafte Veränderungen eingetreten sind, und wenn noch keinerlei Arzneien gegeben wurden und man noch zu keinem Betäubungsmittel gegriffen hat, kein Morphium und keine anderen starken Mittel gegeben wurden, dann steht das Bild deutlich vor ihm und ist perfekt, weil noch nicht daran herumgepfuscht wurde. Es spricht eine klare Sprache, und der aufmerksame Arzt kann sie lesen lernen. Der Arzt aber, der nicht in der Lage ist zu sehen, daß sich dieses unterscheidet von einer Gruppe pathognomonischer Symptome, die die sogenannte feststehende Krankheit repräsentieren, wenn er keinen Unterschied machen kann zwischen den Symptomen, die die Krankheit darstellen und denen, die von den Auswirkungen der Krankheit herrühren, wird niemals erfolgreich Homöopathie praktizieren können. Wenn er das nicht versteht, sollte er lieber so lange daran arbeiten, bis er es verstanden hat. Er muß so lange arbeiten, bis er zwischen den pathognomonischen Organsymptomen und den reinen Zeichen, die von der inneren Natur gegeben werden, unterscheiden kann. Alle paar Tage treffe ich zufällig einen homöopathischen Arzt, der fragt: „Welches Mittel geben Sie in dem und dem Fall?" Solche Dinge habe ich nicht im Kopf und sehe ihn an, als sei er in der Homöopathie nicht ausgebildet. Für solche Dinge habe ich die Geduld verloren, denn die alten Grauköpfe, die jahrelang praktiziert haben und behaupten, Homöopathie auszuüben, zögern nicht zu sagen: Das beste Mittel für Epilepsie ist das und das.

Das ist ein Unsinn. Das heißt nicht, das Mittel dem Zustand des Patienten anzupassen, bevor er diese organischen Veränderungen mit fixen Symptomengruppen hatte, denn wenn Sie ein Mittel nach den pathologischen Zuständen verschreiben, dann ist es nicht auf den Kranken ausgerichtet von seinem Anfang an bis zum jetzigen Augenblick. Er braucht keine pathologischen Folgen zu haben, er muß nur Symptome haben. Der Patient kann selbst seine eigenen pathologischen Veränderungen heilen. Wenn Sie die primäre Unordnung beseitigen, wird der Körper gerettet sein. Wenn die Krankheitszustände nicht beseitigt werden können, dann wird der Kranke selbst gesund werden und seine pathologische Anatomie wird sich so verändern, daß sie seinen gesunden Status nicht behindert. Die fibrinösen Adhäsionen müssen nicht unbedingt vergehen; es wird ein Ruhezustand eintreten und sich so lange erhalten, wie es dem Kranken gutgeht.

Über Krebsmittel nachzudenken, ist Unsinn. Aber über Mittel für einen Patienten nachzudenken, der möglicherweise Krebs hat, ist richtig. Sie werden staunen, was sich für wundervolle Änderungen in diesem Zustand abspielen, wenn Mittel gegeben werden, die dem Zustand vor dem Krebsausbruch angezeigt waren. Krebs ist das Ergebnis einer Unordnung, die in Ordnung gebracht und geheilt werden muß. Wir verweilen bei diesem Thema, denn viele Paragraphen handeln von diesem Unterschied zwischen Symptomen und Krankheitsfolgen. Die echten Krankheitsempfindungen eines gesunden Organismus sind das, was wir zuerst in Erwägung ziehen müssen. Zunächst ist davon auszugehen, daß der Organismus gesund und in der Lage ist, seine Funktionen auszuführen. Dann kommen krankhafte Empfindungen in diesem gesunden Organismus auf den Arzt zu als Vorläufer des Todes einzelner Organe, bis es zum Tode des Ganzen kommt. Der Patient teilt dem Arzt seine Empfindungen mit: die Taubheit seiner Finger, das Prickeln in seiner Haut, die Magenschmerzen usw. in allen Teilen, deren er sich erinnert. Der gesunde Mensch denkt nicht an seine Körperteile. Er entleert seinen Stuhl ohne Schmerzen im Anus. Hat er Schmerzen oder blutet es, so wird er an diesen Körperteil erinnert. Entleert er seinen Urin ohne Mißempfindungen, so sagen wir, es sei normal, und er ist nicht behindert. Folgt aber Brennen und Schmerzen mit einschießenden Tenesmen, dann wird er darauf aufmerksam, und diese Empfindungen stellen die Symptome dar.

Ist der Patient wächsern und bleich, hat Papeln und Pusteln oder geschwollene, variköse Venen im roten Gesicht, rote Augen usw., so kann das der Arzt sehen und aufschreiben. Dann gibt es Dinge, die der Arzt nicht sehen kann und die ihm der Patient nicht erzählen kann, die von der Mutter, Schwester, Ehemann oder -frau dem Arzt in der Praxis erzählt werden sollten. Diese Symptome beinhalten das, was man wissen kann über die Krankheit, und sie sind das, was dem Arzt vor seinem Geist erscheint, wonach er sich sein Urteil bildet. Wenn alle guten Symptome gesammelt sind, muß der Arzt beim Studium des Falles die Dinge, die vor Jahren beobachtet wurden, von denen trennen, die heute beobachtet werden und vermerken, wie und warum sie sich verändert haben. Manchmal wurden sie durch Arzneien verändert, so daß das ganze System ein verändertes Bild ergibt.

Der Arzt muß die Änderungen der Reihe nach kennenlernen, von Anfang bis zu Ende. Welche Symptome repräsentierten diesen kranken Menschen vor zehn Jahren und welche repräsentieren ihn heute? Heute hat er vielleicht pathologisch-anatomische Veränderungen in seiner Lunge, Leber oder Nieren. Ein Arzt, der zwanzig Jahre lang in dieser Weise frühere und akute Zustände beobachtet hat, kann durch Anhören der Symptome die anatomischen Veränderungen praktisch lokalisieren. Er kann vorhersagen, wo sie erscheinen werden; weiß, wann sich Eiter in den Organen ansammelt, und er kann uns gut voraussagen, was im Organismus ablaufen wird. Ich würde mich mehr auf eine sorgfältige Beobachtung dieser Symptome verlassen als auf die geschriebenen Diagnosen der meisten Ärzte von Schwindsucht oder Organkrankheiten der Leber oder des Herzens. Die Symptome lügen nicht. Sie sind nicht aus Meinungen der Menschen entstanden, die den Körper abgeklopft und gequetscht haben, um herauszufinden, was darin vorgeht, was oft selbst den besten Diagnostiker verwirrt. Eine schwerwiegende Beobachtung der ärztlichen Praxen besagt, daß der Dollar der wichtigste Punkt in der medizinischen Praxis ist, wenn nach der Alten Schule praktiziert wird. Sonst gibt es da nichts zu bewundern oder in Ehren zu halten.

Es ist notwendige Voraussetzung für die Homöopathie, mit Symptomen vertraut zu werden und durch Studium der Symptomatologie das Fortschreiten der

Krankheit zu beurteilen. Zuschauer werden natürlich zum Patienten sagen: „Dieser Arzt kann nicht viel wissen. Er hat ja gar nicht körperlich untersucht.“ Es besteht auch kein Grund, nach Aufnahme der Symptome den Patienten nicht auch körperlich zu untersuchen, aber lassen Sie sich nicht davon abhalten, gründlich im Studium der Symptome ausgebildet zu werden, denn das wirkliche Studium der Krankheit besteht im Bedenken ihrer Symptome, und durch die kluge Beherrschung der Symptome wird man ein guter Verschreiber. Studieren Sie die physikalische Diagnose nach Herzenslust, aber wägen Sie sorgfältig ab, was Sie da entdecken, und vergleichen Sie es mit den Symptomen, um sicher zu sein, was die verschiedenen Symptome meinen. Sie können die Symptome eines Menschen nicht studieren, ohne sehr gut mit seinem Nervensystem vertraut zu sein. Die Anatomie der Nerven und des Gehirns sollten Sie genau kennen. Sie brauchen nicht jeden Nerv beim Namen auswendig zu wissen, sollten aber wissen, wo er liegt und welche Funktionen er hat, und dieses Studium sollten Sie Ihr Leben lang fortsetzen. Der Arzt sollte mit Anatomie und Physiologie vertraut sein, aber erst durch das Studieren der Symptomatologie erwirbt man ein Wissen in Physiologie, das man auf keine andere Art und Weise erwerben könnte. So nur gewinnt man Kenntnisse über die Tätigkeit und die Aufgaben der Arterien, Nerven und Muskeln, denn sie machen auf sich aufmerksam, wenn sie gestört sind. Durch Studium der beobachteten Pathogenese kann man viel über echte Pathologie lernen. Pathologische Anatomie liefert keine Basis für eine Verschreibung, aber echte Pathologie ist oft von größtem Nutzen, indem sie hilft, das Bild der Krankheit im Geist Gestalt annehmen zu lassen.

Kapitel 10

Materialismus in der Medizin

Mehrere Paragraphen, mit denen wir uns jetzt beschäftigen müssen, sind kaum mehr als eine Wiederholung von bereits besprochenen Themen. Bei der Behandlung vorhergehender Paragraphen habe ich auf diese Punkte schon vorgegriffen, weil sich das aus dem behandelten Text ergab. Ich will daher nur einen flüchtigen Blick darauf werden, bis wir zu etwas Neuem kommen.

Im § 13 sagt Hahnemann:

> „Daher ist Krankheit (die nicht der materiellen Chirurgie anheim fällt), wie von den Allöopathen geschieht, als ein vom lebenden Ganzen, vom Organism und der ihn belebenden Lebenskraft gesondertes, innerlich verborgenes, obgleich noch so fein materielles Ding gedacht, ein Unding, was bloß in materiellen Köpfen entstehen konnte und der bisherigen Medizin seit Jahrtausenden alle die verderblichen Richtungen gegeben hat, die sie zu einer wahren Unheilkunst schufen."

Der hier angedeutete materielle Begriff war der zur Zeit Hahnemanns vorherrschende, und der Materialismus nimmt immer noch zu. Es scheint der Mehrheit der Menschen heutzutage unmöglich, das wahrzunehmen. Wahrnehmen, das ist ein Sehen mit dem Verstand, scheint völlig verloren zu sein. Der Materialist weigert sich, irgend etwas zu glauben, das nicht Raum und Zeit unterworfen ist. Es muß gemessen und gewogen werden. Es muß Raum einnehmen, oder er kann es sich nicht vorstellen, und er wird uns versichern, daß es ohne diese

Eigenschaften nichts ist und nicht existiert. Für den Verstand des Materialisten ist alles, was darüber hinausgeht, erdichtet, Träumerei oder mysteriös. Deshalb halten sie in der materiellen Welt vergeblich nach Ursachen Ausschau. Sie werden nie ein stoffliches Ding finden, das in irgendeiner Weise irgend etwas verursacht. Es hat keine verursachende Kraft, keinen schöpferischen Einfluß, keine Antriebskraft. Nur Ursachen oder immaterielle Substanzen sind im Naturzustand in Bewegung und verursachen Bewegung in den Körpern, die von ihnen besetzt sind. Der Naturzustand für Ursubstanzen ist Kraft, Beweglichkeit, Aktivität. Der naturliche Zustand der Materie ist Ruhe, Stille, Schweigen. Sie hat aus sich keine Kraft, sich zu bewegen, außer, eine solche Substanz ergreift Besitz von ihr. Wie der Tote, dessen Gewebe still daliegen, hat sie keine Aktivität von sich aus. Erst die Lebenskraft dominiert den Stoff und belebt ihn.

Die beiden Welten, die der Bewegung, der Kraft und die der Trägheit, existieren in zusammen. Da ist eine Welt des Lebens und eine der toten Materie. Das Reich der Gedanken und das der Materie sind die Reiche der Ursache und der Wirkung. Ursachen sind unsichtbar, Auswirkungen sichtbar. Wir sehen die Bewegungen der materiellen Substanzen, aber der Mensch braucht nur noch zu überlegen, um zu erkennen, daß diese in materieller Form sichtbaren Bewegungen lediglich Wirkungen der Ursache sind, die in der Lebenskraft liegt und dem materiellen Auge unsichtbar, aber sichtbar dem geistigen Auge oder dem Verstand ist. Der Materialist kann die Idee nicht begreifen, kann nicht in dieser Weise denken. Wir haben die großartigste Bestätigung hierfür in den wundervollen Wirkungen unserer Potenzen in den verschiedenen Stufen, in denen sie auf den Menschen wirken, von den niedrigsten bist zu den höchsten. Im Laufe der Zeit werden Sie entdecken, daß in einer großen Zahl von chronischen Krankheiten unsere Antipsorika heilende oder andere Veränderungen im Körper bewirken, in fünf bis sieben verschiedenen Potenzen. Da haben Sie eine Demonstration der Stufen der Lebenskraft und ihrer Beziehung zu verschiedenen Ebenen im inneren Organismus.

> § 14. „Es giebt nichts krankhaftes Heilbares und nichts unsichtbar krankhaft verändertes Heilbares im Innern des Menschen, was sich nicht durch Krankheitszeichen und Symptome dem genau beobachtenden Arzte zu erkennen gäbe – ganz der unendlichen Güte des allweisen Lebenserhalters der Menschen gemäß."

Davon haben wir schon gesprochen. Jede heilbare Krankheit tut sich dem Arzt kund durch Zeichen und Symptome. Unheilbare Krankheiten haben wenig Zeichen und Symptome, und oft kennzeichnet deren Abwesenheit die Unheilbarkeit. Wenn wir einen Kranken schrittweise verfallen sehen, ohne irgendwelche Symptome, außer den gewöhnlichen pathognomonischen, können wir wissen, daß er unheilbar dem Tode entgegengeht.

Alle heilbaren Krankheiten haben deshalb Zeichen und Symptome, um sich bemerkbar zu machen. Ihr Sinn ist es, die Ordnungsstörung der Lebenskraft oder des inneren Menschen anzudeuten, damit der Arzt sie erkennen und ihr Wesen verstehen kann.

Während die Menschheit in Materialismus oder Ignoranz befangen ist, gleicht diese bildliche Darstellung der Saat, die auf steinigen Grund fällt. Es gibt niemand, der sie versteht, der ihren Sinn begreift. Die Bilder von Krankheit entstehen fortlaufend und warten nur auf einen Menschen, der intelligent genug ist, sie zu bemerken, zu verstehen und ihren Sinn zu übersetzen. Es ist dem Menschen möglich durch die Lehre der Homöopathie klug und einsichtig genug zu werden, um sich mit diesen Zeichen auszukennen.

In diesem Paragraphen sehen wir auch, daß Hahnemann die göttliche Vorsehung anerkennt. Es war eben diese Anerkennung der Vorsehung, die Hahnemann befähigte, sich führen zu lassen und endlich das Gesetz zu erkennen. Als seine kleinen Kinder dem Tode ausgeliefert wurden durch starke Arzneien, war sein erster Gedanke, daß die Vorsehung diese Kleinen nicht dafür gemacht haben könne, daß sie durch Arzneien umgebracht würden. Es schien ihm widersinnig, daß sie dieses miserable Zeug nehmen sollten. Und wenn Sie sehr alt werden sollten, werden Sie nur wenige Homöopathen kennenlernen, die die göttliche Vorsehung nicht anerkennen. Sie werden unter ihnen wissenschaftliche Fehler, Experimentierer, aber keine Prinzipienreiter, keinen Gedanken an Erfolg, Orden oder Nutzen finden.

Hahnemann war im wörtlichen Sinne nicht der Entdecker des Gesetzes, denn Hippokrates sagte, daß Krankheiten entweder von Gegensätzlichem oder von Ähnlichem geheilt werden könnten. Aber Hahnemann kam durch seine Versuche und strikte Befolgung der Ordnung zu seiner Entdeckung. Beim Nachlesen fand er Bestätigung der von ihm entdeckten Prinzipien, verfolgte diesen Weg weiter und wurde dabei in seiner Beobachtung bestärkt, bis er das Gesetz fand, das so einfach und doch so umfassend ist. Wenige werden beim ersten Lesen des Organons mehr finden als nur Worte, aber selbst die ältesten Praktiker der reinen Homöopathie finden darin nichts zu ändern, und je älter sie werden und je aktiver in ihrer Arbeit, desto mehr verlassen sie sich darauf, und desto mehr stimmen sie damit überein. Obwohl ich schon viele Jahre Organon lehre, so finde ich doch jedesmal einige neue Gedanken in Übereinstimmung mit der Gesamtlehre. Ständiges Studium läßt uns tiefer und tiefer in das Organon eindringen, denn es ist wahr.

Im §15 klingt ein anderer Gedanke an, der weiterhin die Einheit des Prinzips zeigt, mit dem wir uns in den letzten Lektionen so viel befaßt haben. Alles, was von einem Zentrum ausgeht, muß in Zusammenhang mit diesem Zentrum erwogen werden. Im gesunden Zustand ist der Mensch nur das Ergebnis der normalen Aktivität einer Einheit, und er muß als Einheit betrachtet werden. Mit anderen Worten beruht seine gesunde Lebenskraft auf der Aktivität eines Zentrums. Andererseits bleibt er, wenn er krank wird, in seinem gestörten, kranken Zustand auch eine Einheit und muß im Ganzen betrachtet werden. Es darf nicht so aufgefaßt werden, als ob seine physischen Aktivitäten seine krankhaften Reaktionen erzeugten, vielmehr beherrschen ihn diese so stark, daß er in einen krankhaften Zustand gerät. Das wird wiederum illustriert, wenn ein Mensch unter Arzneimittelwirkung steht (wenn ihn ein Mittel an Stelle einer Krankheit beherrscht), dann erkennen wir einen krankhaften Zustand, aber es ist immer noch eine Einheit der Aktion.

Drei Themen bilden beim Studium eine Einheit: Das Studium des Menschen in seinem Normalzustand, das Studium des Menschen in seinem kranken Zustand durch natürliche Störung und das Studium des Menschen im kranken Zustand durch künstliche Störung. Jedes Mittel muß zunächst als Einheit studiert werden, und dann können diese Einheiten verglichen werden. Es wäre ein Fehler, die Bilder in einer vergleichenden Materia Medica zu vermischen, ehe man eine vollständige Kenntnis der Einheiten erworben hat. Das habe ich bei meinen früheren Kursen herausgefunden. Ich habe viel vergleichende Materia Medica vorgetragen, in der Annahme, damit einen klugen Weg zu verfolgen, habe dann aber diesen Plan verworfen und studiere jetzt jedes Mittel als Ganzes, wie ich auch empfehle, jede Krankheit als Einheit zu studieren. Wenn ein Mittel ganz beherrscht wird oder eine Krankheit ganz verstanden wird, dann sind Sie in der Lage zu vergleichen. Denken Sie zuerst an Masern als Masern, an Keuchhusten als Keuchhusten und, wenn Sie zu den chronischen Krankheiten kommen, ermitteln Sie alles, was über Syphilis beobachtet wurde und alle Symptome, die von der Sykose bekannt sind, und alle jene der Psora. Dann sind Sie gerüstet, in das Studium der Materia Medica einzutreten und die Beziehung einiger Mittel zu den akuten Miasmen und anderer zu den chronischen Miasmen zu erkennen. Sie werden im Einzelnen das Bild der Masern in einigen Mitteln, das des Keuchhustens in einigen anderen, wiedererkennen. Ebenso zu Syphilis, Sykose und Psora usw. Dann sind Sie bereit, zu dem vorzudringen, was man Individualisieren nennt, denn das waren die Häufigsten, und von diesen können wir ins Einzelne und damit zu den Vergleichen gehen. Das ist die klassische Vorgehensweise, und der Arzt, der sie befolgt, wird klug und weise und kann die Materia Medica mit erstaunlicher Treffsicherheit handhaben. Das war die Methode von Hahnemann.

Kapitel 11

Der gesunde Zustand, wie Krankheit entsteht, wie geheilt wird

Nur auf der dynamischen Ebene kann Krankheit und Heilung erfolgen.

> § 16. „Von schädlichen Einwirkungen auf den gesunden Organism durch die feindlichen Potenzen, welche das harmonische Lebensspiel von der Außenwelt her stören, kann unsere Lebenskraft als geistartige Dynamis nicht anders, denn auf geistartige (dynamische) Weise, ergriffen und afficiert werden, und alle solchen krankhaften Verstimmungen (die Krankheiten) können auch durch den Heilkünstler nicht von ihr entfernt werden, als ebenfalls durch geistartige (dynamische, virtuelle) Umstimmungs-Kräfte der dienlichen Arzneien auf unsere geistartige Lebenskraft, von ihr durch den im Organism allgegenwärtigen Fühlsinn der Nerven percipiert, sodaß Heil-Arzneien, nur durch dynamische Wirkung auf sie, Gesundheit und Lebens-Harmonie wiederherstellen können wirklich herstellen, nachdem die unsern Sinnen merkbaren Veränderungen in dem Befinden des Kranken (der Symptomen-Inbegriff) dem aufmerksam beobachtenden und forschenden Heilkünstler die Krankheit so vollkommen dargestellt hatten, als er es, um sie heilen zu können, bedurfte."

§ 16 behandelt drei Themen.

1. den Zustand der Gesundheit oder die normalen Aktivitäten des Körpers.
2. wie diese Gesundheit zur Krankheit wird oder in Unordnung gerät, und
3. wie dieser Zustand von Unordnung in Gesundheit zurückgeführt werden kann.

Wenn wir einen Mann in vollständiger Gesundheit

antreffen würden, könnten wir ihn Schocks, Verwundungen, schädlichen Dingen in seiner Umgebung, aussetzten; das würde er überstehen, oder sie würden ihn verlassen, ohne daß sie in ihm irgendeine Störung hinterließen. Er könnte kurze Zeit unter Schockwirkung stehen, wenn danach überhaupt eine Reaktion einträte, dann würde sie kein Miasma auslösen. Er bekäme davon weder eine akute noch chronische Krankheit. Er könnte von einer Krankheit nur befallen werden, wenn immaterielle Substanz ihn auf einer Ebene beeinflussen würde, die seiner Empfänglichkeit entspräche. Das wäre dann die Auswirkung einer Kraft, die fähig wäre, von seinem Allerinnersten in sein Äußeres herein zu wirken und dort erkennbare Symptome zu etablieren. Wenn nur das Äußere des Menschen beeinflußt wird, ist seine Lebenskraft nur vorübergehend gestört. Dabei wird aber keine dauerhafte Unordnung (nicht einmal eine begrenzte) erzeugt, die den Weg vom Beginn über eine Entwicklung bis zum Abklingen geht, wie bei einem Miasma.

Was die Gewebe des Menschen oder seine körperlichen Funktionen auch immer schwächt; es wirkt nur vorübergehend und ist nicht in der Lage, eine wirkliche Krankheit zu erzeugen. Nehmen wir z. B. die rohen Drogen, die als Arzneimittel verwendet werden. Sie können dem Kranken die rohen, unpotenzierten Mittel zum Abführen oder Erbrechen geben, er wird den Schock überstehen und zu seinem vorherigen Zustand zurückkehren. Nur nach dem heftigsten und langdauernsten Gebrauch von Tinkturen kann man bei ihm eine Arzneikrankheit erzeugen, und auch diese ist ziemlich oberflächlich, im Gegensatz zu einem natürlichen Krankheitszustand. Ständiger Gebrauch von Kalium bromatum wird vorübergehende Wirkung haben, aber das Mittel geht nicht bis in die Tiefe, wirkt nur in den Geweben und erzeugt eine grobe Krankheitsform, die nicht von miasmatischem Charakter ist. Nehmen wir z. B. die stärkeren Gifte. Viele von ihnen können in roher Form in den Magen genommen werden, ohne auf die Lebenskraft großen Eindruck zu machen. Je aktiver und virulenter, je konzentrierter das Gift, umso spärlicher wird das zu erhebende Symptomenbild sein. Windpockenkrusten kann man essen, und sie werden verdaut und kaum Beschwerden machen. Atmet man jedoch die Atmosphäre, die die Aura der Pocken enthält, auf einer Ebene, die der Empfänglichkeit des Patienten entspricht ein, dann wird er die Krankheit mit Prodromalstadium, Entwicklungs- und Abklingphase bekommen, was uns zeigt, daß der wahre Grund seiner Natur getroffen wurde. Dieser Angriff trifft den unsichtbaren Kern des Menschen, seine unsichtbare, immaterielle Substanz und wirkt von innen heraus und macht im Bereich der Gewebe die Hautveränderungen.

Hahnemann versichert in diesem Paragraphen, daß sich nichts außer in Form einer geistartigen Wesenheit dem Organismus so einprägen kann, daß es ihn in eine akute oder chronische Krankheit treibt. Keine Krankheit kann in den Körper durch seine äußeren Teile eindringen, sie kann dort nur in ihrer unsichtbaren Form wirken. Alle den Menschen bekannten Krankheiten bestehen aus feinstofflicher Lebenskraft, einem unsichtbaren Etwas, das nicht durch Chemie oder Mikroskop und auch sonst nie in der materiellen Welt nachgewiesen werden kann. Die Krankheitsursachen sind bekannt, aber nur durch ihre Auswirkungen. Sie sind nicht durch Erforschung mit den physischen Sinnen zu erfassen, außer durch ihre Auswirkungen; alles, was man sehen, fühlen, beobachten oder mit dem Mikroskop erfassen kann, ist äußerlich und Auswirkung. Nur durch Verstehen, durch Überdenken vom Anfang bis zum Ende und zurück, können wir erkennen, daß die Krankheitsursachen unsichtbar sind.

Der Körper kann affiziert werden, Gewebe können befallen werden und Äußeres kann durch Äußeres angegriffen werden. Die Dinge dieser Welt können sich an anderen Dingen reiben, und sie können sich gegenseitig zerstören. Äußere Teile können äußere Teile zerstören. Aber so etwas wie Krankheit kann niemals in äußeren Teilen entstehen, außer durch dynamische Veränderungen.

Keine Einwirkung, die ein Akt äußerer Teile ist, kann heilend auf den menschlichen Organismus wirken oder das innerste Lebensprinzip in Ordnung bringen. Ordnungsstörungen der Lebenskraft können nur durch etwas, das der Lebenskraft qualitativ entspricht, harmonisiert werden. Wir brauchen keine Ähnlichkeit der Quantitäten in Maß und Gewicht, sondern die Ähnlichkeit in der Qualität, in der Kraft und im Plan, sind das, wonach wir suchen müssen.

Arzneien können deshalb die hohen und inneren Ebenen des physischen Körpers nur beeinflussen, wenn sie auf die Ebene der qualitativen Ähnlichkeit erhoben werden, Der Mensch, der in den höchsten Potenzen Sulphur braucht, kann viel Schwefel schlucken um abzuführen, kann ihn in seine Haut einreiben oder in seine Strümpfe schütten, er kann auch Schwefelbäder nehmen, ohne je eine Krankheit zu beeinflussen. In dieser Form entspricht das Mittel der Krankheit nicht. Es beeinflußt ihn nicht auf der Ebene in der er krank ist, und deshalb kann er die Ursache nicht beeinflussen und über die Peripherie nichts erreichen. So geht es mit allen unpotenzierten Arzneien, sie können nicht heilen. Manchmal sehen wir, daß die peripheren Auswirkungen der Krankheit, die auf der physischen Ebene lokalisiert sind, vorübergehend durch tiefe Potenzen und unpotenzierte Mittel behoben werden, aber hier werden nur die äußerlichen und materiellen Teile von der Behandlung erreicht, und das ist keine Dauerheilung, weil die innersten Zentren nicht erreicht werden. In akuten Krankheiten können rohe Arzneien manchmal auch ihr Ziel erreichen, denn nur die äußeren Teile sind befallen, und das Innerste hat bei akuten Krankheiten die Tendenz, sich von allein zurückzuziehen. Wenn sein Leben nur geschont werden kann, bis die Krankheit ihren Lauf genommen hat, dann wird der Kranke danach wieder gesunden. Von den chronischen Krankheiten wird so jedoch nur die periphere Symptomatik erreicht, die nur vorübergehend gemildert wird, oder sie wird unterdrückt durch die grobe Form der Arznei.

Ich blicke auf die Zeit zurück, da mein Geist bezüglich dieser Frage noch benebelt war, und wenn ich hier davon spreche, dann mag das für Sie nützlich sein. Ich erinnere mich, daß es für mich wie ein Geheimnis erschien, als ich bei Hahnemann las, daß potenzierte Arzneien den Kranken heilen können. Ich wußte noch nicht, was ich in dieser Richtung glauben konnte. Ich fing an, mit tiefen Potenzen und mit Urtinkturen zu praktizieren, in der Annahme, damit das Gesetz zu befolgen; aber mit diesen Mitteln konnte ich nur oberflächliche Beschwerden heilen. Meine Arbeit war noch höchst unbefriedigend, aber immerhin war sie besser als die alten Dinge. Ich arbeitete milder als mit Purgieren, Emittieren usw. Zunächst blieb ich bei meiner Meinung und glaubte an mein Wissen, wie das wohl jeder tat.

Später beschloß ich die C 30 zu probieren, um zu sehen, ob darin noch Medizin sei und stellte eigenhändig eine C 30 von Podophyllum her mit Wasser, in der Weise, wie Hahnemann es angibt, nachdem man mir gesagt hatte, daß Wasser ebenso gut wie Alkohol sei, und daß es nur auf die Verdünnung ankomme. Das war während einer Durchfallepidemie, die nach Podophyllum aussah. Ich hatte aber nicht den Mut, die C 30 zu geben und verschrieb weiter meine konzentrierten Arzneien. Eines Tages wurde ein Kind auf dem Arm seiner Mutter in meine Sprechstunde gebracht. Sie brachte es mit großer Eile, und es sah so aus, als habe es nicht mehr lange zu leben. Es war ein Säugling, und während er in ihrem Arm lag, lief ein dünner, gelblicher fäkaler Stuhl auf meinen Teppich. Der Geruch kam mir vor wie das, was ich über den Geruch des Podophyllum-Stuhles gelesen hatte, er roch schrecklich übel, und der Stuhl war so reichlich, daß die Mutter sich fragte, wo das alles herkomme. Ich sagte mir, daß ich an so einem Fall Hahnemanns C 30 testen müsse. So richtete ich eine *Podophyllum* C 30 her, gab sie dem Kind auf die Zunge, sandte die Mutter nach Hause und fürchtete, das Kind würde bald sterben, da es sehr krank war. Sein Gesicht war leichenartig abgezehrt und verzerrt, und es verbreitete einen schrecklichen Gestank. Am nächsten Morgen kam ich bei meiner Besuchstour an dem Haus vorbei. Ich hatte Trauerflor an der Tür erwartet, traute mich nicht zu klingeln, war sehr beunruhigt und fuhr vorbei. Aber es war kein Trauerflor an der Tür. Auf dem Heimweg kam ich wieder vorbei, obwohl es ein ziemlicher Umweg war. Aber es war immer noch kein Flor an der Tür. Aber in der Einfahrt stand die Großmutter und sagte: „Doktor, dem Baby geht es heute gut!“ Da fühlte ich mich erleichtert und wußte, daß ich es nicht getötet hatte. Vielleicht werden einige von Ihnen das nachempfinden können.

Das kleine Kind brauchte keine weitere Medizin. Ich hatte dann noch eine Reihe Podophyllum-Fälle, und die C 30 tat ihre Wirkung, zu meiner Verwunderung. Es war ganz anders als alles, was ich bisher erlebt hatte. Die Wirkungen waren unverzüglich, es schien, als wäre nach der ersten Dosis kein Stuhl mehr da. Ich gab nicht immer Einzeldosen. Ich benutzte diese C 30 während der ganzen Saison und beschloß dann, wenn Podophyllum C 30 gut war, dann müßten andere C 30er es auch sein, und ich sollte so viele wie möglich davon haben. Ich ging an die Arbeit und hatte schließlich 136 Mittel zur C 30 und einige zur C 200 von Hand potenziert. Dann beschaffte ich mir einen Satz von C 200 und höher und behandelte damit. Ich blieb bei dieser Methode, und in wenigen Jahren entdeckte ich, daß die Mittel in den immer höheren Potenzen immer stärker und innerlicher wirkten.

Ich fand heraus, daß sich chronische Fälle, die von mäßig hohen Potenzen nur für einige Wochen Besserung zeigten, nach der Gabe höherer Potenzen sich weiter besserten, und auf diese Weise konnte der gleiche Patient von Potenz zu Potenz weitergeführt werden. Wenn ich Ihnen Gespräche, die ich von Zeit zu Zeit mit einem Patienten hatte, wiedergebe, werden Sie besser verstehen, was ich meine. Vor etwa fünfzehn Jahren sah ich den Patienten zum ersten Mal, als er hängeschultrig hereinkam und einen ziemlich schwindsüchtigen Eindruck machte. Es fand sich ein katarrhalischer Zustand der Brust, und es sah so aus, als würde er in einer Lungen-TBC enden. Aufgrund seiner Symptome erhielt er Sulphur 6.000. Das gab eine heftige Verschlimmerung. Alle Symptome wurden stärker, und er kam zurück und sagte, die Arznei habe ihn krank gemacht. Ich hatte Erfahrung mit der Verschlimmerung nach solchem Mittel und gab ihm Zucker. Am Ende der folgenden Woche kam er wieder und berichtete, daß es ihm besser gehe, viel besser, so daß er nichts mehr von dem ersten Mittel haben möchte. Aber er wolle mehr von dem letzten, das ihm so gut getan habe. So gab ich ihm weiter die Arznei, die ihm so gefiel, für zirka 6–7 Wochen. Eines Tages kam er wieder und erklärte, er wolle die letzte Medizin nicht mehr, sondern die Medizin, die ihm so gut geholfen habe. Damit wußte ich genug, um ihm eine neue Gabe Sulphur zu geben. Am nächsten oder übernächsten Tag kam er hereingestürzt und sage: „Sie junger Schuft, Sie haben mir wieder diese Medizin gegeben, die mich als erstes so krank gemacht hatte!“ Er bekam wieder Zucker und lief damit gute 5 Wochen oder länger. Dann kam er wieder und sage: „Ich glaube nun, daß Sie mich nicht verstehen, denn nun kommen alle meine alten Symptome wieder. Ich finde, Sie sollten meinen Fall nochmal neu durchdenken.“ So ging ich alles noch einmal durch und gab ihm eine Gabe Sulphur 6.000. Danach berichtete er: „Nun, ich fühle mich gar nicht besser; es ist alles beim alten.“ Diesmal wurde er nicht aufgerührt, wie Sie sehen können. Ich wartete noch etwas ab, sah aber keine Besserung von der letzten Gabe. Alle Symptome, die nach Sulphur verlangten, waren noch da. Sollte ich ihm nun reinen Schwefel geben? Ich kann kein Mittel geben, das nicht angezeigt ist. Die Erfahrung der alten sagt: Gehe höher! Ich gab ihm Sulphur 55.000, und nach wenigen Tagen kam er zu mir und sagte: „Du Lump hast mir wieder die erste Arznei gegeben. Ich will das Zeug nicht!“ Schließlich konnte ich ihn beruhigen, gab ihm etwas Zucker und versicherte ihm, daß es ihm in wenigen Tagen besser gehen werde. Und es lief 6 oder 7 Wochen mit deutlicher Besserung. Nach einiger Zeit erklärte ich ihm, daß wenn ein Mittel nicht wirkte, ich ihm etwas geben müsse, um ihn aufzurütteln. Natürlich sagte ich nichts vom Zucker!

Wenn Sie gelernt haben, was Ihre Mittel vermögen, ist es gut dem Patienten zu sagen: „Seien Sie nicht ängstlich oder verwundert, wenn dies und das geschieht." Sonst sind sie beunruhigt und gehen vielleicht zu einem anderen Arzt. Die Sulphur 55.000 besserte diesen Patienten mit ein paar Gaben in großen Abständen und schließlich halfen sie ihm nicht mehr. Danach bekam er die 100.000, die wirkte gerade, wie es die anderen Potenzen getan hatten, und schließlich gingen wir zur Million, die genau wie die 100.000 wirkte, und durch diese Potenz wurde seine Gesundheit wiederhergestellt. Wenn Sie so etwas erleben, dann haben Sie eine Bestätigung der Lehre vom Grundgesetz der Homöopathie, einfache Erfahrung führt nicht so weit, aber Gesetze, die nachträglich durch Erfahrung bestätigt werden. Hat man einen Patienten durch eine Reihe von Potenzen hindurchgeführt, wird er oft refraktär sein für dieses Mittel in niederen Potenzen oder in der Tinktur, wenn er nicht mit übertriebenen Dosen behandelt und dann damit vergiftet wurde.

Die dritte Aussage in diesem Paragraphen ist, daß Arzneien nicht heilen oder in irgendeiner Weise den Körper in Ordnung bringen und Krankheiten abwenden können, wenn sie nicht potenziert werden bis zu der Ebene, auf der der Mensch krank ist. Solche, die auf einer mittleren Ebene krank sind, sind krank von dieser Ebene bis ganz nach außen. Wer von innen heraus krank ist, ist es von dort bis zum Äußeren. Sitzt die Disharmonie zutiefst in der physischen Ebene, dann handelt es sich um eine chronische Krankheit, das heißt, alles in ihm ist krank, und hier gibt es keine Heilungstendenz ohne ein schrittweises Vorgehen. So ist das bei der Psora, Syphilis und Sykose.

Die Ernährung spielt sich auf der äußeren Ebene ab, das heißt im Gewebe. Assimilation erfolgt im Gewebe; unpotenzierte Arzneien wirken im niedrigsten Bereich, in dem der Gewebe. Sie können nur hier stören, und die Disharmonien beziehen sich auf die niederste, äußere Ebene. Natürlich leidet der ganze Organismus, wenn die äußeren Gewebe gestört sind, und der Körper ist kein gutes Instrument mehr für die Kräfte aus dem Inneren. Eine echte Krankheit mit Prodromalstadium, Fortschreiten und Abklingen oder Fortbestehen, kann dem Organismus nicht eingeprägt werden, wenn sie nicht dynamischen Ursprungs ist, und deshalb kann der Mensch nicht geheilt werden, wenn er keine Arzneien bekommt, die bis zur Qualität und Natur der Krankheitsursache verdünnt worden sind. Krankheitsursache und das heilende Mittel müssen in ihrer Natur ähnlich sein. Ungleiche Ursachen können keine gleiche Wirkung haben. Wir können zu ähnlichen Ursachen kommen durch das Studium ähnlicher Wirkungen. Finden wir bei einem Fall eine bestimmte Gruppe von Symptomen und sehen, daß ähnliche Symptome von einem Arzneimittel hervorgerufen werden, dann können wir annehmen, daß die Qualitäten beider einander ähnlich sind. Die Ursachen müssen ähnlich sein, wenn die Wirkungen in Wesen und Qualität ähnlich sind. Tritt der Arzt an das Krankenbett, fragt er sich: „Kenne ich ein Arzneimittel, das, an einem gesunden Menschen, diesem hier ähnliche Symptome erzeugt hat?“ Er muß die Symptome beurteilen, er muß ein Künstler sein in der Verschreibung und zur Wahrnehmung von feinen Unterschieden und Ähnlichkeiten fähig sein.

Kapitel 12

Beseitigung der Totalität der Symptome heißt die Ursache beseitigen

> § 17. „Da nun in der Heilung durch Hinwegnahme des ganzen Inbegriffs der wahrnehmbaren Zeichen und Zufälle der Krankheit zugleich die ihr zum Grunde liegende, innere Veränderung der Lebenskraft – also jedesmal das Total der Krankheit – gehoben wird, so folgt, daß der Heilkünstler bloß den Inbegriff der Symptome hinweg zu nehmen hat, um mit ihm zugleich die innere Veränderung, das ist, die krankhafte Verstimmung der Lebenskraft, also das Total der Krankheit, *die Krankheit selbst,* aufzuheben und zu vernichten. Die vernichtete Krankheit aber ist hergestellte Gesundheit, das höchste und einzige Ziel des Arztes, der die Bedeutung seines Berufes kennt, welche nicht im gelehrt klingenden Schwatzen sondern im Helfen besteht."

Der Sinn dieses Paragraphen ist, daß die Beseitigung der Totalität der Symptome tatsächlich die Beseitigung der Ursache bedeutet. Es kann unbekannt sein, daß sich Ursachen bis in ihre Wirkungen fortsetzen (das heißt, daß Ursachen zu den Endzuständen weiterführen), aber es ist wahr, daß alle Auswirkungen weitgehend die Ursachen der Anfänge enthalten, und da die Ursachen die Wirkungen auslösen, die Dinge der Wirkung also die Ursachen andeuten, wird die Beseitigung aller Symptome jeden klar denkenden Menschen davon überzeugen, daß die Ursache weggenommen wurde. Danach werden Sie einsehen, daß, wenn sich eine große Zahl von Symptomen in einem kranken Ovar manifestiert und dieses Ovar entfernt wurde, die Ursache dieser Symptome noch nicht beseitigt worden ist und sich nun in einem anderen Teil des Körpers, zum Beispiel dem anderen Ovar oder einem anderen schwachen Körperteil manifestieren wird.

Es ist eine schwerwiegende Sache, ein Organ zu entfernen, durch welches sich eine Krankheit manifestiert. Sind zwei oder mehr solcher pathologischer Prozesse im Körper verteilt, und der eine Herd wird entfernt, dann werden die anderen sogleich schlimmer werden. Ist zum Beispiel eine Veränderung im Kniegelenk, und der Chirurg entfernt das Knie, während zugleich eine ähnliche Veränderung in der Niere oder Leber ist, die nicht operiert werden können, dann werden diese sofort exazerbieren und zusammenbrechen, sobald das Knie entfernt wurde. In gleicher Weise finden wir bei Lungentuberkulose, daß diese in verhältnismäßiger Ruhe bleiben wird, solange eine Analfistel absondert. Kommt aber ein Allopath daher und verschließt dieses Ventil, so kommt es gleich zur Exazerbation mit Infiltration der Lunge und bringt den Patienten zu einem frühen Tod. In vielen Fällen sind die Krankheitsauswirkungen erforderlich. Manchmal sind dies tuberkulöse Prozesse, die die letzten Auswirkungen oder Folgen von Ursachen sind und zeitweise die Anfänge für Prozesse ähnlicher Art enthalten. Sie sind selbst keine Anfänge, enthalten jedoch Ursachen. Wenn die Ursachen nicht vom Anfang bis zum Ende entfernt wurden, kann sich die Krankheit selbst reproduzieren. Dies schließt die erste Voraussetzung von Hahnemann für die Heilung der Krankheit ein, die

die dauernde Beseitigung der Totalität der Symptome bedeutet, indem man die Ursache entfernt, Unordnung in Harmonie verwandelt und dadurch die Folgen der Krankheit beseitigt. Die Totalität kann nicht beseitigt werden, ohne die Ursachen zu beseitigen.

> „Die vernichtete Krankheit aber ist hergestellte Gesundheit, das höchste und einzige Ziel des Arztes, der die Bedeutung seines Berufes kennt, welche nicht in gelehrt klingendem Schwatzen, sondern im Helfen besteht." (§ 17.)

Hahnemann warnt vor dogmatischem Geschwätz über nichtige Theorien der Leute. Es war zu seiner Zeit üblich, Unwissenheit mit Fachausdrücken zu verbrämen; man versuchte, durch die Fachausdrücke klug zu erscheinen. So geschieht es noch heutigen Tages. Ich höre die Ärzte in Fachausdrücken zu einfältigen Leuten reden. Kluge Leute brauchen solche Ausdrücke selten. Man kann mit nichts auf dieser Welt das Verständnis so gut vernebeln wie mit Fachausdrücken, sie sind verkrampft und bedeutungslos. Die Lehren der Homöopathie sollten nicht mit Fachausdrücken vernebelt werden, sondern sollten in der einfachsten Sprache erwogen und ausgesprochen werden. Sprechen Sie vom Organon und seinen Lehren, reden sie gut Deutsch in der einfachsten Form. Ein Fachausdruck kann bisweilen einen ganzen Satz bedeuten, kann aber auch vielerlei verschiedene Dinge meinen. Fachausdrücke sind oft die Sündenböcke, auf die wir die Sünden unserer Unwissenheit laden.

Die „Totalität der Symptome" bedeutet sehr viel. Sie ist ein wunderschönes, aber weitreichendes Ding, man kann sie als die ganze Essenz der Krankheit ansehen, sie ist alles, was sichtbar ist und was die Krankheit in der Welt widerspiegelt, sie sehen, fühlen und äußerlich verstehen läßt. Sie ist alles, was es dem Arzt ermöglicht, zwischen Krankheiten und Arzneimitteln zu individualisieren. Die gesamte Darstellung einer Krankheit ist die Totalität der Symptome und ebenso die vollständige Darstellung des Arzneimittels. Das meint nicht die kleinen, selbständigen Symptome, sondern will uns jene zum Bewußtsein bringen, die die Essenz der Krankheit bedeuten. Viele kleine, beiläufige Symptome können wir ohne Schaden beiseite lassen, aber das Wesen, das Charakteristische, das Bild muß da sein, weil es für den Arzt als einziger Hinweis auf das zu wählende Mittel wichtig ist. Es stimmt, daß die alten Verordner die Totalität schon erkennen, wenn sie nur einen kleinen Teil davon haben. Solche Verschreibungen gehen jedoch oft daneben, denn wenn nachher das Fehlende erscheint, sieht der Arzt erst, daß er nur für den Teilaspekt verschrieben hatte, wie er sich ihm dargestellt hat. Sie werden mit einem alten Freund gut vertraut und erkennen ihn schon, wenn Sie ihn nur teilweise sehen oder am Gang oder an der Stimme. Mit Fremden gelingt das nicht. Fremde muß man kritisch beobachten und genau ansehen. Es dauert lange, bis man die Denkweise eines Fremden erkennt, bis man herausfindet, wie er seinen Geschäften nachgeht, ob er heiter ist oder nicht, bis man seinen Charakter und den ganzen Mann kennt. So geht es mit der Totalität der Symptome, denn bis zu einem gewissen Grad ist jede Krankheit eine neue Krankheit. Hat der Patient nichts zu verbergen, wird er seine Symptome freudig schildern. Hat er aber etwas zu verbergen, wird es ein schweres Stück Arbeit sein, die Totalität der Symptome zu bekommen. Aber wir müssen diese Totalität der Symptome bekommen, denn es gibt keinen anderen Weg, die Natur des Mittels, das er braucht, in Erfahrung zu bringen, wie es in § 18 heißt:

> „Von dieser, nicht zu bezweifelnden Wahrheit, daß außer der Gesamtheit der Symptome an Krankheiten auf keine Weise etwas auszufinden ist, wodurch sie ihr Hülfe-Bedürfnis ausdrücken könnten, geht unwidersprechlich hervor, daß bloß der Inbegriff aller, in jedem einzelnen Krankheitsfalle, wahrgenommenen Symptome die *einzige* Indikation , die einzige Hinweisung auf ein zu wählendes Heilmittel seyn kann."

Es genügt aber noch nicht, die Totalität im großen Ganzen zu erwägen. Neben der Betrachtung all dieser Symptome im Ganzen, muß jedes einzelne von ihnen extra erwogen werden. Jedes Symptom muß geprüft werden, um zu sehen, welche Beziehung es zu und welche Stellung es innerhalb dieser Totalität hat, um seinen Wert zu erkennen, ob es ein allgemeines, ein lokales oder ein besonderes, charakteristisches Symptom ist. Wir werden das später betrachten.

> § 19. „Indem nun die Krankheiten nichts als *Befindensveränderungen des Gesunden* sind, die sich durch Krankheitszeichen ausdrücken, und die *Heilung* ebenfalls nur durch *Befindensänderungen des Kranken zum gesunden Zustande* möglich ist, so sieht man leicht, daß die *Arzneien* auf keine Weise Krankheiten würden heilen können, wenn sie nicht die Kraft besäßen, das auf Gefühlen und Thätigkeiten beruhende Menschenbefin-

> den umzustimmen, ja, daß *einzig* auf dieser ihrer Kraft, Menschenbefinden umzuändern, ihre Heilkraft beruhen müsse."

Hier wird ausgesagt, daß die Medizin imstande sein muß, Veränderungen im Organismus hervorzurufen, sonst kann sie die Ordnung nicht wiederherstellen. Ist die Arznei zu hoch, um eine Störung in einem unregelmäßig gesteuerten Organismus zu bewirken, dann wird sie auch zu hoch sein, um eine Heilung in diesem Körper anzuregen. Die Potenz muß mit dem Grad der Empfänglichkeit übereinstimmen, die nach dieser Medizin verlangt. Die Empfänglichkeit schließt einen weiten Bereich von Potenzen ein, von der C 30 bis zur C 100.000. Es gibt daher nur selten einen Fehlgriff in der Praxis. Selten ist die Potenz zu hoch, doch wird sie sicher oft höher gewählt als nötig. Kein Mittel kann heilend wirken, ohne die Fähigkeit, Veränderungen anzuregen, und durch die Arzneimittelprüfungen wissen wir, daß es das kann. Aber bei den Prüfungen wird das Mittel in größeren Mengen oder in seiner Qualität reduziert gegeben, entsprechend der Urteilsfähigkeit des Probanden. Die rohen Substanzen bewirken oft wenig und manchmal keine Veränderungen, während die höheren Potenzen krank machen, entsprechend dem Grad der Empfänglichkeit. Manche Prüfer sind empfindlich gegen die höheren, aber gar nicht für die tiefen Potenzen. Es gibt Patienten, die keineswegs auf einen einzelnen Tropfen von Coffea-Tinktur ansprechen, die aber hochgradig auf die höheren Potenzen von Coffea reagieren. Solche Leute sind jedoch oft krank gemacht durch große Mengen von

Kaffee. Rohes Lycopodium hat keine Wirkung auf die meisten Menschen, aber in potenzierter Form wird es, wenn man es konsequent verreibt, fast bei jedem wirken. Die ordnende Wirkung, die Arzneien auf Kranke haben, kann man am besten beobachten, wenn man sie auf gesunde Menschen wirken läßt, was man Arzneimittelprüfungen nennt.

Sie können aufgrund der Art wie die modernen Firmen uns ihre Arzneien vorstellen vielleicht meinen, daß sie mit großer Anstrengung ihres Willens und durch viel Nachdenken sich ausgedacht haben, was diese Mittel an dem Menschen leisten. Um mich über den Zustand der Medizin von heute zu orientieren, höre ich geduldig den Werbetrommlern einiger New Yorker Häuser zu, sie erzählen ihre Sprüchlein, erzählen, was diese wundervollen Komplexe tun werden, wieviele Krankheiten sie heilen werden, und dann frage ich sie, wie sie das herausgefunden hätten. „Oh, die Ärzte sagen es. Hier sind ihre Zeugnisse." Aber wie finden sie das heraus? „Sie wenden sie an."

Aber diese Mittel sind nicht geprüft worden, und ihre Anwendung entspricht nicht dem, was die Homöopathen über die Wirkungen und Heilungsmöglichkeiten dieser Arzneien wissen. Wenn Sie in eine freundliche Apotheke gehen und mit dem Apotheker reden, dann werden Sie dort alle die Arzneien finden, die von den Modeärzten der Nachbarschaft verschrieben werden. Gehen Sie ein halbes Jahr später wieder in diese Apotheke, dann werden Sie nicht eine von den Arzneien, die sie beim letzten Besuch gesehen haben, sondern einen neuen Satz, entsprechend der Reiseroute des letzten Vertreters, der seine wundervollen Spezialitäten angepriesen hat, vorfinden. Denken Sie aber nicht, daß ich lediglich von der Alten Schule spreche, denn ein großer Prozentsatz dieser Verschreiber sind professionelle Homöopathen, und das ist genauso wenig Homöopathie wie alles, was sie sonst noch tun. Die meisten Homöopathen machen solche Sachen und versuchen, eine homöopathische Praxis auf allopathischem Grund aufzubauen. Sie versuchen, modisch zu sein, und wechseln ihre Verschreibungen wie die Damen die Hüte mit der Jahreszeit.

Im § 20 sagt Hahnemann:

> „Diese im innern Wesen der Arzneien verborgene, geistartige Kraft, Menschenbefinden umzuändern (und daher Krankheiten zu heilen), ist uns auf keine Weise mit bloßer Verstandes-Anstrengung an sich erkennbar, bloß durch ihre Äußerungen beim Einwirken auf das Befinden der Menschen, läßt sie sich in der Erfahrung, und zwar deutlich wahrnehmen."

Es gibt nur eine Möglichkeit herauszufinden, was Aconit im Organismus tut, das ist, es vielen Leuten zu geben und die Symptome zu notieren, die diese Leute als Manifestation von Aconit erleben. Erst muß man lernen, daß Arzneien den Menschen krank machen können, und dann, welcher Art diese Krankheit ist. Jede Arznei, die ein Homöopath verwendet, sollte sorgfältig geprüft sein am Gesunden, so daß das Symptomenbild klar hervorgebracht wurde. Es ist eine wahre Schande für die homöopathische Ärzteschaft, daß es in den homöopathischen Apotheken so viele Mittel gibt, die für diese oder jene Krankheit empfohlen werden, ohne jede Erforschung ihrer Eigenschaften, außer, daß Dr. Soundso das Mittel, auf die Empfehlung eines alten Weibes, gegen Wassersucht angewandt habe. So etwas wird strikt verdammt in jeder Zeile des Organons und ist gegen jeden Grundsatz. Darin ist keine klare Linie, es ist unwissenschaftlich und des Rufes eines Arztes unwürdig. Jedes Mittel muß sorgfältig am Gesunden geprüft sein. In unserem Studium der Materia Medica werde ich Sie nicht mit nur teilweise geprüften Mitteln belasten; diese können wir uns ansehen, nachdem wir die gut geprüften studiert haben. Die „*Guiding Symptoms*“ enthalten viele nur teilweise geprüfte Mittel, und es ist oft eine Frage des Zufalls, wenn Kuren mit ihnen gelingen. Die alten Mittel dagegen, die von den Meistern weitergereicht wurden, und die jahrelang erprobt sind, kommen auf uns als Freunde zu, von denen wir lernen können und mit denen wir uns bekannt machen müssen. Sie können nicht mit ungeprüften Mitteln vertraut werden. Lesen Sie in einem Buch, daß ein Mittel gut ist für dies und das, schenken Sie dem keine Beachtung; lesen Sie aber, daß ein Mittel diese und jene Symptome erzeugt hat, dann müssen Sie diese studieren, da haben Sie ein Stück wertvoller Information. Die Materia Medica der Alten Schule ist auf den Ergebnissen der Behandlungen von Krankheiten aufgebaut und ist ein unwissenschaftlicher Führer, ein schwankendes Blatt.

Kapitel 13

Das Ähnlichkeitsgesetz

Lesen Sie §§ 21–25.

In diesen Paragraphen faßt Hahnemann zusammen, was er bis jetzt gesagt hat und weist auf die notwendigen Schlußfolgerungen hin. Dabei beweist er, daß die Homöopathie die einzig nützliche Art ist, Arzneien bei Krankheiten einzusetzen. Wir sehen täglich, daß die antipathischen und heteropathischen Methoden keine Tendenz zu dauerhaften Ergebnissen haben. Mit deren Mitteln gibt es Veränderungen in Körper und Symptomen, aber keine Dauerheilung. Vielmehr bewirken sie nur die Entstehung anderer Krankheiten, oft schlimmer als die ersten und ohne die ersten zu vernichten. Hier können wir die Gabe von Morphin und Abführmitteln vergleichen. Die Freunde der Patienten werden darum bitten, die Schmerzen zu behandeln oder mit etwas die Stuhlentleerung anzuregen, um dem Patienten Linderung zu bringen. Sie wissen genau, daß die Linderung durch Morphin nur sehr vorübergehend ist, aber wenn Sie die Grundsätze beachten, gibt es eindeutige Gründe, warum man niemals eine Gabe Morphin verordnen sollte. Nach Morphin wurden Veränderungen beobachtet, die für den Kranken sehr schädlich sind. Die Symptome werden verändert, und das ist immer unglücklich. Das gleiche gilt für die Gabe von Chloroform bei der Geburt. Es gibt heute keine Frau, die gesund genug ist, ihre Wehen ohne einige Symptome zu überstehen, die nach Behandlung verlangen. Wenn sie dann Chloroform bei Wehen geben, dann versetzen Sie Ihre Patientin in einen Zustand, in dem sie die Symptome ihrer Befindlichkeit nicht zum Ausdruck bringen kann. Wenn sie am Schluß der Geburt ihre Symptome angeben sollte, die den aufmerksamen Arzt auf ein Mittel hinweisen könnten (vielleicht, um ein lebenslanges Leiden zu überwinden), dann wird er sich durch diese Dummheit der Möglichkeit beraubt sehen, das Mittel zu erfahren.

> § 26. „Dieß beruht auf jenem zwar nicht ungeahneten, aber bisher nicht anerkannten, aller wahren Heilung von jeher zum Grunde liegenden, homöopathischen Naturgesetz:
>
> *Eine schwächere dynamische Affektion wird im lebenden Organism von einer stärkeren dauerhaft ausgelöscht, wenn diese (der Art nach von ihr abweichend) jener sehr ähnlich in ihrer Äußerung ist.“*

In diesem Paragraphen erklärt Hahnemann eindeutig, daß die Erscheinungen der Kur nach einem festen Gesetz ablaufen, dem Gesetz der Ähnlichkeit, das in der Homöopathie herrscht. Nachdem Hahnemann eine Reihe von Arzneimittelprüfungen gemacht hatte, trug er aus der Literatur eine große Zahl von berichteten Kuren zusammen, um zu klären, ob die Heilung zufällig oder gezielt erfolgt war und ob sie in Übereinstimmung mit dem Ähnlichkeitsgesetz oder dem Kontraria-Gesetz gemacht wurde. In jedem Falle konnte er sehen, daß die Behandlungen im Einklang mit dem Ähnlichkeitsgesetz waren, daß nämlich das heilende Mittel in der Lage war, Symptome zu produzieren, die den zu heilenden ähnlich waren. Das stimmte auf allen

Ebenen, unter allen Umständen, und alle anderen Kuren waren keine Heilungen, sondern Unterdrückungen.

> „Eine schwächere dynamische Affektion wird im lebenden Organism von einer stärkeren dauerhaft ausgelöscht, wenn diese (der Art nach von ihr abweichend) jener sehr ähnlich in ihrer Äußerung ist.“ (§ 26)

Dieser Satz scheint am besten das Gesetz zu Hahnemanns Zeit auszudrücken. Das Wort *wirksamer* oder *intensiver* würde dies in natürlicher Art ausdrücken, aber wenn man in der Homöopathie gelebt hat und fähig war, ihre tiefere Wirkung zu erfahren, drückt das Wort *stärker* einen anderen Gedanken aus. Folgen wir der Reihe der Potenzierungsschritte, dann verlieren wir den Begriff von Kraft, wie ihn der nicht Eingeweihte versteht. Wir treten ein in die Gedankenwelt und erfahren darin eine andere Art von Kraft oder Stärke. Denken wir auf natürliche Weise an Kraft oder Intensität, gehen unsere Gedanken sogleich zu dem Begriff der Stromstärke, in der wir die Intensität erhöhen durch Vermehrung der Zahl der Batterien. Hahnemanns Ausdruck andererseits führt zu dem Gedanken einer Intensität von geistig höherer, übergeordneter Qualität, das heißt im Sinne von Anfang bis Ende, je geistiger, desto intensiver, desto mehr nähert sie sich der Lebenskraft an, so daß Intensität in Bezug auf Ursache bedeutet: höher oder geistiger; höher im Sinne von feiner, subtiler.

Dann enthält das Wort *stärker*, bitte merken Sie sich das, einen innerlichen Gedanken, und das ist die einzige Art, zum Bewußtsein zu bringen, was gemeint ist. Stärke geht tatsächlich von innen nach außen, das heißt, wir potenzieren, gehen höher und höher, um Intensität zu erreichen, und in diesem Sinne wird das Mittel stärker durch Potenzieren. Tatsächlich wird das Mittel im materiellen Sinne durch das Potenzieren schwächer, da der stoffliche Anteil verringert wird. Einen Materialisten, zum Beispiel einen Arzt Alter Schule, der nie anders gedacht hat, als in der Gabe großer Pillen, wird es merkwürdig vorkommen, daß Aconit durch Verdünnen stärker werden soll. Sagen wir ihm, daß es umso stärker wirkt, je schwächer es wird, und so ist es wirklich, obwohl er es nicht einsehen kann.

„Eine dynamische Krankheit wird durch eine andere, stärkere ausgelöscht, wenn sie der ersten ähnlich ist." Die erste Behauptung ist, daß sie ähnlich sei, und dann, daß sie stark genug sein muß. Je mehr im Inneren ist, desto mehr ist im Äußeren zu erwarten. Ebenso ist es mit dem Sonnenlicht. Es ist stärker als alle anderen Lichter, weil es mehr in seinem Inneren hat. Es ist reiner, dynamischer und wird alle anderen Lichter in den Schatten stellen.

Dieses Ähnlichkeitsgesetz ist augenfällig in der Natur. Wir sehen es von Mensch zu Mensch. Es kann leicht an den Geisteskranken erläutert werden. Es ist das Geheimnis der Behandlung von Geisteskrankheiten, und es gibt viele Behandlungen, die auf dem Ähnlichkeitsgesetz beruhen, zum Beispiel ein junges Mädchen hat seine Mutter oder seinen Liebhaber verloren und wurde dadurch krank, depressiv, mit Kummer und ständigem Schluchzen und wurde melancholisch. Sie sitzt in einer Ecke, hört auf niemand – denkt, niemand würde sie bedauern, da niemand solchen Kummer habe. Laßt uns sie allopathisch behandeln! „Komm, Dir fehlt gar nichts. Warum raffst Du Dich nicht auf, warum versuchst Du nicht, Dich aufzurütteln?“ Aber das wird sie nur tiefer in ihre Melancholie treiben. Schelten und harte Behandlung tun nicht gut. Fangen wir stattdessen eine homöopathische Behandlung an, stellen wir eine Pflegerin ein, die eine gute Schauspielerin ist, und die durch einen eben solchen Kummer gegangen ist, und lassen sie in der anderen Zimmerecke ein großes Getue anfangen. Sehr bald wird die Patientin sagen: „Du hast anscheinend den gleichen Kummer wie ich.“ – „Ja, ich habe meinen Liebsten verloren.“ – „Oh, dann wirst Du mit mir fühlen können.“ Und die beiden fangen an zu heulen und weinen sich zusammen aus. Es entsteht eine Verbindung der Sympathie; manchmal kann ein heilbarer Fall von Geisteskrankheit damit erreicht werden, und wir haben eine Heilung eines Geisteskranken. Hahnemann hat auf diese Weise Geisteskranke geheilt. Wenn sich eine Patientin bemüht, aber wegen physischer Behinderung nicht fähig ist, ihren Willen anzustrengen, dann wird das homöopathische Mittel die Ordnung wiederherstellen.

§ 27. „Das Heilvermögen der Arznei beruht daher (§§ 12–26) auf ihren, der Krankheit ähnlichen und dieselben an Kraft überwiegenden Symptomen, so daß jeder einzelne Krankheitsfall nur durch eine, die Gesamtheit seiner Symptome am ähnlichsten und vollständigsten (im menschlichen Befinden) selbst zu erzeugen fähige Arznei, welche zugleich die Krankheit an Stärke übertrifft, am gewissesten, gründlichsten, schnellsten und dauerhaftesten vernichtet und aufgehoben wird.“

Es ist nicht ausreichend, bloß das Mittel ohne Rücksicht auf die Form zu geben, es reicht nicht, die rohe Droge zu geben, sondern die Schicht, in der sie gegeben werden muß, ist zu studieren. Die Potenz muß ähnlich der Krankheitsursache sein. In Urtinktur kann das Mittel bei einem Prüfer eine Menge Symptome hervorbringen. Ist die Person aber krank, dann werden diese Symptome nicht von der Tinktur beeinflußt werden, weil der Patient nicht die gleiche Empfänglichkeit hat wie der Prüfer.

Im § 29 hat Hahnemann eine Erklärung von dem Gesetz des Heilens gegeben. Er fängt damit an, daß er sagt, daß er dem wenig Bedeutung beimißt. Sie brauchen es nicht zu erwägen, und wir übergehen es gewöhnlich in diesem Kurs.

Kapitel 14

Empfänglichkeit

§ 30. „Der menschliche Körper scheint sich in seinem Befinden durch Arzneien (auch deshalb, weil die Einrichtung der Gabe derselben in unserer Macht steht) wirksamer umstimmen zu lassen, als durch natürliche Krankheits-Reize, denn natürliche Krankheiten werden durch angemessene Arzneien geheilt und überwunden."

§ 31. „Auch besitzen die feindlichen teils psychischen, teils physischen Potenzen im Erdenleben, welche man krankhafte Schädlichkeiten nennt, nicht unbedingt die Kraft das menschliche Befinden krankhaft zu stimmen; sondern wir erkranken durch sie nur dann, wenn unser Organism so eben dazu disponiert und aufgelegt genug ist, von der gegenwärtigen Krankheits-Ursache angegriffen und in seinem Befinden verändert, verstimmt und in innormale Gefühle und Thätigkeiten versetzt zu werden – sie machen daher nicht Jeden und nicht zu jeder Zeit krank."

§ 32. „Ganz anders verhält sich's aber mit den künstlichen Krankheitspotenzen, die wir Arzneien nennen. Jede wahre Arznei wirkt nämlich zu *jeder* Zeit, unter *allen* Umständen auf *jeden* lebenden Menschen und erregt in ihm die ihr eigentümlichen Symptome (selbst deutlich in die Sinne fallend, wenn die Gabe groß genug war), so daß offenbar jeder lebende menschliche Organism jederzeit und durchaus (*unbedingt*) von der Arzneikrankheit behaftet und gleichsam angesteckt werden muß, welches, wie gesagt, mit den natürlichen Krankheiten gar nicht der Fall ist."

Nebenbei bemerkt haben diese Paragraphen eine Beziehung zum Grad oder der Intensität (was Potenzierung ist), zur Wiederholung der Dosen und zur Empfänglichkeit. Dinge, die der homöopathische Arzt wissen muß, um gut verschreiben zu können. Wir haben genügend über das Potenzieren gesprochen, um zu wissen, daß es Krankheitsursachen unter den verdünnten Dingen, den infinitesimalen oder immateriellen Substanzen gibt und der Arzt erkennen muß, daß das heilende Mittel auf die gleiche Ebene gebracht werden muß. Er muß auch wissen, warum er nur eine Dosis auf der gleichen Ebene geben sollte und die wissenschaftliche Grundlage kennen, durch welche der Empfänglichkeit entsprochen wird.

Bei der Ansteckung (folglich auch bei der Heilung) wird praktisch nur eine Dosis gegeben oder höchstens das, was ausreicht, um den Einfluß zu unterbrechen. Hört die Ursache auf, in eine bestimmte Richtung Einfluß zu nehmen, so deshalb, weil ihr Widerstand entgegengesetzt wird. Ursachen wirken nur in der Richtung des geringsten Widerstandes, und deshalb hört die Ursache auf zu wirken, wenn ein Widerstand auftritt. Im Anfang der Krankheit, das heißt, im Stadium der Ansteckung, besteht diese Begrenzung des Einflusses, denn wenn die Krankheitsursache weiterhin auf den Menschen einwirken würde (wenn da keine Begrenzung des Einflusses wäre), dann bekäme er genug, um zu sterben, denn der Zustrom würde bis zum Tode anhalten. Aber wenn die Empfänglichkeit abgesättigt ist, dann hört die Ursache auf, und wenn die Ursache nicht mehr nach außen wirkt, dann hört nicht nur der äußere Prozeß auf, sondern die Ursache selbst hat schon aufgehört.

Hahnemann stellt fest, daß wir mit unseren Arzneien mehr Macht über die Menschen haben als die Krankheitsursachen, denn der Mensch ist nur auf einer bestimmten Ebene für natürliche Krankheiten empfänglich. Die Krankheitsursachen, die als immaterielle Substanzen existieren, fließen in den Menschen ohne sein Zutun ein. Er kann sie weder verhindern noch ihnen widerstehen, und sie machen ihn krank. Es treten aber gewisse Veränderungen ein, und der Mensch hört auf empfänglich zu sein, und dann beeinflußt die Ursache den Körper nicht mehr. Eine Unterbrechung findet statt, weil die Empfänglichkeit aufgehört hat. Die Empfänglichkeit hört auf, wenn Veränderungen im Körper stattfinden, die den weiteren Einfluß aussperren.

Heilung und Ansteckung sind sehr ähnlich, und die Prinzipien der Einwirkung entsprechen einander. Der Unterschied ist, daß wir bei der Behandlung den Vorteil haben, die Potenz wechseln zu können, und das macht es uns möglich, uns der verschiedenen Empfänglichkeit der einzelnen Menschen anzupassen. Wegen dieser wechselnden Empfänglichkeit sind manche vor der Ansteckung geschützt, während andere erkranken. Derjenige, der erkrankt, ist empfänglich für diese Krankheitsursache, entsprechend der Schicht, in der er sich befindet und dem Schwächegrad, der gerade zum Zeitpunkt der Ansteckung bestand. Der Grad der Krankheitsursache paßt zu seiner Anfälligkeit im Moment seiner Erkrankung. Mit der Arznei ist das anders. Es stehen uns alle Potenzen zur Verfügung, die wir verändern, und dadurch die Arznei dem Empfindlichkeitsgrad des Patienten anpassen können. Dazu Hahnemann:

> „... Arzneien (auch deshalb, weil die Einrichtung der Gabe derselben in unserer Macht steht) wirksamer umstimmen zu lassen, als durch natürliche Krankheitsreize – denn natürliche Krankheiten werden durch angemessene Arznei geheilt und überwunden." (§ 30.)

Hier können wir nun fragen: Wann hört eine Arznei, die gegeben wurde, auf, homöopathisch zu sein? Das gleiche Prinzip wie bei der Anfälligkeit muß auch hier angewendet werden wegen der Ähnlichkeit zwischen Heilung und Ansteckung. Zur Illustration folgendes: Nehmen wir einen Fall von Diphtherie an. Nach gebührendem Studium erscheint Lachesis als ähnlichstes Mittel und wird einmal gegeben. Wann hört nun Lachesis auf, homöopathisch zu sein? Wenn die Symptome, die zu seiner Wahl geführt haben, sich ändern, dann ist es nicht mehr angezeigt. Wird es nach diesem Symptomenwechsel überhaupt noch gegeben, wird es auf einer anderen Ebene wirken als der, auf der es homöopathisch gewirkt hat, und wenn es überhaupt wirkt, dann nur in suppressiver, nicht in korrektiver Weise. Jedes Mehr über die gerade ausreichende Menge um die Empfänglichkeit zu erreichen, ist ein Übermaß und gefährlich. Geben Sie bei einer chronischen Krankheit Sulphur, wenn es deutlich angezeigt ist, und die Symptome werden verschwinden, und der Patient wird sich besser fühlen. Dann hört das Mittel auf homöopathisch zu sein, und wenn es weiter gegeben wird, kann jede mögliche Reaktion weder homöopathisch noch wünschenswert sein.

Die Leute denken immer, wenn ein bischen gut tut, dann könne mehr davon die Sache nur besser machen. Gerade genug, um eine Wirkung zu erzielen, ist alles, was homöopathisch sein kann. Wenn einige Veränderungen angeregt wurden, muß der Arzt abwarten.

Es muß genügend Arznei gegeben werden, um die Ordnung herzustellen, und das erfolgt fast sofort und ist meist eine Sache von ein paar Stunden, und solange die Ordnung fortschreitet nachdem sie einmal angefangen hat, so lange heißt es: „Hände weg!" Hier haben wir den gleichen Weg, den eine Ansteckung geht. Bei Diphtherie hört die Anfälligkeit auf, sobald die Krankheit beginnt, und diese Veränderung schützt den Kranken vor dem Eindringen jeder anderen Krankheitsursache in seinen Körper, und die Krankheit entwickelt sich und manifestiert sich durch ihre Symptome.

Die Gabenwiederholung wird von vielen klugen Köpfen empfohlen, aber wenn wir die Lehre verstanden haben, wird es klar, daß solche Gabenwiederholung ganz nutzlos ist. Natürlich wird es bei robusten, kräftigen Personen, die blitzartige Reaktionen haben, nach Gabenwiederholung zu Veränderungen zum Besseren kommen, auch wenn das Mittel nicht ganz homöopathisch zu der Krankheit ist. Aber viele werden gerade krank, weil sie zarte Menschen sind, mit langsamer Reaktion. Bei ihnen wird die Reaktion direkt verhindert durch die Gabenwiederholung, das heißt, die Ordnung, die wir herzustellen versucht haben, wird sogleich verhindert. Hahnemann lehrt, daß der menschliche Körper mehr vom Menschen als von der Krankheit kontrolliert wird, denn er kann nur von solchen Krankheiten befallen werden, für die er anfällig ist. Der Mensch kann jedoch, sei es zur Prüfung oder zur Heilung, die Dosierung so einrichten, daß er immer Resultate erzielt, und die Empfänglichen können schrecklich zu Schaden kommen durch wiederholte Gaben.

Im § 31 sagt Hahnemann, daß Krankheitsursachen in ihrer Fähigkeit, Änderungen beim Gesunden auszulösen, auf bestimmte Bedingungen und Zustände, das heißt, auf die Anfälligkeit, begrenzt sind. Das ist alles, was Hahnemann zu dieser Lehre, vom Aufhören der Ursachen, nachdem gewisse Entwicklungen abgelaufen sind, sagt. Wir sehen, daß eine natürliche Krankheit, die einmal ausgebrochen ist, ihren Lauf nimmt und dann zu Ende geht. Der Patient wird dabei nicht anfällig sein, bis eine neue Zustandsänderung eingetreten ist. Es stimmt nicht, daß der Mensch, der aus einem Zustand der Anfälligkeit gegen eine Krankheit kommt, nach ein paar Tagen in einen neuen Zustand der Anfälligkeit gegen die gleiche Krankheit gelangen kann. Es muß eine Änderung eintreten, eine Periode, die eine gewisse Zeit dauert. Übertragen wir das von der Ansteckung auf die Behandlung, so scheint es, daß eine Gabe Medizin eine gewisse Zeit wirkt.

Gewöhnlich erscheint die Sache so, daß das Mittel die ganze Zeit zu wirken scheint, aber Sie sollten sich darüber im klaren sein, daß das nur so scheint. In Wirklichkeit heißt das, daß eine gewisse Zeit vergeht, ehe eine neue Gabe erforderlich, bzw. bis ein neuer Zustand der Empfänglichkeit erreicht ist. Wiederholen wir: Wenn immer eine Arznei aufhört, homöopathisch zu sein, ist es sinnlos, diese Arznei weiter zu geben, denn es würde im Patienten nur auf eine künstliche Empfänglichkeit wirken. Dadurch, so meinen wir, haben gewisse empfindliche Patienten eine Überempfindlichkeit gegen hohe Potenzen. Dabei haben wir es mit zwei Dingen zu tun: dem akuten Zustand, ausgelöst durch die Krankheit selbst, und dem chronischen Zustand, der der natürliche Zustand des miasmatisch geborenen Menschen ist. Wenn nun im akuten Zustand die Anfälligkeit des Patienten für Ansteckung erfüllt ist, kommt eine Periode, in der die Krankheitsursache nicht länger auf ihn einwirken kann. Er ist immun gegen jeden weiteren Einfluß der Krankheitsursache. Wenn aber ein Mittel nicht mehr homöopathisch ist, dann hat der Kranke nicht mehr diese Immunität gegen weitere Einwirkung dieses Mittels wegen der Möglichkeit der Variation in der Hand des Arztes. Liegt die Potenz, die gegeben wird, außerhalb des Grades seiner eigenen Empfindlichkeit, kann der Kranke Schaden nehmen.

> § 33. „Aus allen Erfahrungen gehet diesemnach unleugbar hervor, daß der lebende menschliche Organism bei weitem aufgelegter und geneigter ist, sich von den arzneilichen Kräften erregen und sein Befinden umstimmen zu lassen, als von krankhaften Schädlichkeiten und Ansteckungsmiasmen oder, was das selbe sagt, *daß die krankhaften Schädlichkeiten nur eine untergeordnete und bedingte, oft sehr bedingte, die Arzneikräfte aber eine absolute, unbedingte, jene weit übersteigende Macht besitzen, das menschliche Befinden krankhaft umzustimmen.*"

Wenn wir die ungeeignete Anwendung aller Arten von Arzneien betrachten, können wir nur zu dem

Schluß kommen, daß die Menschheit durch Arzneischlucken in ihrem Körper stark in Unordnung gebracht wurde. Sie haben Hahnemann über die Behandlung chronischer Krankheiten reden hören. Er stellt entschieden fest, daß die größten Schwierigkeiten im menschlichen Organismus durch den ständigen Gebrauch von Arzneien entstehen. Es sind nicht Ansammlungen der Arzneien selbst, sondern die Erzeugung lebenslanger Störungen der Ordnung im Körper. Denken Sie an die armseligen alten Menschen, die an den Gebrauch von Schwefel und Zuckersirup gewöhnt sind, an jene, die ständig ihre Leber mit Massen von Quecksilber bombardieren, an die Leidenden im Westen, die sich jedes Jahr mit Chininpfannkuchen vollgestopft haben, um sich vor Malaria zu schützen. Diese Leute sind so durcheinander, daß es jahrelanger vorsichtiger Verschreibungen bedarf, um sie in Ordnung zu bringen.

In § 34 wiederholt Hahnemann zwei Vorschläge, auf die wir schon zu sprechen kamen. Erstens müssen die Arzneien nur, um heilen zu können, im menschlichen Körper eine Kunstkrankheit, ähnlich der, die behandelt werden soll, erzeugen können. Das haben wir genau erklärt und illustriert. Zweitens muß die Kunstkrankheit stärker sein. Die Art dieser Intensität wurde schon erklärt als ein höheres geistig, übergeordnetes, vorrangiges Etwas. Die Intensität der Kraft ist proportional dem Grad der Angepaßtheit an die Lebenskraft. Es geht hier nicht um Intensität in irgend einer anderen Richtung. Die Ursache der Krankheit und die der Kur existieren in der geistartigen Substanz und nicht in äußerer, materieller

Form, wenn auch die immaterielle Krankheitsursache sich in die äußeren Krankheiten auswirkt. Die Bakteriologen sind in Verwirrung geraten, weil sie in ihrer Wissenschaft nicht erkennen, daß sich die Ursachen in die Effekte auswirken. Bakterien können Ursachen enthalten, weil die Ursachen bis ins Äußere hinaus wirken. Aber die erste Ursache ist nicht der Bazillus, dieser selbst hat seine Ursachen.

Kapitel 15

Schutz vor Krankheit

In den Paragraphen 35 ff. lernen wir, daß es verschiedene Arten von Schutz vor Krankheiten gibt. Wir wissen, daß beim Wüten einer heftigen Epidemie die Zahl der Opfer zwar groß sein kann, aber immer noch klein ist im Vergleich mit der Zahl derer, die unangetastet durch diese Epidemie hindurchgehen, und es fragt sich, warum das so ist. Wir vermuten, und wahrscheinlich zu Recht, daß eine große Zahl von Immunen davongekommen sind, weil sie ungewöhnlich gesund und kräftig oder in einem Zustand von sehr guter Ordnung sind. Wir finden aber auch unter den Verschonten eine Anzahl Personen, die alles andere als stark, vielmehr invalide sind, der eine ist schwindsüchtig, der andere im Endstadium von Nephritis, wieder andere leiden an Diabetes. Schauen wir sie alle an, so finden wir, daß keiner von ihnen Dysenterie oder Windpocken gehabt hat oder sonst eine epidemische Krankheit. Sie waren nicht anfällig für die epidemischen Erkrankungen. Wie wollen Sie das erklären? Der Grund ist, daß sie Krankheiten haben, die die Epidemie nicht unterdrücken kann. Die Epidemie ist allopathisch, ihren Leiden unähnlich und kann ihre Krankheit nicht unterdrücken wegen deren Virulenz. Haben Sie eine milde Form einer chronischen Krankheit, dann wird eine schwere Dysenterie diese chronische Krankheit zeitweise verschwinden lassen und die neue (epidemische) Krankheit geht an und nimmt ihren Lauf. Wenn sie abklingt, dann kommen die alten Symptome wieder hervor und gehen weiter, als sei nichts dazwischengekommen. Das ist eine Darstellung von Unähnlichkeiten und zeigt, daß letztere nicht heilen können, sie können nur unterdrücken. Ist die chronische Krankheit stärker als die epidemische, das heißt, wenn sie den Körper organisch im Griff hat, dann kann sie nicht unterdrückt werden. Das ist genau die Beziehung der unähnlichen,akuten Krankheit zu schweren chronischen Krankheiten.

Die Beziehung zwischen unähnlichen chronischen Krankheiten ist etwas anderes. Ein Patient in einem frühen Stadium von Nephritis mit Symptomen, die klar genug sind, um eine Diagnose zu stellen, bekommt Syphilis, und sofort hält sich die Nierenkrankheit in der Schwebe. Das Eiweiß verschwindet aus dem Urin und sein wächserner Teint verschwindet. Nach einem Jahr sorgfältiger Verschreibungen verschwindet der syphilitische Zustand, und sehr bald danach tritt die Albuminurie wieder auf. Die Wassersucht kehrt zurück, und er stirbt an einem gewöhnlichen Schub der Nephritis.

In anderen Fällen scheinen zwei chronische Krankheiten miteinander abzuwechseln. Die eine scheint überwunden, und die andere gewinnt die Oberhand. Bei guter homöopathischer Behandlung wird die eine in ihrer Aktivität reduziert, und die andere chronische Krankheit zeigt sich. Das werden Sie beobachten, wenn Sie Syphilis und Psora zusammen behandeln müssen. Der Psoriker, der unter einem Hautausschlag oder einer der verschiedenen Formen der Psora litt, bekommt Syphilis. Alle psorischen Erscheinungen wie das nächtliche Jucken von salzigem Sekret werden verschwinden, und die syphilitischen Eruptionen brechen stattdessen auf. Sie werden die syphilitischen Erscheinungen eine Zeitlang behandeln und werden sie beherrschen. In dem Maß, wie die Krankheit beherrscht wird, werden die psorischen Erscheinungen wieder auftreten und den Teil der noch nicht geheilten Syphilis in der Schwebe halten. Sie sehen sich dann genötigt, die antisyphilitische Behandlung fallen zu lassen und die antipsorische Behandlung wieder aufzunehmen, und die homöopathischen Mittel würden wieder anscheinende Ordnung im Körper herstellen. Haben Sie das erreicht, werden Sie erstaunt sein, die syphilitischen Symptome in ihrem letzten Stadium wieder zu beobachten. Dann müssen Sie wieder von der antipsorischen zur antisyphilitischen Behandlung zurückkehren. So werden Sie immer abwechseln, die eine kommt wieder, wenn Sie die andere geschwächt haben. Die unkomplizierten syphilitischen Ausschläge jucken nicht, die psorischen tun das im allgemeinen, und das können Sie in der Alternation der beiden Krankheiten sehen.

Erhält der Kranke geeignete Behandlung, wird sich sein Zustand vereinfachen; wird er aber nach der Alten Schule behandelt, so wird er sich sehr komplizieren. Die beiden Miasmen werden sich vereinigen und eine Verflechtung eingehen, die die Sache sehr bösartig macht. Dann werden die Ausschläge mit allen Merkmalen der Syphilis jucken wie die psorischen. Hoch dosiertes Quecksilber kann solche Zustände hervorrufen. Richtige homöopathische

Behandlung erreicht eine Trennung, während unpassende Behandlung Komplikationen erzeugt. Sie werden niemals eine Heilung sehen, wenn homöopathische Mittel die Vermischung herbeigeführt haben.

Nehmen wir noch eine chronische Malaria-Diathese, die so lange bestand, daß sie sich mit Psora vermischt hat. Nachdem wir das Chinin antidotiert haben, sehen wir, daß die Fröste und Fieberanfälle in ihrer ursprünglichen Form wiederkommen. Hier sehen Sie einen Beweis für die Unterscheidung, die die Homöopathie immer herauszuarbeiten sucht. Der Malariazustand ist nun erkennbar geworden, um geheilt zu werden. Er kann nicht geheilt werden, solange er kompliziert ist, denn das ähnliche Mittel, das die Malaria auslöschen könnte, kann nicht erkannt werden. Die erste Verschreibung antidotiert die Arznei und befreit den Kranken von der Arzneikrankheit, und danach erkennen Sie die akuteste oder zuletzt erschienene natürliche Krankheit, die als erste herauskommt. Dies steht in Einklang mit dem Gesetz, daß das letzte Miasma oder die zuletzt zum Verschwinden gebrachten Symptome zuerst zurückkehren, und dann weggehen, um nie wieder zu kommen.

In § 36 geht es um einen anderen Gedanken. Unhomöopathische Behandlung, die nicht heftig ist, läßt die chronische Krankheit unbeeinflußt. Zur Unterdrückung wird es nötig, eine stärkere Kraft auf den Körper einwirken zu lassen. Man muß dem Organismus Gewalt antun mit enormen Dosen, mit schrecklichen Mitteln, viel Schwitzkuren, Aderlässen usw., wie es in früheren Zeiten gemacht wurde. Solche Behandlungen führten zur Unterdrückung der Krankheiten für die Dauer der Behandlung. Wenn aber die Heftigkeit der Mittelwirkung abklingt und die rauhe Behandlung beseitigt ist, dann kommen die Symptome wieder, aber in einer beunruhigenderen Form als bisher. Je heftiger die Arzneikrankheit einwirkt, desto größer sind die Veränderungen in der chronischen Krankheit. Eine neue, intensivere Krankheit suspendiert eine frühere, unähnliche Krankheit im Körper. So wird Chinin, so lange es wirkt, die Krankheit, die ihm unähnlich ist, unterdrückt halten. Chinin ist fähig, dem Organismus seine eigene Krankheitsform jahrelang einzuprägen, und sie wird nicht aufhören bis sie antidotiert wird von einem Mittel, das ihren Symptomen ähnlich ist. Doch wenn es antidotiert wurde, dann wird die unterdrückte Malariakrankheit in ihrer alten Form wieder auftreten, und der Patient wird sagen: „Dies sind genau die Symptome, die ich früher hatte, bevor ich von dem verstorbenen Dr. Soundso behandelt wurde. Er heilte mich mit peruanischer Rinde." Diese Geschichte ist so häufig, daß jeder homöopathische Arzt, der jahrelang gut verordnete, reihenweise solche Fälle beobachtet hat. Die Malaria wurde unterdrückt, nur weil das Chinin im Organismus eine noch stärkere Krankheit etablieren konnte. Arsen kann das gleiche. Es prägt dem Organismus eine gefährliche Krankheit auf, die zu sehr ernsten Zuständen führen wird, weil sich die Arsen-Krankheit mit Psora komplizieren wird.

In einigen Fällen haben wir eine Verflechtung von schrecklichen Dingen wie eins auf das andere gebaut, und wenn dem so ist, wird bei der Behandlung die Gruppe, die zuletzt unterdrückt wurde, zuerst wieder erscheinen, woran wir sehen, daß unsere Behandlung wirkt. Dann können wir zur nächsten Gruppe gehen usw., wobei die verschiedenen Gruppen nacheinander in ihren typischen Formen erscheinen werden. Sie müssen in der umgekehrten Reihenfolge ihres Erscheinens verschwinden, als seien sie schichtweise übereinandergelegt.

An all dem sehen wir, wie es für zwei verschiedene Krankheiten möglich ist, gleichsam zwei verschiedene Winkel des gleichen Organismus zu beherrschen, wobei sich die eine zeigt, während die andere unterdrückt ist. Wir sehen aber auch, daß sie in einem Zustand der Verflechtung vorkommen können. Im ersteren Fall verbinden sie sich nicht, im zweiten tun sie es und werden komplex. Wir sehen auch die Richtigkeit der Gewohnheit schriftlich festzuhalten, welche Behandlung beim Patienten durchgeführt wurde. Wir können das nicht immer, und es ist unmöglich zu wissen, ob jedes der Mittel seine eigene Krankheit etabliert hat.

Nicht jedes eingenommene Mittel kann eine Arzneikrankheit erzeugen. Es ist immer klug, wenn das Symptomenbild nur teilweise entwickelt ist, und wenn das Mittel, das die Unterdrückung bewirkt hat, bekannt ist, die antidotierende Beziehung zu diesem Mittel einzubeziehen, das heißt: Wähle ein Mittel mit bekannter antidotierender Wirkung gegen das Mittel, das die Suppression der Symptome ausgelöst hatte, vorausgesetzt, es ist auch das ähnlichste aller

Mittel zu den wenigen Symptomen, die vorhanden sind. So bleiben wir bei der größtmöglichen Ähnlichkeit. Das ähnlichste Mittel hat die größte Wahrscheinlichkeit, das unterdrückende Mittel zu antidotieren. Lassen Sie sich nicht dazu verleiten, geradewegs das Mittel zu verschreiben, das die Probleme verursacht hat. Das Prinzip der Ähnlichkeit geht vor.

> § 43. „Aber ganz anders ist der Erfolg, wenn *zwei ähnliche* Krankheiten im Organism zusammentreffen, das ist, wenn zu der schon vorhandenen Krankheit eine stärkere ähnliche hinzutritt. Hier zeigt sich, wie im Laufe der Natur Heilung erfolgen kann und wie von Menschen geheilt werden sollte."

Dann tritt eine heftige Verbindung ein, eine Union, eine Art Heirat, die im Verschwinden alter Dinge endet und dem Erscheinen neuer Dinge, die in Ordnung weiterbestehen.

Kapitel 16

Überempfindliche Patienten

(§ 44 ff.) Arzneivergiftung, wie im letzten Kapitel beschrieben, ist nicht immer eine Folge vom Verschreiben unpotenzierter Mittel. Wenn Sie lange mit sensitiven Patienten arbeiten, werden Ihnen auch solche begegnen, die richtig vergiftet wurden durch die unangemessene Gabe potenzierter Mittel. Das sind überempfindliche Patienten, die nach der Gabe der Arznei und Dosis, die für ihren Zustand homöopathisch war, wiederholte Gaben dieser Arznei bekamen.

Wenn eine Arznei, die wirklich homöopathisch für einen Fall ist, fortgesetzt wird, nachdem genügend davon gegeben wurde um zu heilen, wird durch dieses Mittel in manchen Fällen ein Miasma erzeugt, das eine chronische Krankheit oder ein akutes Miasma in Übereinstimmung mit seiner Veranlagung nachahmen kann. Ich habe eine Patientin, die sieben oder acht Jahre unter der Wirkung von Lachesis litt. Ich habe auch Patienten, die unter Sulphur und anderen tief wirkenden Mitteln litten, die zu oft gegeben wurden, wenn sie wirklich angezeigt waren, oder wiederholt wurden bei empfindlichen Patienten, bei denen sie nicht wirklich angezeigt waren. Die Symptome des Mittels kamen periodisch hervor, Jahre nachdem diese mißbraucht worden waren, und die periodischen Attacken sind ganz typisch für das Mittel. Die mineralischen Substanzen, die in rohem Zustand ganz harmlos sind, können auf der potenzierten Ebene giftig wirken, wenn der Patient überempfindlich ist. Es gibt Leute, die können ungestraft ein Glas Milch trinken und davon gesättigt werden, bei denen sich aber ein jahrelang anhaltendes Miasma bildet, wenn sie einen hoch potenzierten Tropfen Milch, über die Homöopathizität hinaus, einnehmen. Eine Prüferin von Lac caninum hatte deren Symptome in periodischer Wiederkehr; sie war überempfindlich und prüfte die Arzneien kritiklos. Seither litt sie dauernd unter den giftigen Wirkungen. Wäre das Mittel überlegt gegeben worden, dann hätte sich die Krankheit auf den Körper gelegt wie jede andere akute Krankheit, hätte ihren Verlauf genommen und wäre wieder verschwunden. Es ist falsch, in dieser Weise Überempfindliche zu prüfen. Ich prüfte eine sehr hohe Potenz Lachesis an einem überempfindlichen Patienten, gab nur eine einzige Dosis, und dieser Patient durchlief die *Lachesis*krankheit innerhalb zwei Monaten. Dann verschwanden die Symptome und kehrten nie wieder zurück. Während sich das Lachesisbild entwickelte, waren die chronischen Symptome des Patienten unterdrückt, kamen aber wieder hervor, nachdem die Lachesiswirkung zu Ende ging. Das entspricht der Lehre. Er war überempfindlich, und solange die unähnliche Lachesis-Krankheit in vollem Gange war, wurde seine chronische Krankheit unterdrückt. Erhält ein solcher überempfindlicher Patient sein echt homöopathisches Mittel, dem man genügend Zeit läßt, seine Heilwirkung zu tun, dann hört bei einer Gabenwiederholung die Homöopathizität auf, und es kommt zur Ausbildung eines Arzneimiasmas aufgrund der Überempfindlichkeit. Bei einem überempfindlichen Patienten sollten Sie die 100.000 und höhere Potenzen vermeiden, die alle ihre Patienten krank machen werden. Nehmen Sie dann die C 30 oder 200, die recht schnell wirken werden, wenn das Mittel angezeigt ist.

> § 49. „Wir würden von dieser Art ächter homöopathischer Natur-Heilungen noch weit mehr finden, wenn theils die Beobachter mehr Aufmerksamkeit auf sie gerichtet hätten, theils wenn es der Natur nicht an homöopathischen Hülfs-Krankheiten gebräche."

Hahnemann gibt im § 46 Beispiele dieser natürlichen Kuren. Wir begegnen ihnen jetzt gelegentlich. Wir finden Patienten, die von Schwindsucht bedroht sind und die in den Süden gehen, weil es sich bewährt hat, daß solche in einem schädlichen Klima einige Jahre in krankmachender Umgebung leben und davon Nutzen haben, daß sie nach ein paar Jahren geheilt heimkehren. Andere gehen in ein heilsameres Klima und werden nicht geheilt. Miasmen können alle ähnlichen Krankheiten heilen, wenn die heilenden Substanzen in abgeschwächter Form sind. Die Leiden, die aus den Sümpfen entstehen, sind den Leiden des Organismus des Patienten ähnlich, und diese Ähnlichkeit antidotiert, heilt und bewirkt Änderungen zurück zur Ordnung im Einklang mit dem ewigen Gesetz des Simile.

Im Anfang der Homöopathie gab es eine Zeit, in der es angesichts der großen Zahl von Krankheitsformen, die zu behandeln waren bei der geringen Zahl der zur Verfügung stehenden Arzneien, dem Homöopathen schwerfiel, ähnliche Mittel für alle seine Patienten zu finden. Das trifft heute nicht mehr zu. Wenn der Homöopath systematisch arbeitet, wird er in der Lage sein, genügend Materia Medica zu beherrschen, um allen vorkommenden Krankheiten mit genügend beobachteten Symptomen zu begegnen.

Jeder sollte sich zur Pflicht machen, Materia Medica zu studieren. Er hat keine Zeit zu verlieren oder zu vergeuden. Es gibt heute keine Entschuldigung für den Arzt, unsere geprüften und in den Arzneimittellehren gesammelten Mittelbilder beiseite zu lassen. Es gibt für ihn keine vernünftige Entschuldigung, auf dunkle, verräterische und nur durch Überlieferung empfohlene Wege abzuirren. Manche Ärzte halten es für liberal, alles für den Patienten zu tun. Das ist eine Fallgrube, eine Klippe, die jeden Arzt zerstören wird, der sie nicht vermeidet. Wir kennen Ärzte, die beanspruchen Homöopathen zu sein, die versuchen, aus diesem oder jenem Grund den Gebrauch von Mitteln nur zur Linderung der Leiden, zur Palliation, zu rechtfertigen. Bei solchen Leuten muß ein Mangel an Festigkeit beim Anhören der Leiden des Patienten bestehen. Ich glaube, daß niemand, der redlich ist und weiß, was nach der Gabe von unterdrückenden Arzneien an Unsinn entsteht, sich die Hände binden wird, ein Mittel aufzusuchen, das heilen kann. So sicher, wie er die Sprache der Symptome zum Schweigen bringt, wird er sich der Möglichkeit berauben, das homöopathische Mittel auszuwählen. Ist der Wegweiser zum Heilmittel zerstört, dann ist auch die Möglichkeit für den Arzt vernichtet, seinem Patienten Gutes zu tun. Geben Sie Chinin oder Opium – bleiben Sie dabei, aber gehen Sie dann nicht zurück zur Homöopathie! Der Mann, der so etwas macht, ist ein homöopathischer Versager. Einige Leute sind unfähig, die homöopathische Lehre zu begreifen und verfallen der Mischerei, einem Bastard zwischen Homöopathie und Allopathie. Ich ziehe einen Allopathen dem Kollegen vor, der behauptet ein Homöopath zu sein, aber nicht genügend weiß, um Homöopathie zu praktizieren.

Warum sollten Sie rohe Arznei zusätzlich zu Ihren homöopathischen Mitteln auf die Diphtheriemembranen aufbringen? Wenn das rohe Mittel etwas bewirkt, so wird es die Erscheinungen im Rachen verwischen, und Sie haben keine Kontrolle über die Wirkung Ihres Mittels. Wenn solche Adiuvantien überhaupt etwas bewirken, werden es Veränderungen sein, die das Bild zerstören. Wenn sie keine Wende bringen, warum sollte man sie dann geben? Es gibt doch keinen Grund etwas zu geben, das keinen Wechsel herbeiführt. Diese Frage führte einmal zu einer Kontroverse bei einem Treffen der Gesellschaft. Ein Arzt empfahl, Wasserstoffsuperoxid in Eiterhöhlen zu geben und meinte, es würde nicht schaden. Die Frage ist, ob es überhaupt etwas bewirkt. Tut es etwas, dann kann es nur den Fall beeinträchtigen. Merken Sie sich das als Regel: Niemals etwas geben, das zusätzliche Veränderungen machen kann, wenn Sie ein Mittel gegeben haben! Wenn Sie ein Mittel verschrieben haben, müssen Sie bei Ihrem nächsten Besuch wissen, ob dieses Mittel irgend etwas bewirkt hat. Deshalb müssen Sie Ihren Fall mit dem Mittel, das Sie für das homöopathischste erkannt haben, in Ruhe lassen. Alle Veränderungen müssen beobachtet werden, denn durch die Beurteilung der Veränderungen können wir herausfinden, was als nächstes zu geschehen hat. Werden inzwischen von den Freunden des Patienten andere Dinge gegeben, dann weiß der Arzt nicht, was seine Verordnung bewirkt hat. Hat sich auf Ihr Mittel gar nichts verändert, dann sehen Sie klar und wissen, was Sie zu tun haben.

Ärzte geben manchmal Opium, um Schmerzen zu unterdrücken. Es wird aber viel öfter gegeben, um das Wehklagen der Umstehenden, die den Kranken beobachten, zu beruhigen. Die Angehörigen stehen herum, ringen die Hände und sagen: „Doktor, können Sie nichts tun?" und der arme Arzt verliert den Kopf und gibt eine Dosis Opium. Warum tut er das? Um das Jammern der Leute zu beruhigen. Er weiß, daß er seinem Patienten schadet, daß er damit die Möglichkeit, seinen Patienten homöopathisch zu heilen, aus der Hand gibt. Was ist, wenn der Patient leidet? Ist das eine Entschuldigung für den Arzt, die Mittel aus der Hand zu geben, den Patienten zu heilen? Der Doktor wird sich so entschuldigen: „Hätte ich das nicht getan, dann hätten mich die Leute kritisiert." Was hat das mit den Leuten zu tun? Wenn ein Arzt nicht so viel Charakter hat, dem Jammern der Angehörigen, der Kritik der Freunde, der Bedrohung seiner Brieftasche und seines täglichen Brotes zu widerstehen, dann wird er nicht sehr lange als Homöopath praktizieren. Ein ehrenwerter Mann wird diese Dinge nicht fürchten. Für ihn gibt es nur ein Problem: Was muß jetzt als das Richtige getan werden? Was hat das Geschwätz der verrückten Alten, die mit ihrer losen Zunge dabeisteht, mit dem Leben des Patienten oder der Pflicht des Arztes zu tun? Werden jene die Verantwortung auf sich nehmen, wenn der Patient stirbt? Ich meine, der Tod des Patienten ist nichts, im Vergleich mit einer Verletzung des Grundsatzes durch den Arzt. In beiden Fällen ist der Doktor ganz schlimm dran. Der Arzt, der das Gesetz bricht, zerstört sein Gewissen und dessen Tod ist schlimmer als der des Kranken. Der Arzt, der genügend Wissen und Charakterstärke hat zu warten, wird noch ehe der Patient stirbt, das homöopathische Mittel erkennen, das den Fall heilt. Die ganze Gemeinde gerät manchmal in Aufregung, weil der Doktor nicht dies oder jenes tut. Angenommen, die ganze Atmosphäre ist blau von den Auswirkungen ihres Zornes. Was hat das damit zu tun? Der Arzt, der seinen Patienten treu bleibt und das Volk schreien läßt, ist einer, dem man in jeder schweren Prüfung vertrauen wird. Aber der Arzt, der bei jeder Drohung zurückweicht und zittert, wird sein Gewissen im Stich lassen, käuflich sein, wird für Geld alles tun und in Notzeiten fahnenflüchtig werden. Der homöopathische Arzt hat es schwer, sich allein zu entscheiden, wenn er niemand hat, der ihn in seinem Drangsal beisteht. Die Haltung der Menge darf dem Arzt niemals Hinweise liefern, was er tun soll. Laßt ihn den Patienten beobachten und seine Symptome studieren. Das, was recht ist, wird geschützt und unterstützt und das, was falsch ist, entwürdigt. Wenn ein Mensch ein paar Mal sein Selbstvertrauen verloren hat, wird er ein Weichling und Kriecher und fähig, fast alles zu tun, was schändlich und feige ist. Der Arzt, der das Richtige für seinen Patienten getan hat, kann dessen Freunden aufrichtig in die Augen sehen, wenn der Patient gestorben ist. Hat er aber mit Morphin die Symptome des Patienten, die ihm geholfen hätten, das Mittel zu finden, verwischt, glaube ich nicht, daß er den Freunden hätte offen ins Gesicht sehen können. Natürlich, wenn Sie nach solchen Prinzipien handeln, werden Sie dafür leiden müssen. Man wird Sie beschimpfen.

In § 63 und 64 spricht Hahnemann von der Erst- und Zweitwirkung der Arznei. Es ist nicht nötig, sich dabei lange aufzuhalten. Beide sind einfach Wirkungen des Mittels. Einige Homöopathen haben versucht, zwischen der Erst- und der Zweitwirkung zu unterscheiden. Es spielt keine Rolle worunter der Patient leidet, ob unter Symptomen der Erstwirkung oder der Zweitwirkung. Das Mittel wird genauso heilen. Die auftretenden Symptome sind solche des Mittels und scheinen sich oft zu widersprechen. In den ersten Stadien haben wir oft Schlaflosigkeit, in den letzten Schläfrigkeit, und mal ist das eine, mal das andere Stadium stärker ausgeprägt. Bei Opium hatten zum Beispiel einige Prüfer zuerst Schlaflosigkeit und nachher Schläfrigkeit von den kleinen Dosen. Beides ist von Opium bekannt, und wenn die anderen Symptome stimmen, dann ist es egal, welches der beiden auftritt. Wenn Opium nach dem allgemeinen Bild angezeigt ist, wird es beide Zustände haben, und Sie brauchen nicht abzuwarten, ob es im einen Fall den einen, im anderen Fall den anderen Zustand erzeugt. Einigen Prüfern macht Opium anfangs Diarrhöe, bei anderen Obstipation. Sollte ich heute eine Dosis rohen Opiums nehmen, so bekäme ich nach sechs Stunden eine Diarrhöe für ein paar Tage, dann eine Obstipation, die sechs Wochen dauern würde. Zu wissen, daß Arzneien zwei Wirkungsweisen haben, heißt einfach, die Natur von Arzneien im allgemeinen zu kennen. Im Alkohol werden Sie ein anderes Beispiel sehen, wenn Sie zwei Säufer beobachten.

Es gibt konstitutionelle Zustände bei Patienten, kraft derer sie immer in einer bestimmten Weise reagieren, und diese sind oft nach Prüfungen zurückgeblieben oder finden sich bei denen, die mit Arzneien vergiftet wurden. Alle diese Patienten werden alternierende Symptome haben, die den Arzt so lange verwirren, bis er ihren konstitutionellen Zustand erkennt. Es ist sehr wichtig, die konstitutionelle Lage eines Patienten zu erkennen, ehe man ihm verschreibt. Sie werden Ihren Patienten immer besser helfen können, wenn Sie alle ihre Reaktionsweisen kennen. Natürlich werden sich bei akuten Krankheiten die Symptome oft so deutlich hervorheben, daß ein akutes Mittel ohne Bezug auf konstitutionelle Momente verordnet werden kann. Akute, ähnliche Mittel können bei fast allen Patienten eingesetzt werden. So wird ein Calcarea-Patient ein akutes Ergänzungsmittel zu Calcarea brauchen, wenn er mit akuten Symptomen krank ist. Die akuten Symptome fügen sich ein, bilden sich und werden geformt durch die konstitutionelle Lage des Patienten.

Kapitel 17

Wissenschaft und Kunst

Bis jetzt haben wir Grundsätze studiert, die sich auf das Wissen von der Homöopathie beziehen. An dieser Stelle kommt Hahnemann zu drei wichtigen Schlußfolgerungen in der Anwendung auf die Praxis bezüglich dessen, was wir studiert haben. Drei Schritte sind zu betrachten:

Erstens: „Auf welche Weise kommt der Arzt zu den notwendigen Informationen über die Krankheit, um heilen zu können?" Das bezieht sich natürlich auf die Krankheit im allgemeinen und den Patienten im besonderen. Beim Besprechen des dritten Paragraphen trugen wir die Mittel und Wege beim Studium einer Epidemie und jedes einzelnen Kranken zusammen. Jetzt gehen wir bis zum Ende des Kurses dazu über, Krankheit im allgemeinen und den Kranken im besonderen zu studieren. Alle weiteren Ausführungen werden sich damit befassen. Es ergeben sich viele Fragen bei diesem Problem, die wir im Einzelnen bearbeiten müssen, über die Natur des akuten wie des chronischen Miasmas. Veränderungen, die zeigen, daß es zwei bestimmte Klassen von Krankheiten gibt. Jede von ihnen muß in ihrer allgemeinsten Form, und jede Person als eine besondere Einheit, studiert werden.

Zweitens: „Wie kann er die krankmachenden Kräfte der Arzneien, das heißt des Instrumentes, das dazu bestimmt ist, natürliche Krankheiten zu heilen, entdecken?" Dies beinhaltet ein Studium der Materia

Medica und Kenntnis über deren Aufbau durch Prüfungen und beobachtete Tatsachen.

Drittens: „Was ist die beste Art, diese krankmachenden Kräfte (Arzneien) in der Behandlung der Krankheit einzusetzen?“ Das umfaßt das Studium aller Methoden und die Festlegung auf das, was am besten ist.

Der weitere Inhalt dieses Buches ist die rationale, wissenschaftliche und sorgfältige Weise im Studium dieser Themen vorzugehen. Er wird uns jetzt von der Wissenschaft der Homöopathie zur Kunst des Heilens führen. Bisher sind wir den wichtigsten Teil, die reine Wissenschaft, durchgegangen, der die Wissenschaft der Homöopathie ist. Wir haben in der Homöopathie keine der großartigen Klassifizierungen, zu denen die traditionelle Medizin Zuflucht nimmt, sie sollten beim Studium der angewandten Homöopathie nicht erscheinen. Das Studium der Klassifikation der Krankheiten, wie in der traditionellen Medizin, ist nützlich, da wir mit der Welt in Berührung kommen. Da die Gesundheitsbehörden von uns Bescheinigungen über Todesursachen nach der Nosologie der Alten Schule verlangt, müssen wir die Diagnosen stellen. In der Homöopathie macht die Diagnose eine sehr nebensächliche Figur bei der Behandlung; trotzdem müssen alle Endzustände des Falles zitiert und mit den Namen der Schulnosologie beschrieben werden. Wir brauchen Eigenschaftsworte, umfassende Ausdrucksweise, treffsichere Beschreibung, damit die Natur der Krankheit, die aus allem, was der Mensch von ihr wissen kann, zu Papier gebracht werden und von da jederzeit in die Erinnerung des Arztes geholt werden können. Wenn der Arzt einfach eine Studie von der Krankheit machen würde, ihr dann einen Namen gäbe und mit diesem Namen die Studie abschließen würde, dann könnte er keine Verordnung machen, und der Arzt würde anhand seiner Studie nichts über die Natur der Krankheit wissen. Der Name bringt keine Idee von der Natur der Krankheit, lediglich einen Platz in einer allgemeinen Klassifizierung. Die Kenntnis von der Natur einer individuellen Erkrankung ist nötig für eine Verschreibung, und diese hängt ab von der Ermittlung der Einzelheiten.

Das Allererste in dieser Studie ist zu prüfen und zu zeigen, daß es zwei Klassen von Krankheiten gibt: akute und chronische. Das ist die allgemeinste Einteilung. Die akuten Krankheiten werden zusammen in einer Gruppe studiert, die chronischen in einer anderen.

Ein akutes Miasma befällt den Organismus, durchläuft das gewöhnliche, längere oder kürzere, Prodromalstadium, hat seine Entwicklungs- und Rückbildungsphase mit der Tendenz der Erholung. Auch das chronische Miasma hat sein Prodromal- und Entwicklungsstadium, hat aber keine Rückbildungsphase, es ist kontinuierlich, klingt nicht ab und endet erst mit dem Tod des Patienten.

Die akuten Krankheiten sind viel einfacher zu studieren als die chronischen. Sie sind alle ansteckend oder infektiös, haben miasmatischen Charakter, nehmen ihren vorgezeichneten Verlauf und klingen dann ab. Verdirbt man sich den Magen, muß dann erbrechen und hat keine Nachbeschwerden, so hat es nur an einer Unpäßlichkeit gelegen. Solche Zufälle von äußeren Ursachen sind keine Miasmen. Dinge, die durch den Mund in den Magen kommen und dadurch Übelkeit erzeugen, wirken entweder als Aufrührer eines alten Leidens oder als mechanische Störungsursache. Die reinen Krankheiten andererseits, ob erworben oder ererbt, sind jene, die sich aus dem Innersten nach der Peripherie auswirken und dabei den Menschen krank machen. Die Ursachen, die den Menschen krank machen, sind Einflüsse von feinstofflichen Substanzen und haben einen festgelegten Ablauf. Jede hat ihre eigene Prodromalzeit, ihre eigene Entwicklungsphase, womit die klassische Schule festgelegt hat, was pathognomonisch sei; es ist gut, diese Symptome zu kennen, nicht nur wegen der Benennung, sondern auch für die Verständigung.

Das Studium der Krankheit sollte nicht nur wegen der Diagnose erfolgen. Wäre es so, würde der Name schaden. Denken Sie an ein Kind mit Masern. Hier kann der Gedanke an Masern vergessen werden, aber der Charakter der Krankheit dieses speziellen Kindes muß Ihnen vor Augen bleiben. Zunächst werden Sie nicht sehen können, was damit gemeint ist, besonders, wenn Sie sich angewöhnt haben, Fälle aufgrund der Diagnose zu studieren.

Ich sage das nicht, um die Diagnosen zu vernebeln, sondern um zu zeigen, daß die Feststellung der Diagnose nicht zum Verschreiben dienlich ist. Je mehr Sie sich an die Diagnose halten, desto mehr werden Sie Ihre Gedanken für den Weg einer guten Verschreibung verdüstern. Sie können sich hinsetzen und eine Stunde an der Unterscheidung arbeiten, ob es ein Scharlach- oder ein Masernfall ist. Anfangs kann es da Verwirrung geben. Sie können zu dem Urteil kommen, es seien Masern, die jetzt Pulsatilla brauchen oder Scharlach, der Belladonna brauche. Sie werden sehen, daß eine solche Lage der Dinge Ihre Gedanken in die Irre führte. Befinden Sie sich in einer Epidemie, in der es erforderlich ist, um die Nachbarschaft zu schützen, zu wissen, ob der Patient an Cholera leidet oder nicht, dann muß man zweierlei tun: Familie und Umgebung haben Anspruch auf die Sicherheit, die ein genaues Wissen ergibt und Schutz, Isolierung oder Quarantäne erforderlich machen. Hier muß man sowohl eine Untersuchung zur Klassifizierung der Krankheit anstellen, als auch eine, die zu dem Mittel führt, das der Kranke braucht. Ich halte aber dafür, den Patienten erst auf das Mittel, das er braucht, zu untersuchen, was wenig zu tun hat mit der Klassifikation der Krankheit, außer ganz im Allgemeinen. Wenn über das Arzneimittel entschieden ist, das die Symptome des Kranken abdeckt, und er dieses bekommen hat, dann folgt als nächster Schritt die Entscheidung, was im Falle einer Ansteckung zum Schutz der Umgebung zu geschehen hat. Der Arzt kann es sich nicht leisten, über die Diagnose verrückt zu werden, ein Trottel zu werden, herumzugehen und einen Scharlach als Masern zu bezeichnen und Masern Scharlach zu nennen; er muß genügend über die allgemeine Natur der Krankheit wissen, um nach erfolgter Verschreibung, und nachdem der Patient so weit versorgt ist, auf die Frage der Mutter, was nun mit dem Kind los sei, ihr das sagen zu können, worauf sie in diesem Augenblick zu wissen Anspruch hat: ob es ein Fall ist, gegen den die Familie geschützt werden muß, ob Außenstehende ferngehalten werden sollen, ob es gut für das Kind ist, in die Schule zu gehen oder nicht.

Es gibt Fälle chronischer Krankheiten, die akuten Krankheiten sehr ähnlich sind, wie diese täuschenden Anfälle, die regelmäßig als periodische Kopfschmerzen erscheinen. Ein Anfall für sich allein kann wie ein akutes Miasma erscheinen. Die Neigung fortzuschreiten und nicht abzuklingen zeigt jedoch, daß sie zu einem chronischen Leiden gehören. Die Störungen, die von Ausschweifungen, Trinken und Überessen kommen, direkt von periodisch auftretenden äußeren Umständen ausgelöst werden, sind Dinge, die aus latenter Psora hervorgehen. Sie sind vorübergehende Erkrankungen und würden, wenn der Patient nicht unter einem chronischen Miasma litte, nicht auftreten. Diese Zufälle allein würden keine Krankheit bilden, nicht das Bild eines akuten Unwohlseins annehmen. Der Mensch hat diese kleinen, immer wiederkehrenden Attacken aufgrund des chronischen Miasmas. Sie kommen nicht mit einem Prodromalstadium, einer Entwicklungs- und einer Rückbildungsphase, sie können erscheinen und wieder abklingen, aber ohne Prodromalphasen. Die akuten Miasmen haben wie die chronischen ihre Prodromalphase.

§ 72 besagt: „Was den ersten Punkt betrifft, so dient Folgendes zuvörderst als allgemeine Übersicht. Die Krankheiten der Menschen zerfallen in zwei Klassen ...“

Erinnern Sie sich, daß die akuten Krankheiten immer zur Genesung führen, die chronischen Krankheiten haben keinerlei Genesungstendenz, sondern pflegen kontinuierlich fortzuschreiten; es sind viel tiefere Miasmen.

Drei dieser Miasmen gehören zur Menschheit: Psora, Syphilis und Sykose, und die wollen wir jetzt untersuchen. Die schlimmsten sind die Fälle, in denen die drei Miasmen oder Teile von ihnen durch Arzneien kompliziert wurden. Wenn die Arzneiwirkungen aufgehoben worden sind, können wir anfangen, die reinen Miasmen selbst zu studieren. Aber die Miasmen sind heutzutage in den meisten Menschen kompliziert, denn immer, wenn wir in Berührung mit chronischen Miasmen kommen, haben wir es auch mit chronischer Medikation zu tun und deren Wirkung auf die Lebenskraft. Ich bin der Meinung, aber vielleicht irre ich mich auch, daß zu der Zeit, als Aderlassen üblich war, man zu starken Abführmitteln, Brechmitteln und Schwitzkuren wie in alten Zeiten seine Zuflucht nahm, die Menschen noch nicht so schnell zerstört wurden, wie in unseren Tagen. Die ungeheuren Mengen von Kalomel und Jalapa rauschten durch die Eingeweide und putzten den Patienten aus, und er fühlte sich danach besser und schleppte vielleicht nicht die Auswirkungen dieser Reinigung bis zum Grabe mit sich. Er trug nicht die Wirkungen der brech- und schweißtreibenden Mittel in sich, aber heute werden kleine Mengen von konzentrierten Arzneien gegeben, die eine heimtückische Wirkung auf den Organismus haben und ihre chronische Wirkung sehr langsam entfalten. Von der ständigen Einnahme der Mittel alter Schule, der Alkaloide usw., haben wir die schrecklichsten Zustände, die in der Medizingeschichte je vorgekommen sind. Ihr Ziel ist es, kleine Dosen zu geben mit einer heimtückischen Wirkung. Die milderen Präparate wie Sulfonal brauchen Monate, um ihre chronischen Wirkungen zu entfalten und sind besonders bösartig und störend. Diese langsamen und heimtückischen Präparate wurden jetzt im großen hergestellt und haben, obwohl von scheinbar milder Entwicklung, sekundäre Nachwirkungen, die sehr ernst sind. Hahnemann sagte seinerzeit, die belastendsten chronischen Krankheiten seien die durch Arzneiwirkungen komplizierten. Wenn das stimmt, ist es heute zehnmal so schlimm. Die kleinen Kopfschmerzmischungen, die Katarrhkuren usw. sind in der Erstwirkung mild, aber um so heftiger im Endeffekt. Sie sind so hergestellt, daß sie die wohlschmeckenden homöopathischen Mittel imitieren.

Kapitel 18

Chronische Krankheiten – die Psora

Psora steht am Anfang aller körperlichen Leiden. Hätte sich die Psora nie als Miasma bei der Menschheit festgesetzt, wären die beiden anderen chronischen Krankheiten nicht möglich gewesen. Ebenso wäre die Anfälligkeit gegen akute Krankheiten nicht möglich. Alle Krankheiten des Menschen bauen auf der Psora auf; sie ist die Grundlage allen Krankseins. Alle anderen Krankheiten kommen in ihrem Gefolge.

Psora ist die grundlegende Ursache, die ursprüngliche und erste Gesundheitsstörung des Menschen. Sie ist ein gestörter Ordnungszustand des feinstofflichen Organismus der Menschheit. Dieser Zustand drückt sich aus in den Formen der verschiedenen chronischen Krankheiten oder chronischen Erscheinungen. Wäre die Menschheit in vollkommener Ordnung geblieben, könnte keine Psora existieren. Die Empfänglichkeit für Psora entfaltet einen Fragenkomplex, der zu umfassend ist, um im Rahmen eines ärztlichen Seminars erschöpft zu werden. Es führt im ganzen zu weit, denn es führt bis zum Sündenfall der Menschheit, der ersten Krankheit der Menschheit, dem seelischen Kranksein, aus dem heraus sich die echte Anfälligkeit für die Psora entwickelt hat, die ihrerseits den Grundstein für andere Krankheiten bildet. Betrachten wir die Psora als Synonym für Krätze, dann mißverstehen wir absolut die originale Absicht Hahnemanns. Krätze gilt gemeinhin als etwas Begrenztes, Oberflächliches, von einer kleinen winzigen Milbe, von der man annimmt, sie sei lebendig, und wenn man diese Milbe abgetötet habe, dann sei die Krankheit beendet. Was für ein Irrtum!

Von einem kleinen Anfang mit erstaunlicher Entwicklung breitet sich die Psora aus in ihr latentes Stadium, um sich dann in der großen Zahl chronischer Krankheiten in der gesamten Menschheit zu manifestieren. Sie umfaßt Epilepsie, Wahnsinn, bösartige Krankheiten, Tumoren, Geschwüre, Katarrhe und eine große Zahl von Hautausschlägen. Sie schreitet fort von den einfachsten Zuständen bis zu den höchsten Graden von Komplikationen, nicht immer nur allein, sondern oft mit der scheußlichen Hilfe von Arzneivergiftungen durch Generationen, denn die Ärzte haben sich mit ihrer ganzen Kunst bemüht, sie von der Oberfläche zu vertreiben und dadurch erreicht, daß sie immer tiefer wurzelt, immer unsichtbarer wird, bis die Menschheit fast vom Untergang bedroht ist. Schauen Sie auf die Bevölkerungszahlen auf der Erdoberfläche, und stellen Sie fest, wie viele von ihnen das reife Alter erreichen. Das bezieht sich auf die Zahl der Kleinkindersterblichkeit, und diese beruht größtenteils auf den Auswirkungen der Psora. Wir sehen kleine Neugeborene, die nicht genügend Vitalität haben um zu überleben. Die angeborene Schwäche, Marasmus und verschiedene Krankheiten chronischen Charakters, die die Kleinen fortraffen, haben als Grundlage die chronischen Miasmen. Deren Hauptbasis ist die Psora, gleich danach Syphilis und Sykose.

Hahnemann brauchte zwölf Jahre zu dieser Erkenntnis und um die Beweise für seine Schlußfolgerung zu sammeln. Wenn ein Patient zu ihm kam, der in irgend einer Weise Anzeichen von chronischer Krankheit hatte, gab er sich große Mühe, sorgfältig in allen Einzelheiten, von Anfang bis zu Ende aufzuschreiben, samt der Krankengeschichte von Vater und Mutter, bis er eine große Zahl von Krankheitserscheinungen zusammen hatte, ohne noch zu wissen, worauf es hinauslaufen würde. Aber nachdem er die Symptome von Hunderten, von großen und kleinen Patienten, aufgeschrieben und verglichen hatte, ordnete er sie alle in einer großen Gruppe ein, und da erschien ihm in der Totalität dieser Sammlung das Bild der Psora in allen ihren Formen. Bis dahin hatte man jede dieser verschiedenen Formen als selbständig angesehen, das heißt, alle auffallenden Züge der Epilepsie wurden zusammengefaßt und danach die Epilepsie als Krankheit bezeichnet. Dabei ist Epilepsie nur eine Erscheinungsform von Krankheit, die nie zweimal in gleicher Form vorkommt. Jede epileptische Person unterscheidet sich von allen anderen Epileptikern auf der Welt, doch Epilepsie, Wahnsinn, Diabetes, Krebs, Nephritis und jeder andere Fall von sogenannter Krankheit haben alle den gleichen Anfang. Sie sind nicht unterschieden, sondern verlaufen in jeder Person entsprechend deren Individualität. Hahnemann berichtet, daß er sich, ehe er anfing diese Symptome zu sammeln, gewundert habe, daß Nux vomica, Ignatia und ähnliche, kurz wirkende Mittel, nur auf einzelne Erscheinungsformen von Krankheiten, eine Gruppe von Symptomen wirkten oder für eine gewisse Zeit linderten, wonach die Symptome zurückkehrten, obwohl er die Behandlung nach seinem besten Wissen durchgeführt hatte. Am Ende einer solchen Kur entdeckte er, daß die Krankheit ständig fortgeschritten war, trotz der Tatsache, daß er dem Kranken sehr lange Zeit seine Leiden gelindert hatte.

So geht es, wenn akut wirkende Mittel gegeben werden, und Sie werden solche geben, wenn Sie nicht die Lehre von der Psora kennen. Die kurz wirkenden Mittel sind jene, die das Gegenstück zu den akuten Erscheinungen bilden. Deshalb werden Sie, wenn diese akuten Manifestationen in Gruppen von Symptomen erscheinen, natürlich akute Mittel wählen und werden damit von Zeit zu Zeit lindern, aber nach einiger Zeit werden Sie jeden Fall einzeln betrachten und feststellen, daß er sich ständig verschlechtert hat. Sie werden merken, daß Sie nicht die Wurzel des Übels getroffen haben, daß dem Ganzen ein Etwas zugrunde liegt und die Oberhand behalten hat, wodurch die Krankheit selbst ständig schlimmer geworden ist.

Hahnemann sah das, und es war ihm ein Rätsel, hatte er doch eine Meisterschaft erworben, die akuten Krankheiten mit akuten Mitteln zu behandeln. Solche Apsorika, wie Belladonna, Aconit, Bryonia, Arnica, China, Nux vomica usw. waren damals schon gut geprüft und hatten sich bewährt bei der akuten Manifestation der Psora und den akuten Infektionen. Hahnemann hatte damals noch nicht erfahren, daß die akuten Miasmen, durchaus und streng genommen, akute Miasmen waren und daß man deshalb akute und chronische Miasmen miteinander vergleichen konnte. Er hatte sie eben noch nicht als Miasmen erkannt.

Man kann die akuten Miasmen nicht richtig verstehen, wenn man noch nicht in der Lage ist, sie mit chronischen Miasmen zu vergleichen. Wenn beide nebeneinandergestellt werden, wird das sehr schön deutlich. Die akuten Infekte treten entweder mit so großer Heftigkeit auf, daß der Patient stirbt; sind sie weniger heftig, sehen wir eine Entwicklungsphase mit anschließender Erholungstendenz. Sie können sich im Patienten nicht länger halten und müssen vergehen. Es gibt keine feste zeitliche Ordnung, an der man die akuten Miasmen erkennen kann, denn sie haben ihren eigenen Rhythmus. Es gibt auch keine feste Zeitspanne, nach der man eine Krankheit chronisch nennen kann. In der Alten Schule werden die Krankheiten in akute, subakute und chronische eingeteilt. Jede Krankheit die länger als sechs Wochen dauert, wurde unter die subakuten eingereiht. Dauerte sie unbegrenzt lange, hieß sie chronisch. Aber das chronische Miasma ist von Anfang an chronisch. Das akute Miasma ist von Anfang an akut. Es hängt von ihrer Natur, von ihrer Fähigkeit ab, was sie mit der Menschheit tun, wie wir sie in ein Miasma einordnen müssen.

Hahnemann gibt offen zu, daß er erstaunt war, nach einer gewissen Zeit keine Fortschritte mit seinen Mitteln bei chronischen Krankheiten erzielt zu haben. Die Symptome erschienen mit ihrer autonomen Regelmäßigkeit immer stärker als zuvor, was zeigte, daß die chronischen Krankheiten im Vordringen waren. Hahnemann befaßte sich nicht nur mit einer schwierigen Krankengeschichte, sondern allen Arten von Schwierigkeiten, und nachdem er das zwölf Jahre lang getan hatte, wurde ihm klar, daß bei allen beobachteten Fällen eine chronische Krankheit zugrunde lag, die die Tendenz zum Fortschreiten bis zum Tode des Kranken hatte. Darauf vertiefte er sich in die Prüfung von Arzneien, um eine Ähnlichkeit zu chronischen Krankheiten herauszufinden. Wäre er nie zu solchen Ergebnissen gekommen, dann hätte er solches nicht geschrieben.

Nachdem er sich alle Symptome in einer großen allgemeinen Übersicht zum Bewußtsein gebracht hatte, fing er an, darüber nachzudenken, welches die ersten, die zweiten und die späteren Erscheinungen in der Entwicklung dieses tiefsitzenden chronischen Miasmas seien. So beobachtete er, daß Menschen, die an Schwindsucht starben, in ihrer Jugend einen Bläschenausschlag zwischen den Fingen und am Körper hatten, der mit den damals üblichen Salben unterdrückt worden war. Darauf erhob sich natürlich die Frage: „Was hat diese Unterdrückung mit dem zu tun, was danach kam?" Wie Hahnemann die Antwort auf diese Frage herausbrachte, können Sie in seinen „*Chronische Krankheiten*" nachlesen, aber er erzählt nicht alles, wenn er auch viele Seiten mit Beobachtungen und Erfahrungen füllt. Sie werden Hahnemanns Gedankengänge klarer verstehen und ihnen besser folgen können, wenn Sie sich an den Gebrauch passender Arzneien begeben und sich mit den Grundsätzen über Fortschreiten der Krankheiten beschäftigen, das heißt, Sie werden eine Demonstration seiner Lehre in den Heilerfolgen einer großen Zahl so behandelter Patienten erleben. Krankheiten verschwinden in der umgekehrten Reihenfolge ihres Erscheinens; die letzten Symptome werden als erste weggehen und die älteren Symptome in der umgekehrten Reihenfolge ihres Erscheinens wieder auftreten und verschwinden. Alte Symptome kamen in Form von Ausschlägen wieder, alte Fieberfröste, die unterdrückt wurden und viele andere chronische Erscheinungen kommen der Reihe nach wieder. Beobachten wir diese Dinge, dann kommen wir zu dem Ergebnis, daß, wenn wir diese ältesten und tiefsten Leiden in ihre ursprüngliche Erscheinungsformen zurückgebracht haben, die vielleicht ein Bläschenausschlag waren und wenn wir dann nichts einfacheres als diesen Ausschlag sehen, kommen wir zu dem Schluß, daß die Unterdrückung eines solchen Ausschlages der Anfang des Leidens gewesen ist.

Wenn Sie sauber praktizieren, werden Sie diese Dinge sehen. Sind Sie erfolglos in der Praxis, werden Sie so etwas nicht beobachten. Vielen Patienten geht es so schlecht, daß so etwas nie zu sehen ist,und bei diesen geht das Leiden weiter, das heißt, der Patient nimmt ab anstatt der Krankheit. Bessern sich bei diesem Patienten nur die Symptome, ohne daß alte Symptome wiederkommen, wissen wir, daß wir nur eine Palliation erreicht haben, daß nur die Symptome unterdrückt wurden, ohne daß es zu einer Heilung kommt. Eines sollten Sie wissen, und es ist gut, das auch dem Patienten zu sagen: Er sollte nicht zu viel Mut fassen, denn ein Patient, der zu viel Mut gefaßt hat, kann zu sehr entmutigt werden, wenn ein Rückschlag kommt. Wenn zum Beispiel eine Frau in Ihre Sprechstunde kommt und schöne Sprüche macht von Dankbarkeit, weil Sie ein tiefsitzendes Leiden, vielleicht eine chronische Migräne oder Epilepsie, gelindert haben, ohne daß ein Ausschlag herausgekommen ist oder Sie keinen Fortschritt im Abbau der Krankheit beobachten, kein Verschwinden der Symptome in umgekehrter Reihenfolge, dann ist es oft gut, der Patientin zu sagen, daß, obwohl sie sich besser zu fühlen scheint, das Grundleiden noch nicht wirklich beseitigt ist. Andererseits ist es manchmal klug zu sagen: „Sollte ein Ausschlag auftreten, dann tun Sie bitte nichts daran“, denn sonst würde sie etwas zu dessen Linderung tun, eine Schwefelsalbe oder sonst ein elendes Zeug drauftun. Der Arzt denke immer daran, den Patienten davor zu warnen, irgendwelche Symptome seines Falles zu unterdrücken. Wenn Ihnen Ihr Patient wunderbare Fortschritte berichtet, dann nehmen Sie Ihre Aufzeichnungen vor und sehen sie diese durch. Wenn Sie in Ihren Aufzeichnungen die Vorgeschichte des Falles vernachlässigt haben, bemühen Sie sich nun, etwas über die früheren Symptome herauszufinden wenn irgend möglich, und dann ist es oft sinnvoll, einem intelligenten Menschen zu sagen: „Wundern Sie sich nicht, und bekommen Sie keinen Schrecken, wenn dies und das Symptom wieder auftritt.“ Und warnen Sie den Patienten, nichts zu unternehmen, sondern den Arzt gleich zu benachrichtigen. Es hängt davon ab, daß der Patient so gut informiert ist, daß er nichts tut, kein Mittel nimmt, so vernünftig wie möglich lebt, daß seine physischen Kräfte von Belastungen unbehindert bleiben, ob wir das Wiederauftreten von lange unterdrückten Symptomen beobachten können oder nicht. Lange nach Abschluß der Behandlung wird ein Patient kommen und sagen: „Diese alte Beschwerde ist wieder aufgetreten. Können Sie etwas dagegen tun?“ Nun werden Sie Ihre Aufzeichnungen durchsehen und feststellen, daß dies ganz sicher so ist, wie der Anfang seiner Beschwerden damals war, als Psora in ihrer primären Form als Bläschenausschlag beim Kind da war und unterdrückt wurde.

Das sind die einfachsten Fälle von Psora, da hier alles an einer Person gesehen werden kann. Kompliziert wird die Sache bei vererbter Psora. Bei den einfachen Psoraverläufen verschwindet der Ausschlag, dafür gibt es Katarrhe mit ihren verschiedenen Erscheinungsformen. Sie verordnen gegen alle diese Symptome und bald danach kommt der Ausschlag aus der Kindheit wieder heraus, besonders bei jüngeren Individuen. Ist der Zustand schon komplizierter, werden Sie den Patienten nicht auf die ursprüngliche Form der Psora zurückführen können, weil die Vorfahren diese Urform hatten, und das Kind bekommt eine komplexe Form davon, die anwesend war, als der Patient zu Ihnen kam. Sie werden selten die Bläschen oder Urform wiederauftreten sehen, außer bei denen, die diese gehabt haben, aber diese ähnlichen Formen werden wieder auftreten, wenn die Lebenskraft des Organismus wieder in Ordnung gebracht wird.

So sehen wir als natürliche Reaktion des Organismus ein langsames, schrittweises Zurückgehen zum Anfang oder den früheren Stadien der Psora. Wenn Sie eine bösartige Form von schuppigem Ausschlag behandeln, mit trockenen, harten, hornigen Schuppen, werden Sie unter korrekter Verschreibung merken, daß diese schuppigen Gebilde verschwinden, aber wenn die Lebenskraft stark genug geworden ist, dürfen Sie sich nicht wundern, wenn der Bläschenausschlag erscheint, denn die ursprüngliche sogenannte Krankheit hat sich von der bösartig, schuppigen in die mildere, vesikuläre Form, zurückentwickelt. Den Hautkrankheiten wurden die verschiedensten Namen gegeben. Diese Namen bedeuten aber wenig. Die verschiedenen Ausschläge verwandeln sich in verschiedene andere Formen, aber sie haben alle die gleiche Ursache und werden nacheinander in ihre aufeinanderfolgenden Stadien unter echt homöopathischer Behandlung zurückverwandelt. Dies hat man oft genug gesehen, um zu demonstrieren, worüber ich spreche, und nur hieraus können wir mit Sicherheit sagen, daß die Psora mit dem einfachen, lokalisierten Bläschenausschlag anfing. Zeitweise werden Sie fortgeschrittenere, kompliziertere Psoraformen zu behandeln haben mit organischen Veränderungen. Nachdem der Kranke eine Weile sein homöopathisches Mittel bekommen hat, wird es zu einem Stillstand kommen. Es scheint sich nichts mehr zu tun, aber im Laufe der Zeit werden bösartige, häßliche Ausschläge auf dem Körper erscheinen. Das ist ein gutes Zeichen, denn während sich die Krankheit nun auf der Haut oder in katarrhalischen Absonderungen zeigt, sind die inneren Organe sicher. Wenn jedoch diese äußeren Erscheinungen aufhören, dann leiden die inneren Teile.

Was tun wir unseren Patienten an, wenn dies stimmt und alle Absonderungen unterdrückt, jeder Ausschlag von der Haut vertrieben wird durch äußerliche Anwendungen? Was müssen wir daraus schließen, wenn wir sehen, daß es das Ziel der heutigen Medizin ist, alles zu stoppen, was auf der Oberfläche erscheint? Wenn wir die Wahrheit bezüglich der Psora kennen, dann sehen wir, was es für einen unmöglichen Schaden für den Patienten bedeutet, wenn die äußeren Reaktionen in dieser Weise blockiert werden, was das für einen entsetzlichen Schock für den Organismus darstellt, und wie dadurch die Psora vorangetrieben, verschlimmert und immer komplizierter gemacht wird, von Jahr zu Jahr, von Generation zu Generation, bis sie die Grundkrankheit des menschlichen Organismus und die Basis aller Leiden der Menschheit wird.

Sie sind jetzt darauf vorbereitet, mehr über die Psora zu lernen durch die Beobachtung ihrer Rückentwicklung als durch Betrachtung ihrer Entwicklung in irgendeinem Einzelfall. Sie ist die Ursache aller chronischen Krankheitsmanifestationen, Syphilis und Sykose sind das nicht. Wir können alle bösartigen, konstitutionellen Zustände (nicht die syphilitischen oder sykotischen) vor unserem Geist aufreihen, die organische Krankheiten genannt werden und die alle Folgen der Psora sind. So sind die fünf Formen der Nierenentzündung keine Krankheiten an sich, sondern die Auswirkungen der Psora auf den Organismus, die die Nieren angreift. Die gewöhnlichen chronischen Leberleiden sind keine Krankheiten, sondern Lokalisierung der Psora in der Leber, ebenso Lungen-, Herz- und Hirnkrankheiten, da sie nur eine einzige Ursache haben, von der aus wir ihre Entwicklung beobachten und sie vom Anfang bis zu Ende studieren können, von der Ursache bis zur Auswirkung. Nur auf diese Weise werden wir klares Wissen über ihre inneren Ursachen und ihre Anfänge haben.

Kapitel 19

Chronische Krankheiten – Psora (Fortsetzung)

Hahnemann spricht in seinen „chronischen Krankheiten“ von der Psora als der ältesten, universalsten, bösartigsten chronisch-miasmatischen Krankheit, die jedoch mehr als alle anderen unterschlagen wurde.

> „"Psora ist die älteste miasmatische chronische Krankheit, die wir kennen..., denn die älteste Geschichte der ältesten Völker erreicht ihren Ursprung nicht... Ebenso langwierig als die Syphilis oder die Sykose, und daher, wenn sie nicht gründlich geheilt wird, vor dem letzten Hauche auch des längsten Menschenlebens, ebenfalls nicht erlöschend (in dem selbst die robusteste Natur nie durch eigene Kraft sie in sich zu vernichten und auszulöschen vermag) ist die Krätzkrankheit (Psora) noch überdieß die älteste und vielköpfigste unter allen miasmatisch-chronischen Krankheiten.“ (Chronische Krankheiten, S. 11, 12)

Alle drei chronischen Miasmen, Psora, Syphilis und Sykose, sind ansteckend. In jedem Fall gibt es etwas, das den Erscheinungen, die wir Krankheit nennen, vorausgeht. Wir sprechen von den Zeichen und Symptomen einer Krankheit, vom Hervortreten der Symptome bei der Syphilis. Denken Sie aber daran, daß es ein Stadium vor der Syphilis gibt, sonst würde diese nicht existieren. Sie kann den Menschen nur befallen, wenn er in einem Zustand ist, der ihn für die Syphilis empfänglich macht. In gleicher Weise könnte Psora nicht existieren, wenn es in der Menschheit keine Vorbedingungen gäbe, die für die Entwicklung der Psora anfällig machen.

Weil Psora die erste ist, die beiden anderen später kommen, ist es für uns wichtig, den Zustand der Menschheit zu erforschen, der sie für die Entwicklung der Psora bereit macht. Es muß einen Zustand in der Menschheit gegeben haben, der sie für die Entwicklung der Psora bereit gemacht hat. Sie kann nicht eine perfekt gesunde Menschheit angefallen haben und würde sich in einer solchen nicht halten können. Es muß ein Übel gegeben haben, das vor dem Zustand herrschte, den wir als das chronische Miasma Psora bezeichnen, ein Zustand der Unordnung, der es den Menschen klar und einleuchtend macht, darin die Ursache, die Geschichte und die wahre Natur der Psora zu erblicken. Einige werden sagen, wenn wir es unternehmen dies zu tun, dann werden wir das Wort Gottes historisch nehmen müssen in Bezug auf den Anfang, denn weiter zurück können wir nicht gehen. Es ist kein Schaden von da aus zu schließen, und ich hoffe, Sie werden das akzeptieren, nicht nur historisch, sondern als göttliche Offenbarung, nicht, daß ich ihn zitieren oder mich auf ihn beziehen möchte, denn das tue ich in meinen Seminaren nie. Betrachten wir die Syphilis, werden wir sehen, daß der Mensch durch seine eigenes Handeln an die Stelle geführt wird, an der er in Kontakt zu Syphilis kommt. Es ist das Ergebnis seiner Handlungsweise.

Syphilis ist die Krankheit, die dem unreinen Coitus entspricht, daß man dahin geht, wo die Syphilis ist, diejenigen kontaktiert, die sie haben. Es ist eine Aktivität, bei der Psora ist das nicht so. Der Mensch sucht sie nicht auf, geht nicht dahin wo sie ist, er braucht sich nicht mit denen zusammen zu tun, die sie haben. Er kann exponiert sein, aber Syphilis ist das Ergebnis eigener Aktivität, einer unreinen Hurerei oder Vermischung, die man besser nicht suchen sollte und von der man genügend wissen sollte, um sie zu vermeiden. Syphilis ist also Folge einer Aktivität, die, wenn sie einmal entstanden ist, zufällig verewigt werden kann. Es gibt immer einen Zustand und eine Bedingung im Menschen, die dieser Aktivität vorausgeht. Wenn die Syphilis der Aktivität des Menschen entspricht, und es ein Vorstadium gibt, eine vorausgehende Krankheitsdisposition, dann muß dieser Zustand dem entsprechen, was der Aktivität vorausgeht, und das ist Denken und Wollen.

Denken und Wollen bilden einen Zustand im Menschen, der den Zustand, in dem er sich befindet, erkennen läßt. Solange der Mensch das denkt, was wahr ist und an dem, was für alle seine Nachbarn gut ist, an Aufrichtigkeit und Gerechtigkeit festhält, so lange wird der Mensch auf Erden frei sein von der Anfälligkeit für Krankheit, denn das war der Zustand, für den er erschaffen war. Solange er sich in diesem Stand hielt und seine Integrität wahrte, blieb er unempfänglich für Krankheit und würde kein Fluidum verbreiten, das zur Infektion führt. Doch als der Mensch anfing, Dinge zu wollen, die seinem falschen Denken entsprangen, geriet er in einen Zustand, der seinem Inneren ganz entsprach. So wie sein Willen und Verstand sind, wird auch das Äußere des Menschen sein. So wie das Leben oder der Wille ist auch der Körper des Menschen, und da beide auf dieser Erde eines sind, wird von ihm eine

Aura entwickelt, die verderbt ist, entsprechend seinem Weg von der Tugend und Gerechtigkeit zum Bösen, und lange vor der Zeit, vor Noahs Sintflut, die das Böse, das zu jener Zeit auf der Erde war, überflutete, gab es Aussatz, der das Ergebnis der schrecklichen Ruchlosigkeit war, die damals herrschte. Ein großer Teil des Volkes litt damals unter der heftigen Aura des Aussatzes, wogegen die Krankheit der Menschheit heute, eine mildere Form der Psora, an einem anderen Menschengeschlecht ist. Lebten heute die gleichen Menschen auf der Erde, so würden wir den Aussatz bei ihnen finden, so, wie wir jetzt die milde Form der Psora haben. Die Alten erwähnten den Aussatz als eine Form von innerer Krätze.

So ist der Zustand des menschlichen Geistes und Körpers eine Krankheitsanfälligkeit aufgrund bösen Wollens und von falschem Denken, die das Leben zu einer fortgesetzten Vererbung falscher Dinge macht, und dadurch entstand diese Form der Krankheit, die Psora, lediglich als äußerer Ausdruck dessen, was primär im Menschen ist. Es ist nicht die Folge der Handlungsweise eines Körpers, wie wir sie bei Syphilis und Sykose finden, sondern aufgrund eines Einflusses, der sich fortschreitend auf der Erde ausbreitet bis wir ihn als äußere Manifestationen der wahren Natur des Menschen erkennen.

Die Menschheit, die heute die Erde bevölkert, ist kaum besser als ein tugendhafter Aussätziger. So steht es mit dem menschlichen Geist heute. Mit anderen Worten: Jeder ist ein Psoriker. Wir wissen, was Aussatz bedeutet, und wenn wir sagen, daß die ganze Welt in einem psorischen Zustand ist, heißt das nicht mehr und nicht weniger, als daß der Aussatz auf der ganzen Erde vorherrscht, aber in der milderen Form der Psora, mit jedem Kind eine neue Ansteckung. Da die Psora Generation auf Generation und Jahrhundert auf Jahrhundert häuft, nimmt die Anfälligkeit immer mehr zu. Das ist so für jedes Miasma und jede Arznei. Diejenigen, die mit Quecksilber behandelt wurden, werden überempfindlich gegen das Mittel und werden leichter dadurch vergiftet. Rhus tox.-Vergiftete werden so empfindlich dafür, daß sie keinen Hauch davon ertragen. Diejenigen, die in frühester Kindheit mit Psora kontaktiert wurden, können vom leisesten Hauchen von einem Schulfreund zugleich einen Bläschenausschlag mit Milben zwischen den Fingern bekommen.

Natürlich werden einige sagen, daß die Milbe vor dem Ausschlag da sei. Aber sie wissen nicht, daß eine gesunde Person nicht von der Milbe affiziert würde. Das Miasma hat sich einfach aus einem Zustand heraus entwickelt, und die Milbe ist seine Auswirkung. Der Zustand ist primär, die Krätzmilbe ist nicht primär. Die Menschheit wird von Generation zu Generation zunehmend anfälliger für diesen inneren Zustand, und dieser seinerseits ist die Basisursache, die den Menschen prädisponiert für Syphilis. Hätte er keine Psora, so würde er keine Syphilis bekommen. Es würde keine Grundlage geben in seinem Organismus, auf der sich die Syphilis entwickeln und gedeihen könnte.

Wollen und Verstehen stehen vor dem Handeln des Menschen. Das ist eine Grundtatsache; der Mensch handelt nicht, bevor er nicht will. Er will das, was er ausführt. Täte der Mensch, was er nicht will, würde er nur ein Automat sein. Er will in das Haus einer Prostituierten gehen, oder er sucht eine Prostituierte, mit der er kopuliert, und von ihr bekommt er das Syphilis-Miasma. Die Aktion seines Willens und diese Krankheit entsprechen diesem Mann. Es gibt ein Stadium, in dem er es nur denkt, in dem er will, aber in dem er noch nicht so weit gekommen ist, daß er handeln kann. Am Anfang war nur Denken des Falschen und Wollen des Schlechten; solche üblen Gedanken führen zu unmoralischem Lebenswandel und, obwohl er weit davon entfernt war, gewinnt schließlich die Handlung Oberhand. Die Miasmen, die der Psora folgen, sind nur die äußeren Folgen von Handlungen, die dem Denken und Wollen entstammen.

Psora ist der älteste äußere Ausdruck der Krankheiten der Menschheit, sie steht am Anfang und drückt den Zustand aus, der den Handlungen der Menschen entspricht. Denken, Wollen, Handeln sind die drei Dinge, die die Wissenschaft vom Leben der Menschheit ausmachen. Der Mensch denkt, er will und er handelt. Die Ausstrahlung (Aura) der Menschheit gibt zu jeder Epoche ihrer Geschichte ihren Zustand wieder. Die Kinder erben sie von ihren Eltern, geben sie weiter und halten sie so in Gang. Wie das Innere ist, so ist auch das Äußere, und das Äußere kann nur so sein wie die Auswirkungen des Innersten.

Der innere Zustand des Menschen besteht vor dem, was ihn umgibt, deshalb ist die Umgebung keine Ursache, sie ist vielmehr nur ein Resonanzboden, sie reagiert und reflektiert nur das Innere. Hat man innen das, was vorausgeht, wird man das bekommen, kann man das haben, was im Äußeren folgt. Es rührt aus dem Inneren her und befällt mit seiner Form die Haut, die Organe, den Körper des Menschen. Das nennen wir Beeinflussung und sie fließt immer in der Richtung des geringsten oder fehlenden Widerstandes und somit in Richtung der Leidenschaften und Liebe des Menschen. Die Dinge fließen in der Richtung, die man sich wünscht. Die Krankheiten entsprechen den Neigungen der Menschen, und die Krankheiten der heutigen Menschheit sind der äußere Ausdruck dessen, wie es innen im Menschen aussieht, und es ist wahr, wenn die Krankheiten so sind, dann spiegeln sie die inneren Kräfte des Menschen wieder. Der Mensch haßt seinen Nachbarn, er will alle Gesetze übertreten, in einem solchen Zustand ist der Mensch heute. Dieser schlägt sich nieder in seinen Krankheiten. Alle Krankheiten auf der Erde, akute wie chronische, repräsentieren das Innere des Menschen. Andernfalls könnte er nicht anfällig sein, oder er könnte nicht das entwickeln, was in ihm steckt. Das Bild seines eigenen Innern kommt in der Krankheit zum Vorschein.

Dieser Zustand hat sich immer weiter entwickelt und hat sich bis zur Vielschichtigkeit gesteigert. Die ursprünglich einfache Psora hat sich mit Syphilis und Sykose verbunden, und diese schreiten fort und haben einen Zustand der Menschheit bewirkt mit so großer Anfälligkeit für akute Infekte, daß viele unserer Bürger jede Kleinigkeit bekommen, die zufällig auftritt, und jede kleine Grippeepidemie wirft sie mit einem akuten Anfall nieder. Das konnte nur geschehen wegen der Komplikationen, in die ein Mensch durch eigenes Verschulden hineinkommen konnte oder die er sich aufgeladen hat. Das ist aber nicht in einer Generation geschehen, sondern hat sich auf der Erde während der ganzen Geschichte der Menschheit aufgehäuft. Sonst wäre der Mensch nicht krank, denn er würde ein vollkommenes Wesen in seiner physischen Natur sein. Schauen Sie auf die Vollkommenheit aller Dinge auf Erden! Wie vollkommen die Pflanzen sind! Aber der Mensch ist durch seine bösen Gedanken und sein trügerisches Wollen in einen Zustand geraten, in dem er seine Freiheit, seine innere Harmonie, verloren hat und Veränderungen unterworfen wurde, in die das Tier- und Pflanzenreich nicht geraten sind.

Die Miasmen, unter denen die heutige Menschheit leidet, sind tausendfältig kompliziert durch allopathische Behandlung. Jede äußere Manifestation der Miasmen trägt in sich die Fähigkeit, die Menschen zu kräftigen, aber die Menschheit wird gewaltsam geschädigt, und die Krankheiten sind kompliziert dadurch, daß ihre Ausdrucksmöglichkeiten an der Oberfläche durch den Einsatz von starken oder stimulierenden Arzneien zum Verschwinden gezwungen werden. Heutzutage wird niemand zugeben, daß er in seiner Kindheit Krätze gehabt habe, wenn nicht eine intelligente Mutter einsieht, daß es klug ist, dem Doktor alles zu sagen. Krätze und alle ähnlichen Dinge werden als eine schimpfliche Sache angesehen. Krätze an sich hat eine Beziehung zum

Ehebruch, nur der eine begeht den Ehebruch innerlich, der andere äußerlich. Das eine folgt dem anderen. So geht es mit allen Miasmen.

Nun haben wir Ärzte die großen Miasmen in allen ihren Komplikationen zu behandeln. Wenn eine echte sykotische Gonorrhöe zu uns aus zweiter Hand kommt, erscheint sie in ihrer unterdrückten Form, die tausendmal schlimmer ist als in der originalen Form. Alle äußeren Erscheinungen wurden zum Verschwinden gebracht. Ebenso ist es mit der äußerlichen Form der Psora, dem Bläschen- und Schuppenausschlag und allem Zutagetreten der Psora. Alle greifbaren Dinge wurden zum Verschwinden gebracht, und die Krankheit wuchs und wuchs, bis niemand mehr sagen konnte, was der Ursprung war. Wie lange kann so etwas gehen, bis die Menschheit von der Erde getilgt sein wird durch die Auswirkungen der Psora? Durch Unterdrückung der Psora enstehen krebsige Leiden, Organkrankheiten an Herz und Lunge, Schwindsucht und allgemeiner körperlicher Verfall. Wie lange kann das so weitergehen? Wenn die Homöopathie nicht verbreitet wird, wenn ihre Lehren nicht auf der Welt eingeführt werden, so daß man den Kranken unter ihrem Gesetz entgegentreten kann, wird dieser bedrohliche Zustand weiter zunehmen. Die allopathischen Ärzte vermehren sich schnell, und sie tun alle das gleiche, heute noch mehr als zur Zeit Hahnemanns. Es scheint so, als sei die Homöopathie eine Notwendigkeit geworden, aber die Art Homöopathie, wie sie in den meisten Schulen gepredigt wird, kann das Fortschreiten der Psora nicht aufhalten. Die meisten College-Lehrer lächeln über die Psora-Lehre, lächeln über die Miasmen und fahren in ihren Bemühungen fort, die Homöopathie auf allopathischer Basis aufzubauen. Wie die Homöopathie heute in den Colleges gelehrt wird, ist sie schlicht ein Versuch, sie auf eine allopathische Basis zu stellen. Man benutzt allopathische Namen, benennt danach Affektionen mit verschiedenen Namen und behandelt Krankheiten nach diesen Namen. Es gibt keine Studie über Psora; man lernt nur nach allopathischen Büchern. Syphilis wird nicht von der Ursache zur Wirkung behandelt, sondern einfach in der Weise, daß man sie nach innen treibt oder sie in der Schwebe hält, ohne irgendwelche Bemühungen um eine dauerhafte Heilung. Der Kranke wird mit Quecksilber, mit Jodiden und anderen starken Mitteln vollgepumpt, die dafür bekannt sind, vorübergehend allopathisch zu unterdrücken.

Psora ist fortgeschritten, bis sie zur ansteckendsten Krankheit geworden ist, denn je stärker sie kompliziert wird, desto anfälliger werden unsere Kinder für ihren Anfang, und ihre Ansteckung gesellt sich zu der alten Krankheit. Während das so weiter geht, werden unsere Kinder immer anfälliger für die anderen Miasmen. So ist die Menschheit heute höchst anfällig für Psora, Syphilis und Sykose. So wurde, so Hahnemann, die Psora die allgemeine Mutter der chronischen Krankheiten des Menschen. Man kann sagen, daß wenigstens 7/8 der existierenden chronischen Krankheiten von der Psora herrühren.

Könnte die Psora in einer Serie von Behandlungen in ihren ursprünglichen Zustand zurückgebracht werden, würde das Äußere des Körpers fabelhaft scheußlich anzusehen sein, aber das Innere käme in einen viel besseren Zustand. Der hervortretende Bläschenausschlag würde manchmal schrecklich anzusehen sein, schrecklich für die Eitelkeit des Patienten, trotzdem muß man ihm erlauben sich zu entwickeln, und dann wird es dem Organismus wunderbar gehen. Ererbte Zustände laufen in diesen Erscheinungen ab. Innere Übel fließen ab in die äußere Erscheinungsform und die Homöopathie wird fortfahren, sie mehr und mehr hervorzutreiben und verschafft damit dem Organismus eine verhältnismäßig große Freiheit. Sehr oft wird sich die Krätze der homöopathischen Behandlung nicht gleich ergeben, da die Wirkung des Mittels die Erbanlage innen erst aufstöbern muß, um sie dann zu stärkerem Auswärtsströmen in die äußeren Effloreszenzen zu veranlassen. Wer das nicht weiß, verliert natürlich den Mut, wenn sein Mittel nicht gleich die Ausschläge verschwinden läßt. Ein kränkliches Kind kann Ausschlag bekommen, und wenn es korrekt behandelt wird, wird sein Kranksein hier hinaus in diesen Ausschlag abgeleitet, und schließlich wird nach vielem Leiden die äußere Störung verschwinden und die innere Unordnung mitnehmen. Wenn also das richtige Mittel nicht sofort die Haut rein und glatt macht und deshalb Zink- und Schwefelsalbe zusätzlich gegeben wird, so wird das zu einer Mißachtung des homöopathischen Heilgesetzes und einer großartigen Zerstörung des Patienten.

Hahnemann führt eine lange Liste von Fällen an mit Autoren, Stellenangaben und Referenzen, die sie genau durchsehen sollten. Er nennt auch die Symptome, die er bei der Untersuchung gesammelt hat. Es besteht eine große Ähnlichkeit zwischen diesen Symptomen, die zusammengestellt ein Bild der Psora ergeben und dem Symptomenbild von Sulphur, die Hahnemann zum Gebrauch von Sulphur in psorischen Zuständen führte. Bei der Psora haben wir das Bild vieler Arzneimittel, alle tiefwirkenden Mittel haben mehr oder weniger etwas von der Natur der Psora.

Kapitel 20

Chronische Krankheiten – Syphilis

Es gibt einige Allgemeinsymptome, die bei homöopathischer Behandlung zu dieser Krankheit in Beziehung stehen. In den Büchern kann man finden, was bei dieser Krankheit zu erwarten ist, zum Beispiel die verschiedenen syphilitischen Ausschläge in all ihren möglichen Erscheinungen bezüglich Zeit und Farbe. Wir sollten uns daran erinnern, daß das Prodromalstadium gewöhnlich 12–15 Tage dauert. Es können aber auch 50–60 sein. Manche akute Miasmen, eine starke Erkältung oder eine Arzneimittelschädigung des Organismus, können die äußerlichen Erscheinungen verhindern und das Prodromalstadium verlängern. Aber es dauert gewöhnlich zwischen 12 und 15 Tagen, wenn es nicht gestört oder unterbrochen wird. Das Prodromalstadium nimmt zu mit den Infektionen in den verschiedenen Stadien, eine Beobachtung die Sie in der homöopathischen Praxis bestätigt finden werden, über die die Bücher jedoch keine Auskunft geben. Bücher sprechen von der Primäraffektion als einziger Infektion mit der Syphilis, doch lassen Sie sich dazu etwas sagen: Angenommen, die Syphilis ist eine Krankheit, die eine bestimmte Zeit verläuft, und nehmen Sie weiter an, daß ein Mensch die Primäraffektion durchgemacht hat und bekommt von seinem Arzt gesagt, er könne nun ruhig heiraten. Heiratet er, wird seine Frau invalide werden, ohne durch das Primärstadium hindurchzugehen, ohne Primäraffekt oder Roseolen, bekommt aber das Syphiloderma und die Symptome, die zu den späteren Stadien der

Krankheit gehören. Die Krankheit wird vom Ehemann auf seine Frau übertragen, und sie wird aufgenommen in dem Stadium, in dem sie gerade ist und entwickelt sich von da aus weiter. Die Frau infiziert sich bei ihrem Mann mit dem Stadium, in dem er bei der Heirat gerade ist. Ist er in einem fortgeschrittenen Stadium, so übernimmt sie dieses Stadium.

Mit Psora und Sykose ist es das gleiche. So etwas kommt bei akuten Infektionskrankheiten nie vor, aber die drei chronischen Miasmen können mit der Form anstecken, in der sie gerade sind. So wird einer im fortgeschrittenen Stadium der Psora seiner lieben Frau diese in dem Stadium, in dem er sie gerade hat, übertragen, und sie wird sie aufnehmen und weiterentwickeln, zusätzlich zu ihrer eigenen Psora, und sie wird sich in Einklang mit ihren Eigentümlichkeiten weiterentwickeln.

Aber nach dem Gesetz des Schutzes durch Unähnliches wird die Frau oft davor bewahrt, eine neue Infektion von Syphilis, Psora oder Sykose zu bekommen. Die in ihrem Organismus bereits vorhandenen Verädnerungen können so völlig unähnlich sein, daß diese sie vor einer Ansteckung bewahren. So kann eine Frau mit einem Mann verkehren, der Sykose in Form von Bonjour-Tröpfchen hat, ohne sich anzustecken und kann so auch gegen Schanker geschützt sein. Sie kann als Frau mit ihm leben und sogar ein Kind von ihm haben, das total syphilitisch ist, während sie keine syphilitischen Symptome hat. Das kommt daher, daß das Kind vom Samen des Vaters ist, und die Mutter nur die Unterlage lieferte.

Es gibt reichlich physiologische Tatsachen, die diese Dinge demonstrieren. Ich habe mehrere Fälle gesehen, in denen das Kind schwarz vor Syphilis geboren wurde und habe die Mutter genau auf syphilitische Symptome untersucht, konnte jedoch keine Spur davon finden. Erfolgt die Infektion im Primärstadium, dann gibt es keine Möglichkeiten, diese zu maskieren. Geschieht dies aber im zweiten oder dritten Stadium, gibt es wirklich keinen Weg, sie gleich zu entdecken, da sie unsichtbar fortschreitet. Hat der Mann eine Primäraffektion, wird sich auch bei der Frau eine solche zeigen. Gibt er aber die Krankheit im Tertiärstadium an seine Frau, wenn alle Manifestationen unterdrückt oder schon abgelaufen sind, dann können Sie nicht herausfinden, ob sie sich angesteckt hat oder nicht. Wir haben schon beim Studium des Organon gesehen, daß zwei Krankheiten, die einander unähnlich sind, sich gegenseitig abstoßen, so daß eine Frau, die etwas in Form einer chronischen Krankheit in ihrem Organismus hat, vielleicht eine schwindsüchtige Veranlagung, gegen Ansteckung geschützt sein wird. Die organischen Auswirkungen sind so, daß der Körper von der bereits vorhandenen Krankheit überschwemmt und dadurch geschützt ist. Unähnliches stößt sich gegenseitig ab, und Ähnliches zieht sich an und heilt sich gegenseitig. Wenn jedoch die unähnliche psorische Manifestation von milderem Typ ist und von der neuen Infektion ersetzt werden kann, dann siedelt sich die Syphilis an. Es ist wichtig, die Wirkungen der Krankheiten aufeinander zu kennen, denn wir sehen das Prinzip der Heilung darin, wie eine Krankheit die andere beeinflußt.

Wir lernen viel über das syphilitische Miasma unter der Wirkung homöopathischer Mittel. Am Ende des Prodromalstadiums erwarten wir den Schanker, und nach etwa sechs Wochen können wir die äußeren Erscheinungen erwarten, die Roseolen und andere Ausschläge. Wenn sie verschwinden oder in Verbindung mit ihnen sehen wir die Plaque monquenses im Rachen, Ulcera und schließlich Haarausfall. Oft folgen sie schnell aufeinander oder treten gleichzeitig auf. Dies sind die häufigsten äußerlichen Erscheinungen der frühen Periode der Sekundärsyphilis. Es ist wichtig, sich das zu merken. Bei schwächlichen Individuen erscheinen diese sehr schwach, bei robusten, kräftigen Individuen kommen sie heftig heraus. Es spielt keine Rolle, ob die schwache Konstitution nicht die Kraft hat, äußerlichen Erscheinungen zum Durchbruch zu verhelfen, oder ob die Konstitution durch die Arzneien so weit geschwächt wurde, daß die Effloreszenzen nach ihrem Ausbruch sich wieder zurückziehen. Im Effekt ist es das gleiche, ob sie unterdrückt oder wegen der Schwäche nicht zum Ausbruch kommen, das heißt, die Krankheit wirkt innerlich mit der Tendenz, auf die inneren Organe, Hirn, Leber, Nieren, Milz, Herz, Lunge und zu den Geweben und Knochen zu gehen. Fängt die Syphilis an, die inneren Gewebe des Menschen zu befallen, dann sind Periost, Knochen und Gehirn hauptsächlich betroffen. Wollen Sie das mit der Psora vergleichen, so geht diese zuerst an die Blutgefäße und die Leber, macht Ablagerungen unter der Haut und erzeugt Eiterungen und Furunkel. Das syphilitische Geschwür ist kein echtes Furunkel, es ist eine multituberkuläre Masse von sehr bösartigem Charakter.

Beobachten wir das syphilitische Miasma in seiner Rückentwicklung, können wir es in seinen Stadien zurückverfolgen, in der Annahme, sie seien unterdrückt worden. In den frühen Stadien trifft die homöopathische Behandlung die Wurzel des Übels und wird das zu fassen bekommen, was latent werden will und wird so die Dinge in Ordnung bringen, daß der schmerzhafte Schanker schmerzlos wird und als eine milde, harmlose Wunde verläuft. Der Bubo wird schnell anfangen zu eitern, wenn er es nicht schon tat. Die Schleimhautplaques werden verschwinden, die Halsentzündung wird sehr gelindert, so daß es dem Patienten in allem besser geht. In diesem frühen Stadium sehen wir nicht die Rückschritte in Form von Geschwüren usw., sondern daß die Tendenz des homöopathischen Mittels dahin geht, die Manifestation zu beruhigen oder zu beseitigen, bis das Mittel einen starken und dauerhaften Einfluß auf den Organismus gewonnen hat. Dann verschwinden sie nach und nach auch.

Soviel über die Wirkung homöopathischer Mittel auf die Frühstadien. Kommen wir jetzt zu den ganz späten Stadien, dann werden wir das genaue Gegenteil sehen. Betrachten Sie einen sehr alten Fall, der fünf oder zehn Jahre durch alle Arten von falschen Behandlungen gegangen ist, und der jene schrecklichen biparietalen Kopfschmerzen hat. Er wird geistig immer schwächer, bekommt allgemein die tertiären Erscheinungen, Gummata und tiefsitzende Geschwüre und steht vor dem Zusammenbruch seiner Gesundheit. Sie stellen fest, daß nur Konstitutionsmittel ihn wieder herstellen und heilen, indem sie irgendwo auf seinem Körper äußere Manifestationen herausbringen. Nicht, daß ein wirklicher Primäraffekt wieder herauskäme, er hat ihn vielleicht nie gehabt, aber er kann eine Pharyngitis mit Geschwüren bekommen, die fortschreitet und alle Weichteile wegfrißt, einschließlich des weichen Gaumens. Wenn diese Geschwüre erscheinen, werden die Knochen, die so geschmerzt haben und zu nekrotisieren drohten, aufhören befallen zu sein, die Periostitis wird abklingen. Iritis ist wahrscheinlich ein beschwerliches Symptom, das mit der Sekundärsyphilis oder viele Jahre später im Tertiärstadium auftritt. Das richtige Mittel wird sofort dieses zuletzt aufgetretene Symptom lindern, aber der Patient wird sagen: „Doktor, sehen Sie doch in meinen Hals. Diese Schmerzen habe ich lange nicht gehabt.“ Sie sehen da eine Schleimhaut, die durch Acidum nitricum oder andere Ätzmittel zerstört wurde und nun verhärtet, verknorpelt und mit Gummata durchsetzt ist. Jetzt sitzt er in der Patsche, denn so sicher wie er lebt, wird er durch schreckliche Schmerzen gehen müssen, wenn Sie ihn vor Gemütskrankheiten bewahren wollen. Wenn Sie ihn überhaupt so weit bringen wollen, daß sein Leben wieder lebenswert wird, dann müssen seine unterdrückten Symptome wieder herauskommen, und sie werden herauskommen unter der richtigen Behandlung.

Kapitel 21

Chronische Krankheiten – Sykose

Es ist nicht allgemein bekannt, daß es zwei Arten von Gonorrhöe gibt. Eine ist echt chronisch, ohne Neigung zur Ausheilung, die unbegrenzt fortschreitet und die ganze Konstitution einbezieht in unterschiedlicher Symptomatik und eine akute mit der Neigung, nach wenigen Wochen oder Monaten abzuheilen. Beide sind ansteckend. Es gibt auch einfachere Urethritiden mit Ausfluß, die nicht ansteckend sind. Wir haben also einfache und spezifische Urethritis und bei der spezifischen, wie gesagt, chronische und akute. In der Literatur werden sie als eine Krankheit abgehandelt und in einer Monographie über Gonorrhöe finden wir nur eine Beschreibung des Anfangs, also des Ausflusses. Die meisten Gonorrhöe-Fälle sind akut, das heißt, sie bestehen aus einem Prodromalstadium, einer Entwicklungs- und einer Abklingphase, ganz entsprechend einem akuten Miasma. Das akute kann wirklich und wahrhaftig eine Gonorrhöe genannt werden, weil allein der Ausfluß vorhanden ist. Nimmt man im akuten Stadium seine Zuflucht zu unterdrückender Behandlung, wird der Organismus kräftig genug sein, um in den meisten Fällen die Nachwirkungen abzuschütteln. Hier kann die Unterdrückung nicht die konstitutionellen Symptome hervorbringen, die wir Sykose nennen. Es werden keine Feigwarzen oder konstitutionellen Zustände wie Anämie folgen. Hat die Suppression in akuten Fällen keine Folgen, so werden bei chronischen Fällen solche Folgen sehr ernst sein. Die meisten echten Sykose-Fälle, die heute zu uns kommen, sind suppressiv behandelt worden und sind dann dutzendfach ernster als im Prodromalstadium.

Sowohl im akuten wie im chronischen Stadium ist das Prodromalstadium ungefähr gleich, dauert acht bis zwölf Tage, und es besteht kein wesentlicher Unterschied zwischen den Absonderungen beider Formen. Es ist ein schleimig-eitriger Ausfluß, der alle Erscheinungsformen irgendeines akuten Urethralausflusses haben kann. Jedes einfache Mittel, das der Natur des Sekretes entspricht, wird das akute Miasma alsbald heilen. Es werden aber antisykotische Mittel gebraucht (Mittel, die der Natur der Sykose entsprechen), um die konstitutionelle sykotische Gonorrhöe zu heilen. Im allerersten Stadium des Ausflusses ist es noch nicht nötig, einen Unterschied zu machen. Schreitet die Krankheit aber wochenlang fort, wird es nötig, einen Unterschied zu machen zwischen dem Mittel für die akuten Symptome und dem für eine vollentwickelte sykotische Konstitution. Die Mittel für Sykose werden in derselben Weise ausgewählt wie die für jede andere miasmatische Krankheit, das heißt durch Erhebung einer Anamnese.

Die Anamnesen aller Sykose-Fälle, die wir hatten, versetzen uns in die Lage, den konstitutionellen Status der Sykose ebenso zu überblicken, wie Hahnemann durch Anamnese der Psora deren Natur klärte und die Arzneimittel ausarbeitete, die in ihrer Art und Wirkung der Psora entsprechen. Alle Mittel, die das Bild einer Sykose produzieren können, nennen wir Antisykotika oder umgekehrt, alle Mittel, die eine fortgeschrittene Sykose rückwärts entwickeln können, die ihre frühen Symptome wieder erzeugen und den Ausfluß wieder in Gang bringen können, sind Antisykotika. Das ist der sicherste Weg zu sagen, daß ein Mittel antisykotisch ist. Wenn es dem Bild des Miasmas entspricht, wird es die Krankheit zurück aufrollen. Mittel, die dem Fall nur teilweise entsprechen, wirken nicht tief genug und sind nicht ähnlich genug, die eigentlichen Symptome wieder hervorzurufen und sind damit keine wirklichen Antisykotika.

Es wird kaum nötig sein, die akute Form der Gonorrhöe zu beschreiben. Wir wollen unsere Aufmerksamkeit lieber ganz der Sykose widmen, sie als chronisches Miasma erkennen, als eine Krankheit, deren erster Zustand ein Harnröhrenausfluß ist. Diese Fälle sind wie gesagt selten zu der großen Zahl von akuten Gonorrhöen, aber die Krankheit scheint im Zunehmen zu sein. Jeder beschäftigte Arzt wird eine ganze Reihe Frauen und Kinder sehen. Gonorrhöe-Fälle, die in der Hand der Alten Schule durch Instillationen unterdrückt wurden, werden für beendet gehalten, und bald nachdem der Ausfluß aufgehört hat, wird dem sykotischen Patienten von seinem Arzt gesagt, er sei geheilt und fit zur Heirat. Das ist aber nicht wahr, und er sollte die Heirat verschieben. Er sollte nicht heiraten, ehe der Ausfluß nicht wieder herausgebracht wurde und dann nicht durch Instillationen, die nur unterdrücken, sondern durch die Antisykotika wirklich geheilt wurde. Erst dann darf er eine gesunde Frau heiraten, die dann gesund bleiben wird und ihm gesunde Kinder gebiert.

Wenn Sie noch keine eigene Praxis haben, ahnen Sie nicht, wie oft es vorkommt, daß eine Frau ein oder eineinhalb Jahre nach der Heirat zusammenbricht mit uterinen Beschwerden, Ovarialkrankheiten, Abdominalbeschwerden und allen möglichen Frauenleiden. Wenn Sie dann in die Anamnese des Ehemanns eintreten, werden Sie erstaunt sein (wenn dies ihnen erlaubt wird), daß er in seinem Vorleben zwei- oder dreimal einen Gonorrhöe-Anfall hatte und ihn mit Argentum nitricum oder einem von jenen Mitteln, die die lasterhaften jungen Männer in ihrer Westentasche tragen, die dafür bekannt sind, daß sie den Ausfluß durch Instillation stoppen, behandelt wurden. Dann werden Sie sich auch nicht wundern, daß der Mann, seit der gonorrhoische Ausfluß verschwunden war, niemals richtig gesund war. Sie stehen vor dem, was nach der Unterdrückung des Ausflusses an diesem Mann geschah. Sie beobachten, was in der Frau nach ihrer Ansteckung vorging, und diese Beobachtungen sind sehr lehrreich.

Manchmal kommt es zu so schweren Symptomen und diese erscheinen so schnell nach der Unterdrückung des Ausflusses, daß der Mann selbst auf den Gedanken kommt, daß sein jetziges Leiden mit der Unterdrückung des Ausflusses zusammenhängt. Manchmal sind sie auch latent und entwickeln sich sehr langsam, greifen auf das Blut über; es kommt zur zunehmenden Anämie und er wird bleich und wächsern. Das, was wir bei der

Syphilis über das Stadium der Krankheit, in dem er damit angesteckt wurde, gesagt haben, gilt auch bei der Sykose wie bei der Psora. Es ist ein alltäglicher Fall: Ein sykotischer Patient wurde „geheilt" – was den Ausfluß anbetrifft – und heiratet, weil ihm gesagt wurde, daß nichts Schlimmes nachkommen würde, aber bald danach wird seine Frau krank, obwohl sie vorher ganz gesund war. In der Alten Schule gibt es keine Erkenntnis über gonorrhoische Zustände, und auch der homöopathische Arzt kann es nicht wissen, außer durch seine umsichtigen Verschreibungen.

Nehmen Sie einen Mann, der zehn bis fünfzehn Jahre mit seinen sykotischen Leiden herumläuft. Er ist wachsbleich, leidet an verschiedenen Formen von Feigwarzen, seine Lippen sind blaß, seine Ohren fast durchsichtig, er siecht dahin, hat verschiedene Anzeichen, die in zahlreichen Einzelheiten auftreten, die wir Symptome nennen. Der Arzt setzt sich hin und arbeitet den Fall sorgfältig aus, und wenn er zu einer Vorstellung kommt, die dem Bild eines lang- und tiefwirkenden Mittels ähnelt und er dieses Mittel dem Patienten gibt, wird dieser anfangen, sich zu bessern. Die Behandlung wird fortgesetzt, und der Patient wird nach einigen Wochen oder Monaten in die Sprechstunde kommen und sagen: „Doktor, wenn ich Verkehr gehabt hätte, würde ich denken, einen neuen Tripper bekommen zu haben." Da Sie jetzt wissen, daß die Krankheit sich in der umgekehrten Reihenfolge ihres Erscheinens gut entwickelt, werden Sie sicher nicht erstaunt sein, dies zu hören.

Andererseits kann sich das Leiden an anderen Schleimhäuten des Körpers manifestieren und den Mann so von seiner Wächsernheit befreit haben. Er ist nicht mehr so blaß, wenn sein Leiden in einer anderen Körperregion aktiv wird. Solche katarrhalischen Erscheinungen können als Bindehautkatarrh an den Augen auftreten, sind aber häufiger Katarrhe der Nase. Es ist nicht ungewöhnlich, daß ein Nasenkatarrh sykotisch ist und erst besteht, seit die Gonorrhöe unterdrückt wurde. Dieser Katarrh ist dann in der hinteren Nase und den Choanen angesiedelt mit dickem, reichlichem Sekret, und er konnte trotz aller Lokalbehandlungen nicht unterdrückt werden. Ist die Konstitution stark genug, dann wird sie diese Absonderungen in Gang halten trotz aller verschiedenen Mittel, die gegeben wurden. Bei Menschen mit schwacher Konstitution werden solche Krankheiten leicht nach innen getrieben und verlassen die äußeren Teile des Menschen. So kommt es oft vor, daß ein Mann mit einem dicken, grün-gelben Nasensekret nach einer Dosis Calcium, welches eines der tiefwirkenden Antisykotika ist, seinen alten Ausfluß wieder in Gang bringt. Er wird uns sagen: „Doktor, ich kann nichts dafür, ich bin immer nur mit meiner Frau zusammen gewesen." Jetzt wird es Zeit, sich mit ihm zusammenzusetzen und ihm zu erklären, daß er in seinem früheren Leben einen Tripper gehabt habe und daß seine Natur sykotisch sei, denn ohne diese spezifische Veranlagung hätte sich das Leiden nicht in seinem Organismus festgesetzt und hätte seine Nase nicht in dieser Weise befallen; und daß sie jetzt unter der Wirkung einer echt homöopathischen Verschreibung von ihrem neuen Sitz verschwunden ist und der ursprüngliche Ausfluß wieder aufgetreten ist, an der Stelle, wo das ganze begonnen hat. Das muß man ihm genau erklären, und dann können Sie ihm sagen, daß er auf dem Wege sei, seine Gesundheit wiederzugewinnen, daß es ihm gut gehen wird, und er den Katarrh loswerden wird. Wenn er aber an diesem Ausfluß an dem Penis herumdoktort, wird er nie gesund werden. Gerade diese Art von Fällen wurde so oft beobachtet, daß daran nicht mehr zu zweifeln ist.

Es liegt in der Natur des Trippers, in seinen frühen Stadien an die Oberfläche zu gehen, und deshalb wird er sich bei kräftiger Konstitution bald nach der Unterdrückung des Ausflusses in der Nase lokalisieren. Kommt dieses Nasensekret aber nicht bald, dann ist die Konstitution zu schwach, um die Krankheit in einer Rhinitis zum Ausdruck zu bringen, und sie wird sich in tieferen Geweben ansiedeln. Es kann zur Nephritis kommen, zu einem Lungen- oder Leberleiden, rheumatischen Erkrankungen der übelsten Form und schließlich zum Tode des Patienten. Nur in den früheren Stadien kommt es zum Katarrh. Der Mann denkt, er sei geheilt und ist aber der äußeren Erscheinung nur entgangen, weil seine Konstitution zu schwach ist und die Krankheit fortschreitet in ein schwereres Stadium, bis sie sich im Blut festsetzt und ihn anämisch macht.

Heiratet er in diesem Zustand, wird seine Frau nicht in das katarrhalische Stadium kommen, weil die Ansteckung sich auf Blasenbeschwerden zurückgezogen hat, aber sie gerät in eine Anämie. Sie können das eine sekundäre Form nennen, wenn sie dies mögen. In Wirklichkeit ist es aber eine mehr innerliche Form der Krankheit. Aus diesem anämischen Zustand breitet sie sich aus auf alle Funktionen des Körpers. Die Frau bekommt keinen Katarrh, weil die Krankheit sich in der Frau auf das Stadium beschränkt, das der Mann erreicht hat. Hat er das katarrhalische Stadium durchlaufen, dann liegt das, was sie bekommt, jenseits des katarrhalischen Stadiums. Sie bekommt Phlebitiden, Entzündungen des Uterus und der Weichteile oder Nierenleiden. Sie kann alle jene Konstitutionskrankheiten bekommen, unter denen die Frauen heutzutage leiden. Es ist merkwürdig, daß immer die Weichteile und nicht die Knochen befallen werden, während Syphilis die Weichteile und die Knochen befällt. Psora ergreift den ganzen Körper, ihr entgeht nichts, und sie verursacht einen allgemeinen Zusammenbruch.

Manchmal entsteht beim Mann nicht die katarrhalische Form, sondern eine Entzündung der Hoden oder des Rektums. Wenn Sie an das Bett eines Mannes treten, der mit scharfen Instillationen den gonorrhoischen Ausfluß unterdrückt hat, können Sie diesen sich vor Schmerzen winden und drehen, herumwerfen und krümmen sehen, wobei er die einzige Linderung dadurch hat, daß er in dauernder Bewegung bleibt. Die Schmerzen sind entsetzlich. Sie reißen und ziehen von Kopf bis Fuß, wenn er aufstehen kann, wird er Tag und Nacht im Zimmer herumgehen. Selten finden sich stärkere Schwellungen bei diesem Rheumatismus. Die Schmerzen scheinen entlang der

Nervenscheiden zu laufen, und sie werden nur durch Bewegung gelindert. Ein oberflächlicher Arzt wird das für Rhus tox. halten, wegen der Bewegungslinderung. Wenn Sie hier Rhus geben, werden Sie sehen, daß das bei diesem Mann überhaupt nichts bewirkt. Erinnern Sie sich, wenn Sie Sykose in ihrer tiefsten Natur studiert haben, daß Rhus tox. kein Antisykotikum ist und diesem Mann in seiner Ruhelosigkeit, seiner schrecklichen Not und Angst überhaupt nicht helfen wird. Der Zustand wird fortschreiten und, wenn es ihn so heftig gepackt hat, werden seine Sehnen anfangen, sich zu kontrahieren; sie werden sich verkürzen, die Muskeln der Waden schmerzen; die Oberschenkelmuskeln werden so schmerzhaft, daß sie weder berührt noch gebraucht werden können. Manchmal kommt es zu Infiltraten und Verhärtungen der Muskeln, und diese Schmerzhaftigkeit erstreckt sich bis in die Fußsohlen, so daß es dem Kranken unmöglich ist zu gehen. Er muß sitzen oder auf Händen und Knien herumkriechen. So schlimm ist das in manchen Fällen. So etwas kann jahrelang dauern. Mir sind Behandlungen durch allopathische Ärzte bekannt, die solche schmerzhaften Glieder über Wochen und Monate, selbst über Jahre behandelt haben, ohne Linderung zu bringen. Eine korrekte Verschreibung durch einen Homöopathen, die sorgfältig die ganze Natur der Sykose in Betracht zieht und abdeckt, wird die Schmerzen aus den Beinen nehmen und den gonorrhoischen Ausfluß wieder in Gang bringen. Die Wiederkehr der alten Symptome bedeutet Genesung. Kehrt der Ausfluß wieder, dann kommt auch die Linderung der schrecklichen Symptome, und Sie dürfen nicht glauben, einen Patienten geheilt zu haben, ehe nicht dieser Ausfluß wieder herauskommt.

Bei einer Frau, von der Sie wissen, daß die Infektion in einem Zustand erfolgt ist, in der der Ehemann sich befand, sagen wir, sie bekommt eine fibrinöse Entzündung und geht in eine der schwersten Formen der Anämie mit all der wachsartigen Blässe, der welken, fleckigen Haut zu den Organbeschwerden. Wenn Sie hier eine korrekte homöopathische, antisykotische Verschreibung vornehmen, brauchen Sie nicht zu erwarten, daß ein gonorrhoischer Fluor erscheint. Den braucht es hier nicht, und trotzdem kann sie gesund werden. Hatte sie vorher keinen Fluor, kann sie gesund werden, ohne daß dieser erscheint. Die umgekehrte Reihenfolge bezieht sich in ihrem Fall auf die Symptome, die sie gehabt hat. Sie braucht nicht die Anfangssymptomatik, aber durch alles, was sie gehabt hat, muß sie wieder hindurch, Stufe für Stufe und Symptom für Symptom. Die Frau leidet besonders arg. Sie ist ahnungslos, und wenn sie einige Jahre nach ihrer Heirat mit einer Anämie und ständig fortschreitendem Verfall zu Ihnen kommt, sollten Sie immer den Verdacht auf eine Gonorrhöe schöpfen und sie mindestens nicht gehen lassen, ohne eine gründliche Untersuchung der Umstände. Lassen Sie sich den Ehemann kommen, reden Sie in Ruhe mit ihm, fragen Sie ihn, ob er in seiner Jugend irgendeine spezifische Krankheit durchgemacht habe, die vertraulich behandelt werden sollte. Wenn Sie der Hausarzt sind, dann muß das geschehen.

Mit Zittern und Zagen wird er Ihnen wahrscheinlich die ganze Geschichte erzählen, daß er in einer gewissen Unwissenheit in die Ehe gegangen sei, weil sein Arzt ihm gesagt habe, daß das, was er gehabt habe, seine Frau nicht anstecken könne. Haben Sie diese Lage in der Familie erkannt, dann beobachten Sie die Kinder. Es werden nur wenige sein, denn die Sykose macht die Frauen im allgemeinen steril. Hat die Frau aber Kinder, dann werden sie eine große Neigung zu Marasmus im ersten Jahr finden oder im ersten oder zweiten Sommer besondere Bereitschaft zu Schwindsucht, oder sie haben ein welkes, alt aussehendes Gesicht. Eines der drei Miasmen wird ein solches Kind zu diesem Leiden prädisponieren, aber wenn es wächsernanämisch ist, zu unverdauten Durchfällen neigt und bei jeder Hitzewelle eine Art Cholera infantum bekommt, und wenn es dann nicht wächst und gedeiht, dann müssen Sie an eine Sykose denken, die hier die häufigste Ursache ist.

Wie Sie sehen, äußert sich diese Krankheit nicht durch viele Hauterscheinungen, außer solchen warzigen Charakters, sie hat keine solchen Ausschläge wie Psora und Syphilis, erzeugt dafür rheumatische und anämische Zustände. Sie befällt das Blut zuerst und entspricht Menschen, die in tiefsitzenden Störungen wie Epitheliomen, weit fortgeschritten sind. Oft leiden sie an Nephritis oder akuter Lungentuberkulose. Haben sie eine Lungenentzündung, wird diese gewöhnlich in einem Zusammenbruch in der Lunge enden. Haben sie eine akute Erkrankung mit protrahiertem Verlauf wie bei Typhoid, so werden sie sich nur sehr langsam erholen.

Offenbar ist es gut, die Vorgeschichte des Kranken, alle Besonderheiten seines Lebens zu kennen. Wichtig ist es zu erkennen, ob der Patient syphilitisch oder sykotisch ist. Wie Sie wissen, ist jeder Mensch psorisch, aber jene, die ein keusches Leben führten, sind den beiden ansteckenden Krankheiten entgangen, die der Mensch sich durch seine Begierde aufliest. Wenn ein Mensch durch eine schleichende Krankheit, ein Typhoid, gegangen ist, dann wissen Sie, daß er psorisch ist. Wenn Sie aber außerdem wissen, daß er syphilitisch oder sykotisch ist, können Sie seine Rekonvaleszenz schnell zum guten Ende führen, aber wenn er diese Dinge leugnet, dann geraten Sie in Verlegenheit. Der Syphilitiker kann in einen Zustand von Nichtstun verfallen und am Schluß in ein Typhoid abrutschen. Es kommt zu keiner Erholung, er wird daliegen mit Abneigung gegen Essen, reagiert nicht und kommt nicht wieder zu Kräften, es bildet sich kein neues Gewebe, keine Assimilation, keine Vitalität. Er liegt in einer Art von Halbschlaf ohne Erholungstendenz. Wenn Sie wissen, daß er ein Sykotiker ist, dann muß er ein antisykotisches Mittel haben, und danach wird er anfangen, sich aufzuraffen. Ist er ein Syphilitiker, braucht er ein Antisyphilitikum. Ist keines von beiden Miasmen erkennbar, dann wird ein Mittel, das zu seinem psorischen Zustand paßt, ihn veranlassen, sich aufzuraffen. Die Natur dieser Fälle muß im Ganzen ins Auge gefaßt werden, Sie müssen daran denken, daß diese chronischen Miasmen im Organismus anwesend sind und oft nach einer akuten Erkrankung bekämpft werden müssen.

Wenn Sie das nicht wissen, werden viele Ihrer Kranken schrittweise absinken und sterben aus Mangel an Lebenskraft.

Natürlich wird die antisykotische Behandlung nur den Zustand zurückbringen, mit dem es angefangen hat. Sie wird beim Kind natürlich keinen Ausfluß in Gang bringen. Das Kind hat nur die innere Natur der Krankheit und nicht deren primäre und äußere Erscheinungen. Sie werden auch daran denken, daß diese Kinder beim Heranwachsen zunehmend empfindlich für Sykose sind. Sie sind also bereits vorbereitet auf eine sykotische Gonorrhöe, wann immer der erste Kontakt kommt. Die Empfänglichkeit liegt hier bereits in der Erbanlage wie auch die für Syphilis und für Psora bereits von unseren Eltern her angelegt ist. Der Mensch kann nur eine Infektion durch eines der drei Miasmen in diesem Leben haben. Er kann nicht zweimal eine Syphilis, zweimal einen Tripper oder zweimal eine Psora haben. Aber das ist nicht bekannt. Fragt man einen Mann, wie oft er eine Gonorrhöe gehabt habe, wird er sagen: „Vielleicht ein halbes dutzendmal." Aber nur eine davon war sykotisch. Die sykotische Konstitution kann man kein zweites Mal erwerben. Eine Infektion gibt einem Menschen Immunität für immer. Die Nachkommenschaft wird zunehmend empfänglich für alle Miasmen, je stärker sie sich in der Menschheit entwickeln. Je mehr sie sich gegenseitig komplizieren, desto anfälliger wird die Menschheit für akute und chronische Krankheiten. Damit haben Sie einen allgemeinen Überblick über die chronischen Miasmen.

Kapitel 22

Allgemeine Krankheits- und Arzneimittellehre

Sie sollten sich so vollständig wie möglich mit allen Krankheiten, die die Menschheit heimsuchen, vertraut machen. Das können Sie aus den Büchern der Alten Schule nicht genügend tun, da diese nicht so von Psora, Syphilis und Sykose handeln, daß Ihnen ein Bild dieser Krankheiten klar zum Bewußtsein kommt. Mit den akuten Krankheiten geschieht das dort nur in begrenztem Umfang. Die Diagnostik und die pathognomonischen Symptome werden nur zu dem Zweck vorgetragen, die Krankheiten voneinander zu unterscheiden und nicht, um ein Bild von der Krankheit zu zeichnen, das einem Bild der Materia Medica ähnlich ist, weil die allopathischen Ärzte nicht in dieser Art verschreiben. Es ist wichtig, die große Menge der psorischen Symptome durchzugehen, die Hahnemann uns aufgegeben hat, um ein möglichst vollkommenes Bild der Krankheit Psora zu erhalten. Wenn Sie Hahnemanns *„Chronische Krankheiten“* vornehmen und jedem für die Psora angegebenen Symptom die Mittel gegenüberschreiben, bei denen dieses Symptom bei der Arzneimittelprüfung gefunden wurde, dann werden Sie eine Liste der antipsorischen Mittel vor Augen haben. Das ist eine gute Übung und eine gute Art, sich auf das Studium der Materia Medica vorzubereiten.

Versuchen Sie sich folgendes einzuprägen: Krankheiten sollen nicht nach den wenigen Symptomen betrachtet werden, die ein Kranker haben kann, sondern nach der Gesamtheit der Symptome, die die ganze Menschheit produziert. Es ist ebenso ungenau, die Psora nach ein paar wenigen Symptomen zu beschreiben, wie ein Arzneimittel nach ein paar einzelnen Symptomen zu wählen. So wie Sie das Bild eines Mittels erst aus allen seinen Symptomen einschließlich der besonderen erkennen, so muß auch die Psora nach ihren Charakteristika, den Merkmalen, die sie ausmachen, beurteilt werden. Die Mittel sind geordnet nach ihren Erscheinungen. Dieses Bild des Mittels drückt sich in seinen Symptomen aus und muß den Symptomen im Bild der Krankheit zugeordnet werden. Wenn Sie so die Psora abgeschlossen haben, nehmen Sie sich die Sykose vor, und verwenden Sie genügend Zeit darauf, alle Symptome zu sammeln, die sykotische Patienten angegeben haben, alle ihre Leiden und die Endzustände. Stellen Sie diese zusammen und betrachten Sie sie als ein Miasma. Dann gehen Sie an die Materia Medica, und machen Sie eine Anamnese, schreiben Sie zu jedem Symptom alle Mittel, die dieses Symptom produziert haben. Sie werden sehen, daß die Mittel, die am stärksten durchlaufen, Antisykotika sind, das heißt die Mittel, die die Essenz oder die Natur der Sykose in sich haben.

Machen Sie dann in der gleichen Weise eine Anamnese der Syphilis. Auf diese Weise werden Sie sich die drei chronischen Miasmen des Menschen zum Bewußtsein bringen. Wenn Sie dies im Allgemeinen durchgeführt haben, werden Sie vorbereitet sein, sich auf deren Behandlung einzulassen. Dabei erinnern Sie sich bitte, daß die Symptome bei der Verschreibung für einen chronischen Patienten die einzige Basis für Ihre Verordnung sind. Wir haben nichts anderes. Wir können so viel theoretisieren wie wir wollen, aber wenn es zur Wahl des Mittels kommt, müssen uns die Symptome leiten. Allerdings gibt es eine ganze Reihe von Betrachtungsweisen der Symptome. Man kann sehr leicht bei der Symptomenwahl in Verlegenheit kommen und sich irren, indem man unwichtige Symptome auswählt. Ihr Studium der Materia Medica wird Ihnen zeigen, wie Sie Krankheiten studieren müssen, denn wir müssen in der gleichen Weise, wie wir uns das Bild des Arzneimittels vergegenwärtigen, auch das der Krankheit erarbeiten. Der Arzt, der nur entweder die Symptome eines Mittels oder jene eines Kranken im Gedächtnis halten kann, wird nie ein erfolgreicher Homöopath werden. Er hat es nie gelernt zu denken, hat nur eine Menge von Einzelheiten im Kopf und kann nichts verbinden. Es ist ein Sammelsurium.

Hier muß ich Ihnen eine Bemerkung Hahnemanns vorlesen:

> „Glaubt man aber dennoch zuweilen Krankheitsnamen zu bedürfen, um, wenn von einem Kranken die Rede ist, sich dem Volke in der Kürze verständlich zu machen, so bediene man sich derselben nur als Collektivnamen und sage ihnen zum Beispiel: ‚Der Kranke hat *eine Art* von Veitstanz, *eine Art* von Wassersucht, *eine Art* von Nervenfieber, *eine Art* kalten Fiebers...'" (Anmerkung § 81).

Es würde zur Ketzerei führen, wollte man in die Gewohnheit verfallen, von Erscheinungen zu sprechen und Krankheiten nach den alten Gewohnheiten zu benennen. Der homöopathische Arzt muß solche Art zu denken vermeiden; wer in diesen Denkgewohnheiten steckt, sollte große Anstrengung darauf verwenden, seine Gedanken davor zu bewahren, in dieses Geleise zurückzufallen. Natürlich wäre es dumm, mit einem Arzt der Alten Schule oder mit einem Patienten mit anderen Worten zu sprechen, und wir können auch so mit ihm reden, um uns mit ihm zu verständigen. Aber wir müssen wissen, daß wenn wir in dieser Weise sprechen, es sich nur um den äußeren Anschein handelt.

Das bringt uns nun zu § 83, der sich mit dem Krankenexamen befaßt und den Notwendigkeiten zum Begreifen des Bildes einer Krankheit. Sie sind wahrscheinlich zu dem Schluß gekommen, daß ein Verordner der Alten Schule und vielleicht auch noch die Mehrzahl solcher, die sich heute Homöopathen nennen, völlig inkompetent für die Untersuchung eines Patienten seien und ebenfalls inkompetent zu beurteilen, ob an der Homöopathie etwas dran ist oder nicht. Sie haben alle Voraussetzungen für Fehler und keine für Erfolg. Es ist unmöglich, die Homöopathie zu beurteilen, ohne vorher zu lernen, das Bild einer Krankheit zu erfassen, ehe man das homöopathische Mittel auswählen kann. Wie einfach ist es doch für einen Allopathen zu sagen: „Ich werde die Homöopathie erproben. Dieser Patient hat eine Art Erbrechen, ich werde ihm Ipecacuanha geben, weil es Erbrechen erzeugt." Er wird also Ipecac. geben, und der Patient wird weiter erbrechen. Damit hat er die Homöopathie getestet, und sie hat nichts gebracht. So werden die Versuche meistens gemacht.

Ich habe Ärzte erlebt, die mir sagten, sie hätten die Homöopathie probiert und sie habe versagt. Ich weiß, daß nicht die Homöopathie sondern der Arzt versagt hat. Mißerfolge sind ein Fehler des Arztes und nicht solche der Gesetzmäßigkeit. So sind die Erprobungen, wie sie heutzutage gemacht werden in unserem erleuchteten Zeitalter. Sie haben weder Kenntnisse noch die geistige Fähigkeit, eine Prüfung zu machen, sie wissen nicht, auf was sie achten müssen noch wie sie die Mittel auswählen müssen. Wenn wir alle jene Mittel überschauen, die Erbrechen haben, dann werden wir eine ansehnliche Liste zusammenbekommen. Um aber diese Liste nutzen zu können, müssen wir erkennen können, welches von ihnen diesem besonderen Patienten ähnlich ist.

> § 83. „Diese individualisierende *Untersuchung eines Krankheitsfalles*, wozu ich hier nur eine allgemeine Anleitung gebe, und wovon der Krankheits-Untersucher nur das für den jedesmaligen Fall Anwendbare beibehält, verlangt von dem Heilkünstler nichts als Unbefangenheit und gesunde Sinne, Aufmerksamkeit im Beobachten und Treue im Aufzeichnen des Bildes der Krankheit.“

Die erste Feststellung ist, daß der Arzt vorurteilslos beobachten muß. Wo finden Sie heute solche Menschen? Wenn das erforderlich ist, dann wird sich kaum jemand finden, der einen Fall zum Zweck der Mittelwahl aufnehmen könnte. Ein vorurteilsfreier Geist – heutzutage wird es wohl kaum so etwas geben. Schauen Sie sich unter den Ärzten um, die sich dazu bekennen, Homöopathie zu praktizieren, und Sie werden sie alle voller Vorurteile finden. Sie werden Ihnen gleich sagen, was sie glauben; der eine dies, der andere das, alle haben sie verschiedene Arten zu glauben. Das beruht nicht auf Tatsachen an sich, sondern auf dem, was jeder für sich als Tatsachen festlegt, ebenso was jeder nach seiner Ansicht für richtig hält. Das setzt sich in seinem Geist als Vorurteil fest, und da sich keine zwei einig sind, gibt es verschiedene Meinungen, deren meiste falsch sind. Nehmen Sie welches Thema Sie wollen, und Sie werden finden, daß die Leute darüber voller Vorurteile sind. Diesen Zustand der Voreingenommenheit finden wir bei der Befragung und Untersuchung der Patienten. Der Arzt geht an den Patienten ebenso voreingenommen heran, wie an seine eigenen Theorien. Er hat seine eigenen Vorstellungen von der korrekten Art, den Kranken zu untersuchen, und so wird er nicht den Patienten zu dem Zwecke befragen die Wahrheit aufzudecken, die ganze Wahrheit und nichts als die Wahrheit. Seine Vorurteile verführen ihn dazu, den Patienten zu erfassen, sobald er anfängt, seine Geschichte zu erzählen. Er wird ihn von oben bis unten abklopfen und ihm dann sagen, was mit ihm los ist. Dem folgt eine Verschreibung, die überhaupt keine Beziehung zum konstitutionellen Zustand des Patienten hat, ohne daß überhaupt eine wirkliche Beobachtung des Patienten erfolgt ist.

Es kann kurz und bündig gesagt werden, daß ein redlicher Mann keine Vorurteile hat. Er ist sicher, daß er ganz frei von Meinungen ist, daß er zuhören, Tatsachen überprüfen und nachdenken kann. Was würden wir von einem Richter halten, der an einen

Prozeß mit fester, vorgefaßter Meinung gehen würde? Das Gesetz sieht vor, daß ein Richter nicht über seinen Bruder, seine Frau oder andere Verwandte urteilen darf. Ein homöopathischer Arzt kann nur unbefangen sein, wenn er die ganze Wahrheit und alle Regeln der Homöopathie gelernt hat. Ist er voreingenommen für eine bestimmte Potenz oder Krankheit oder gegen eine bestimmte Regel, dann ist er nicht in vernünftigem Zustand, kann dem Kranken nicht frei begegnen und geht unwissend an die Untersuchung heran. Kann er sich nicht von seinen Vorurteilen befreien, dann kann er nicht richtig verschreiben. Ist jemand bis zu gesundem Verständnis für die Regeln der Homöopathie vorgedrungen, für die Potenzierungsfrage, die akuten und chronischen Krankheiten und die Materia Medica, dann kann er ganz unbefangen an den Fall herangehen mit der Absicht, dem Fall in seiner ganzen Länge und Breite und geduldig zuzuhören. Er wird auch die Freunde des Patienten anhören und ohne Vorurteile mit Klugheit und Urteilskraft beobachten. Er muß an den Fall herangehen, ohne sich irgendein Urteil zu bilden, ehe nicht alle Zeugen ihren Bericht erstattet haben und ihm alle Beweise vorliegen. Dann erst beginnt er den ganzen Fall zu studieren. Das geht nur ganz ohne Vorurteil, und dazu braucht er gesunden Menschenverstand mit sicherer Kenntnis aller Dinge, die diese Sache betreffen und aller Pflichten, die damit verbunden sind.

Würde ein allopathischer Arzt zuhören bei der langen Befragung eines Falles durch den Homöopathen, würde er wissen wollen, was das alles soll. Er wird dabei nichts sehen, weil er keine Kenntnisse der reinen Materia Medica hat. Das Ziel des homöopathischen Arztes ist es, den Fall zu Papier zu bringen und dieses Bild der Krankheit in der Materia Medica wiederzufinden. Ein allopathischer Arzt könnte das nicht tun, er könnte das Bild der Krankheit nicht auf die Leinwand malen, denn er kennt keines unserer Mittel, mit denen er es vergleichen könnte. Der unvoreingenommene Geist kommt vom gesunden Verständnis und das gesunde Verständnis von guter Ausbildung. Die Ausbildung, von der wir hier sprechen, ist die Ausbildung in Homöopathie, die mit allen Lehren Schritt für Schritt bekannt macht. Wenn man gelernt hat, aufmerksam zu sein und worauf man achten muß, dann ist Genauigkeit erforderlich. Diese Genauigkeit werden wir vermissen bei jemand, der nicht alle seine Vorurteile überwunden hat, indem er sich ganz offen den Prinzipien und Lehren zugewandt hat. Hier arbeiten wir zusammen. Wir arbeiten alle in der gleichen Weise. Sehen Sie sich alle Studenten an, die hier ein Jahr lang ausgebildet werden. Sie alle arbeiten im Sinne der Schule und tragen ihren Stempel. Wie jeder Student von Harvard oder Yale den Stempel seiner Universität trägt, so tragen ihn auch die Studenten dieser Post Graduate School, wenn sie das Curriculum mit Genauigkeit und Ernst aufnehmen.

Jetzt müssen wir uns mit dem Plan für eine Genauigkeit und Sorgfalt in der Fallaufnahme befassen. Es ist unser Ziel, den Fall zu heilen, und dazu ist es nötig, uns die Symptome des Patienten in der bestmöglichen Weise vor Augen zu führen. Dies ist ein langes Studium mit vielen Schwierigkeiten am Wege. Die Krankheit muß in Symptomen dargestellt werden, so daß ihr Bild einem Mittel der Materia Medica ähnlich wird. Alle den Menschen bekannten Krankheiten haben ihre Ähnlichkeit in der Materia Medica, und der Arzt muß damit so vertraut sein, daß er diese Ähnlichkeit spüren kann. Sie werden zu Anfang merken, daß es keine einfache Sache ist, hier ein Experte zu werden, sondern daß dazu ein beständiger Aufwand an Geduld erforderlich ist. Alle Sinne müssen hellwach sein, um zu erfassen, was ähnlich ist, was Simillimum ist. So kommen wir zu den Anweisungen für den Arzt, der dem Bild der Krankheit auf die Spur kommen will.

Kapitel 23

Das Krankenexamen

> § 84. „Der Kranke klagt den Vorgang seiner Beschwerden; die Angehörigen erzählen seine Klagen, sein Benehmen und was sie an ihm wahrgenommen; der Arzt sieht, hört und bemerkt durch die übrigen Sinne, was verändert und ungewöhnlich an ihm ist. Er schreibt alles genau mit denselben Ausdrücken auf, deren der Kranke und die Angehörigen sich bedienen. Stillschweigend läßt er sie ausreden, wo möglich, wenn sie nicht auf Nebendinge abschweifen, ohne Unterbrechung. Bloß langsam zu sprechen, ermahne sie der Arzt gleich anfangs, damit der den Sprechenden im Nachschreiben des Nöthigen folgen könne."

Für die Sicherung des Bildes einer Krankheit ist es besonders wichtig, in klarer Form festzuhalten, was uns der Patient in seiner eigenen Weise erzählt, es sei denn, er weicht von den wichtigen Dingen ab und erzählt Albernheiten, die nicht zur Sache gehören. Solange er sich auf seine eigenen Leiden beschränkt, müssen wir ihn auf seine Weise reden lassen, ohne ihn zu unterbrechen. Wir müssen dies mit seinen eigenen Worten notieren und dabei höchstens seine grammatischen Fehler ausgleichen, um den Bericht so genau wie möglich zu halten. Wollen Sie Synonyme benutzen, müssen Sie sicher sein, daß sie auch wirklich Synonyme sind und keine Entstellung bedeuten. Spricht eine Frau von ihrem Monatlichen oder ähnlichem, so ist Menses der passende medizinische Ausdruck dafür. Wenn Sie den Sinn nicht ändern, können Sie solche Ausdrücke durch allgemeine ersetzen. Wenn Sie andererseits

„Beine“ statt „Glieder“ schreiben, kann das das gleiche meinen, Sie müssen sich aber dessen sicher sein.

Wenn Sie einen Bericht über Ihren Patienten abfassen, ist es besonders wichtig, daß sie ihn bei späteren Konsultationen lesen können, ohne durch die wiederholten Aussagen des Patienten gestört zu werden. Schreiben Sie den Bericht in aufeinanderfolgenden Sätzen, werden Sie beim Verfolgen der Symptome des Patienten so verwirrt werden, daß Sie sich das Bild der Krankheit nicht vorstellen können. Es ist gänzlich unmöglich, mit konzentrierter Aufmerksamkeit zuzuhören, wenn man ganz damit beschäftigt ist, sich das Symptomenbild zusammen zu suchen. Deshalb sollten Sie sich Ihre Seiten in der Weise einteilen, daß Sie mit einem Blick alles in Ihrem Protokoll übersehen können, während der Patient über dies und das redet. Ist Ihr Bericht nicht so angelegt, dann ist er fehlerhaft. Man kann nun den Bericht so anlegen, daß man die Seite in drei Spalten unterteilt: In der ersten werden Daten und Verschreibungen eingetragen, in der zweiten die betonten Symptome und in der dritten Aussagen über die Symptome.

Datum Mittel	Symptom	Aussagen über das Symptom < Verschlimmerung > Besserung

Nachdem der Patient seine Beschwerden im einzelnen und mit seinen eigenen Worten erklärt hat und Sie diese durchgegangen sind und alles herausgefunden haben, was als Aussage zu diesen Symptomen gehört, können Sie dazu übergehen, Erkundigungen bei jemand einzuholen, der mit Ihrem Patienten zusammen war. Bei einer Studie wie dieser hatten die meisten unserer Privatpatienten eine Pflegerin, manchmal auch die Schwester, Mutter oder die Frau, die alles beobachtet haben, worüber der Kranke geklagt hat. „*Die Personen, die um ihn waren, erzählen, worüber er geklagt hat, wie er sich benommen hat und alles, was sie an ihm bemerkt haben.*" Diesen Berichten sollte man mit großer Vorsicht zuhören. Hier muß man sich darüber klar werden, ob der Beobachter überängstlich ist, ob eine Frau nicht in Angst um ihren Gemahl ist und deshalb all ihre Ängste und Befürchtungen in den Bericht einmischt, den Sie mit größter Vorsicht aufnehmen müssen. Nehmen Sie, wenn möglich, die Pflegerin beiseite, um die genauen Worte des Patienten zu wiederholen. Ist das bei akuten Erkrankungen möglich, so hat das mehr Wert, als die Worte und Ausdrücke der Pflegerin. Je beteiligter und ängstlicher zum Beispiel die Ehefrau ist, umso weniger ähnlich wird ihr Bericht der Wahrheit sein. Nicht, daß sie betrügen will, aber sie ist schrecklich erregt, verwirrt, und je mehr sie über das nachdenkt, was er gesagt hat, umso größer erscheinen ihr seine Leiden, und sie wird sie übertreiben. Es ist wichtig, den Bericht von jemand zu haben, der unbefangen ist. Hat der Arzt zwei oder drei intelligente Beobachter befragt und ihre Angaben notiert, dann notiert er seine eigenen Wahrnehmungen. Er beschreibt den Urin und den Stuhl, wenn daran etwas Besonderes wahrzunehmen ist – aber nur dann.

Man hat Hunderte von Jahren versucht herauszufinden, wie man Zeugen bei Gericht am besten befragt und als Ergebnis einige Regeln festgelegt, wie man Beweise erhalten kann. Auch die Homöopathie hat ihre Regeln für die Fallaufnahme, die in der Praxis genau befolgt werden müssen. Unter den Schülern, die hier unterrichtet werden, kenne ich einige, die nur auswendig gelernt haben, und einige haben nicht einmal das getan, sondern sind abgefallen. Diese Studenten haben alles mißachtet, was man ihnen vorgetragen hat. Sie sind zu Tiefpotenzen übergegangen und machen immer größere Fehler zur Schande ihrer Tutoren und der Lehre, die sie zu vertreten vorgeben. Ich nehme an, daß einige von Ihnen, die Sie meine Stimme hören, dies in den nächsten fünf Jahren auch tun werden. Dies sei Ihnen eine Warnung! Halten Sie ein, ehe Sie zu weit gehen, oder Sie werden nicht bemerken, daß Sie selbst es sind, die Fehler machen. Sie werden meinen, sie seien hypnotisiert und auf einen falschen Weg gebracht worden. Wenn Sie ein sorgfältiges Krankenexamen vernachlässigen, so wird der Patient der erste sein, der darunter zu leiden hat, aber am Schluß werden Sie selbst darunter leiden und die Homöopathie auch. Die Fragen, die Hahnemann stellt, sind nicht wichtig, aber sie sind suggestiv und werden Sie in eine bestimmte Richtung weisen. Befragen Sie den Patienten, dann die Freunde und beobachten Sie für sich. Bekommen Sie dadurch nicht genug um zu verschreiben, gehen Sie noch einmal in Einzelheiten zurück. Nach viel Erfahrung werden Sie Spezialist in der Patientenbefragung und werden so die Wahrheit herausfinden können. Speichern Sie Materia Medica und benutzen Sie sie, und sie wird Ihnen zu Gebote stehen wie Ihre eigene Sprache. Sie müssen sich sprachlich mit Ihren Patienten auf eine Ebene stellen.

Seien Sie sich sicher, daß Sie Ihren Patienten keine Worte in den Mund gelegt oder seine Ausdrucksweise beeinflußt haben. Sie wollen alle Einzelheiten wissen, aber ohne direkt nach ihnen gefragt zu haben. Wenn Sie eine direkte Frage gestellt haben, dürfen Sie das Symptom nicht mit ins Protokoll aufnehmen, denn in 99 % der Fälle wird der Patient mit Ja oder Nein antworten. Sagt er Ja oder Nein, dann war Ihre Frage schlecht formuliert. Bekommen Sie auf eine Frage keine Antwort, lassen Sie sie weg, denn er weiß keine Antwort oder hat nichts bemerkt. Auch Fragen, die die Möglichkeit einer Wahl als Antwort lassen, sind fehlerhaft. Ermitteln Sie den genauen Ort im Körper, an dem der Schmerz war, seinen Charakter usw. Bei der Erforschung eines Falles kann man viel lernen. Die Dauer des Anfalls, das Erscheinen von Ausscheidungen, bei Erbrechen dessen Art, Tageszeit usw. Jeder Student sollte diese Fragen durchgehen, Nebenfragen bilden und Fallaufnahmen praktisch durchführen. Lassen Sie dem Patienten dabei immer seine Freiheit. Legen Sie ihm niemals Worte in den Mund. Erlauben Sie sich niemals, einen Patienten zur Eile anzutreiben. Gewöhnen Sie sich eine feste Art der Befragung an, der Sie dann treu bleiben werden. Nur wenn Sie diese schärfste Arbeitsweise beibehalten, die Ihnen möglich ist, können Sie Ihren Ruf aufrecht erhalten und Ihre höchsten Anforderungen erfüllen. Sagen Sie so wenig wie möglich, aber halten Sie den Patienten am Reden und bei der Sache. Wenn er nur reden will, dann finden Sie auch Symtome im allgemeinen und im besonderen. Schweift er ab, bringen Sie ihn ruhig und ohne ihn zu stören zum Thema zurück. In einer Privatpraxis ist nicht viel Unruhe. Dort werden Sie eine bessere Arbeit leisten können.

Alle Schlafsymptome sind wichtig, sie sind dem Gemüt so nahe. Der Übergang vom Schlaf zum Wachen, vom Hirn zum Kleinhirn, ist wichtig. Alle Pathologen waren unfähig, Atemschwierigkeiten im Schlaf zu erklären. Das Großhirn steuert die Atmung im Schlaf. Es ist wichtig, die Funktion der weißen und der grauen Substanz zu kennen. Ein vernünftiges Wissen über Anatomie ist erforderlich. Kein Homöopath hat jemals vom echten Studium der Anatomie oder Physiologie abgeraten. Wichtig ist es, nicht nur den oberflächlichen, sondern den wahren, tieferen Charakter zu kennen, um ein Symptomenbild vom anderen unterscheiden zu können.

Studieren Sie diesen Paragraphen gewissenhaft und denken Sie darüber nach. Wenn Sie jetzt keine Gewohnheit schaffen, dann werden Sie darauf später keine Praxis aufbauen können. Sie werden dann keine reguläre Ausbildung haben und einer Gewohnheit verfallen, die Sie nicht wieder loswerden können.

Kapitel 24

Krankenexamen II

Die Untersuchung muß fortgesetzt werden mit gebührender Beachtung der Natur der Krankheit und mit gebührender Beachtung der Materia Medica. Manche Symptome haben Beziehungen zur Pathologie und Diagnose, während andere nur Beziehung zur Materia Medica haben, und die Symptome müssen ständig im Geist abgewogen werden, ob sie gewöhnlich oder eigentümlich sind. Werden alle für gewöhnliche Symptome befunden, dann verläßt uns die Materia Medica. Entweder die Befragung war nicht mit Blick auf die Materia Medica erfolgt, oder es sind überhaupt keine Symptome vorhanden. Das macht bezüglich der Kur keinen Unterschied. Es spielt keine Rolle, ob sie bei dem Patienten nicht vorhanden sind oder der Arzt sie nicht gefunden hat. Der Schlüssel zur Verschreibung fehlt dann eben. Wenn aber das Bild komplett und voll abgerundet ist, dann sind auch die Symptome zur Pathologie, Diagnose, Prognose und Materia Medica vollständig vorhanden. Später werden wir noch über unheilbare Krankheiten zu sprechen haben, über pathognomonische Symptome, unklare Fälle, Arzneimittelsymptome usw.

Wenn der Arzt seine Aufzeichnungen des Patientenexamens überblickt, um sich ein Bild zu machen, es zu ordnen und zu klassifizieren, dann wird er sehen, was eigenheitlich ist, was allgemeine Symptome von Bedeutung sind und welche Symptome nur gewöhnlich sind. Diese drei Kategorien finden wir in jeder vollständigen Fallaufnahme und in jeder vollständigen Arzneimittelprüfung. Studium und Beobachtung in der Homöopathie wird uns befähigen, diese Grade auf einen Blick zu erkennen. Jeder Fall hat gewöhnliche Symptome, aber eigenheitliche Symptome können fehlen, und Sie dürfen dann nicht erwarten, heilen zu können, wenn keine besonderen Symptome zu finden sind. Homöopathie ist in jedem heilbaren Falle einsetzbar, aber das große Problem ist, wie man sie anwenden muß. Der Arzt muß über die Symptome zu Gericht sitzen und entscheiden, ob sie sonderlich oder gewöhnlich sind. Wenn die Rede des Patienten unzusammenhängend ist, fragt man sich, ob er betrunken oder delirant oder ob seine Hirnfunktion im Zusammenbrechen ist und er geisteskrank ist. Der Glanz der Augen ist wichtig. Er kann uns Dinge sagen, die uns die Pflegerin nicht berichten kann.

Es ist wichtig, daß der Arzt den Wert des Gesichtsausdruckes kennt. Stiert der Patient mit glasigen Augen, kann er am Kopf verletzt sein, unter Schock stehen, betrunken sein, in typhoidem Fieber liegen oder eine Krankheit haben, bei der der Geist betäubt ist. Hier wird der Arzt sogleich fragen: „Wie lange liegt der Patient im Bett?" Ist der Charakter untadelig, wird man keine Trunkenheit vermuten. War er schon vier Tage krank mit Fieber, belegter Zunge, empfindlichem Leib usw., so ist er auf dem besten Wege, in ein typhoides Fieber zu gleiten. Der Arzt muß beim Betreten des Krankenzimmers wissen, welchem Zustand der des Patienten ähnelt, Apoplexie, Koma, Opiumvergiftung usw. Vom Arzt wird erwartet, daß er seinen Geist gleich anstrengt, um den Zustand des Kranken zu erkennen und welche Beziehung zur Materia Medica die Symptome haben. Ist es eine Opiumvergiftung, dann muß ein Antidot ausgewählt werden. Beim Apoplex muß eine sorgfältige Aufnahme der Symptome in Bezug auf das Gerinnsel im Gehirn aufgenommen werden, um eine Entzündung abzuwenden und nach Symptomen in Beziehung zu diesem Zustand und zum Mittel gesucht werden. Der Patient kann auch betrunken sein und gleichzeitig eine Apoplexie haben. Es gibt kein Symptom im Krankenzimmer, das ohne Bedeutung wäre, besonders in akuten und schweren Fällen. Kinder trifft man manchmal in tiefem Schlaf an, man kann sie nicht wecken. Die Mutter sagt, das Kind habe Würmer und sie habe Cina gegeben, denn Cina hat alle diese Symptome von Stupor, Schwierigkeit zu Wecken, zurückzufallen in den Tiefschlaf, aber das Kind geht nicht ins Koma, seine Nasenflügel schlagen, die Brust wogt, die Augenbrauen sind gerunzelt, es rasselt in der Brust. Man sieht, daß das Kind in eine Hirnkongestion geht. Der Arzt muß jetzt den Fall von allen Seiten beobachten, um die Art der Erkrankung zu erkennen und zu wissen, was zu erwarten ist. Wer das vernachlässigt, ist kein wahrer homöopathischer Arzt, eine eher oberflächliche Anwendung der Homöopathie reicht hier nicht aus. Nachdem alle Symptome aufgeschrieben sind, muß der Arzt die Art des Fiebers ergründen; ob es intermittiert, kontinuierlich ist oder in einem plötzlichen Anfall auftrat. Er muß genügend Symptome haben, um über all das zu entscheiden. Sie werden so viel über die Bedeutung und den Aspekt jeder Bewegung des Menschen lernen, daß sie den diagnostischen Symptomen als Hinweis auf die Diagnose immer weniger beimessen und die Symptome immer mehr als solche schätzen werden. Sie werden staunen, wie sicher Sie in Diagnose und Prognose durch das Studium der Symptome werden. Sie können von jedem Fall, den Sie aufnehmen, etwas lernen. Ist es ein wächsernes Gesicht: eine Lawine von Fällen kommt Ihnen in den Sinn. Sie werden schnell eine Cholera, eine Blutung ausschließen und so endlich zu der Ursache des Aussehens kommen. Sie können sogar sagen, wann es Zeit für Stützung des Herzens ist, bei drohendem Nierenversagen. Eine eigentümliche Welle von Zittern der Gesichts- und Nackenmuskulatur, ein zitternder Ruck der Zunge, die halb herausgestreckt wird, blasse, kalte, halbdurchsichtige Haut mit kaltem Schweiß; es ist wichtig, sofort zu wissen, was hier die Ursache ist, denn die Behandlung muß unterschiedlich sein. Aber denken Sie daran: Es ist nicht wichtig wegen der Benennung!

Alle diese Symptome haben Beziehung sowohl zu dem Mittel als auch zur Diagnose. Je mehr die Symptome durch pathologische Anatomie ausgelöst wurden, umso wertloser sind sie als Hinweis auf das Mittel. Wenn Sie nur pathognomonische Symptome haben, können Sie kein Mittel finden.

Unter den vielen Dingen, die das Patientenexamen stören, steht an erster Stelle die Einnahme von Arzneien oder wenn der Patient irgend etwas getan hat, was die Symptome verändert haben könnte. Sehr oft wird ein Patient zu Ihnen kommen und wird, nachdem er eine lange Reihe von Symptomen gebracht hat, von einer Dosis Kalomel oder vor zwei Tagen einer Dosis Chinin erzählen, nach der er sich nicht besser gefühlt habe, und nun bittet er Sie um Linderung. In akuten Krankheiten ist das sehr schlimm und kann das Auffinden eines Mittels verhindern. Sehr oft werden wir für das Gemisch von Symptomen aus Arznei und Krankheit verschreiben müssen, aber bei chronischen Krankheiten müssen wir anders vorgehen. Die Symptome, die nach der Einnahme einer stark wirkenden Arznei entstehen, sind nicht wahlanzeigend für das Mittel. Sie verwirren, zeigen nicht das wahre Bild der Krankheit, und nun kann der Arzt nichts anderes tun als Abwarten oder höchstens ihm ein allgemein bekanntes Antidot zu dem eingenommenen Mittel geben. Manchmal muß er erheblich warten, bis sich die Symptome enthüllen und der Natur der Krankheit Ausdruck geben. Ebenso schlimm ist es, wenn der Arzt selbst der Pfuscher ist. Die Verwirrung, die durch falsche Verschreibung angerichtet wird, ist das gleiche wie die Selbstbehandlung des Patienten. Da laufen Ärzte herum, die ihre Fälle verwirren und immer wieder für ihre selbstgemachten Arzneimittelsymptome verschreiben und gar nicht auf den Gedanken kommen, auf das Erscheinen der wahren Symptome der Krankheit zu warten. Arzneimißbrauch ist nur Symptomenverschiebung und Maskierung des Falles. Alles was eine Änderung der Symptome bewirkt, sei es Arzneieinnahme, zuviel Wein- oder Grogtrinken oder starke Auskühlung, wird den Fall maskieren, und diese Maske muß erst verschwinden, bevor der intelligente Arzt seine Kur beginnen kann. Das ganze Streben des Arztes muß darin bestehen, die Sprache der Natur zu sichern. Ist sie durch Arzneien verzerrt, dann kann sie nicht gesichert werden. Jede Einmischung wird das Bild des Falles so beeinflussen, daß der Arzt nicht verschreiben kann. Der Arzt, der sich so einmischt, muß unweigerlich bei schlechten Methoden oder in der Allopathie landen. Ich habe mir die Arbeit solch schlechter Verschreiber angesehen und mich gewundert, was um des Himmels Willen sie wohl an der Homöopathie angezogen hat. Sie können keine Leute heilen, sie haben keine Heilerfolge vorzuzeigen. Die Patienten können von derlei Zeug nicht befriedigt sein. Natürlich kann dann und wann ein starker, kräftiger und robuster Patient, wenn er ein homöopathisches Mittel bekommt, ein Durcheinander von Symptomenverschiebung und Mitteln überstehen und trotz dieser lästigen Praxis gesund werden. Der Arzt weiß dann nicht, welchem Mittel er das zuschreiben soll, denn er hat deren viele gegeben, aber nur die stärkste Konstitution wird solche homöopathische Schurkerei überstehen und trotz des Genusses von Wein und Speisen usw. gesund werden. Es ist wunderbar, was die eigenen Kräfte manchmal vollbringen, um eine Krankheit abzuschütteln.

Bei gewöhnlichen Fällen sehen wir so etwas jedoch nicht. Verwirrung tritt sofort ein, wenn der Arzt ein anderes Mittel statt Placebo gibt. Manchmal wird sich ein Patient vorstellen, bei dem Sie durch Ermittlung aller Dinge, die sich bis zu einem bestimmten Tag ereignet haben, ein klares Bild der Krankheit gefunden haben, er sagt: „An jenem Tag nahm ich eine Arznei, und die meisten meiner Beschwerden ließen nach.“ Das führte zu einem anderen Bild, aus dem Sie nichts entnehmen können. Eine Zerstreuung hat stattgefunden. Die Symptome können Seite um Seite füllen, und welches Mittel sehen Sie? Keines. Es sieht aus, als wäre eine Anzahl von Prüfungen zusammengemischt worden, ohne Bestimmtheit. Es ist keine Individualisierung möglich. Immerhin ist es möglich, daß die Symptome, die Sie für die Zeit bis zu dem Stichtag aufgenommen haben, genügen. Diese Symptome weisen auf das Mittel hin, das auch jetzt wirken wird. Wenn es auch manchmal anfangs versagen wird wegen der angerichteten Verwirrung. Wartet man aber ein bißchen ab, dann wird es doch wirken. Nach der Verordnung eines Mittels aufgrund der früheren Symptome habe ich oft erlebt, daß es zu einer Wirkung kam. Ich habe aber auch erlebt, daß dieses Mittel ganz versagte. Warten Sie dann eine Weile ab, dann wird die Ordnung sich langsam wiedereinstellen, und das früher angezeigte Mittel wird wirken. Angenommen, ein Arzt kommt zu Ihnen und sagt: „Bis zu einem bestimmten Datum konnte ich die Symptome dieses Patienten in Ordnung halten mit Thuja, dann schienen sich die Symptome zu ändern, und ich gab dieses und jenes Mittel und hatte nie wieder so gute Erfolge wie vorher.“ Hier müssen Sie wieder Thuja geben und auf diese Weise den Faden da wieder aufnehmen, wo Sie ihn verloren haben. Überprüfen

Sie den Fall an dem Punkt, an dem die Ordnung verloren ging, denn da müssen Sie das Bild wiederfinden.

> „... diejenigen Symptome und Beschwerden hingegen, welche er *vor dem Gebrauch der Arzneien oder nach ihrer mehrtägigen Zurücksetzung* litt, geben den ächten Grundbegriff von der *ursprünglichen* Gestalt der Krankheit, und vorzüglich diese muß der Arzt sich aufzeichnen..." (§ 91).

Das ist der Grundgedanke. Verschaffen Sie sich die ursprüngliche Form der Krankheit. Um das zu tun, müssen wir uns manchmal durch eine Menge Schwierigkeiten und Umstände hindurcharbeiten, um zu der ursprünglichen Form des Leidens zu kommen. Aber Sie müssen dahin kommen, denn Sie werden sehen, daß diese Krankheit im Anfang in Übereinstimmung mit der göttlichen Vorsehung sich in der Entsprechung zu einem Mittel geformt hat, das zu ihrer Heilung geschaffen wurde. Die Symptome zu jenem Zeitpunkt indizierten das Mittel, aber von da an herrschte nur Konfusion. Nichts, an das man sich halten konnte. Nichts war zu beobachten. Offenbar gab es keine Beziehung zu irgend etwas. Oft können wir den alten Faden aufnehmen und ihn zurückverfolgen bis zu dem Mittel, das klar angezeigt war, und wenn es auch 20 Jahre zurück lag. Wenn das Mittel damals angezeigt war und nicht gegeben wurde, dann ist die Kur, die damals durch dieses oder ein ähnliches Mittel möglich gewesen ist, die einzige Möglichkeit, die in Erwägung gezogen werden muß. Von da an war der Patient in einem ständigen Durcheinander von Arzneiwirkungen. Daß es 20 Jahre her ist, braucht kein Grund zu sein, nicht an dieses Mittel zu denken. Die Krankheit des Patienten ist nicht geheilt worden, sie ist nur verändert und modifiziert, aber es bleibt der gleiche Patient und die gleiche Krankheit und verlangt das gleiche Mittel. Ist die Krankheit durch Arzneien kompliziert, dann können Sie nicht ohne weiteres immer die Wirkung jenes Mittels, das der Patient braucht, erhalten. Wenn Sie aber die falschen Mittel antidotiert haben, dann müssen Sie das entscheidene Mittel, das Sie herausgefunden haben, geben, und der Patient wird geheilt.

Es ist auch nötig, alle Veränderungen im Laufe der Entwicklung zu kennen, um die Krankheiten an ihrem Anfang, in ihren ersten Erscheinungen, ihren späteren Symptomen und ihren Endstadien zu kennen. Sie finden, sagen wir, äußerst heftige Neuralgien entlang dem Verlauf der Nerven bei einem erwachsenen Patienten, und Sie geben für die Schmerzen Mittel bis Sie es leid werden und haben nur vorübergehende Linderung. Dann erfahren Sie, daß er als Kind ein Ekzem hatte, das wie Mezereum aussah und stellen fest, daß dessen heftige Neuralgien denen Ihres Patienten ähneln. Eine Gabe Mezereum heilt diese Neuralgie und bringt den Ausschlag, den er als Baby hatte, wieder heraus, und er bessert sich weiter bis zur Heilung. Ohne den Hinweis auf den alten Milchschorf hätten Sie nicht an Mezereum gedacht.

Vielleicht hätte auch Sepia statt Mezereum die Ähnlichkeit zum Milchschorf gehabt, und jetzt könnten die deutlichsten und charakteristischsten Sepia-Symptome durch den Aufruhr herauskommen, der durch die falschen Mittel entstanden ist. Geben Sie Sepia, dann gehen zuerst diese letzteren Symptome weg, danach kommt der Ausschlag auf dem Kopf und hinter den Ohren wieder zum Vorschein, und Sepia heilt ihn. Wenn sich diese Dinge nacheinander in der täglichen Praxis ereignen, dann fragt sich der Arzt, ob da nicht doch etwas Wahres daran ist, und so wahr ich lebe, wenn Sie zuverlässig, sorgsam und sehr ausführlich Ihre Fälle studieren, indem Sie in allen Einzelheiten zusammentragen, was im Anfang war, dann werden Ihre Kuren so überzeugend sein, daß die Leute in Mengen kommen, um von Ihnen geheilt zu werden. Sie können gar nicht genügend Obacht geben auf die Maskierung der Symptome durch die Arzneien, durch zu frühe Wiederholung und sorglose Dosierung.

> § 94. „Bei Erkundigung des Zustandes chronischer Krankheiten müssen die besonderen Verhältnisse des Kranken, die Absicht seiner gewöhnlichen Beschäftigungen, seiner gewohnten Lebensordnung und Diät, seiner häuslichen Lage..."

Fast alles im Leben ist durch die Umstände bedingt. Alle Lebensäußerungen und Tätigkeiten sind wichtig. Es gibt keine Aktivitäten, die nicht durch die Umstände beeinflußt werden. Die Lebensumstände beherrschen die Aktionen und Reaktionen des Menschen, seine Symptome und deren Entwicklung. Der Körper ist mit den äußeren Umständen verbunden, und wir dürfen sagen: Alle natürlichen Lebensfunktionen sind mit diesen verbunden. Ohne diese wüßten wir nicht, woraufhin wir verschreiben sollten. Wir hätten nichts, um das Bild zu sichern, nichts, um die Symptome zu formen. Deshalb müssen die Lebensumstände und Gewohnheiten studiert werden mit dem Ziel, in jede kleinste Einzelheit zu gehen. Um das noch weiter zu illustrieren und auf eine praktische Basis zu stellen, können wir sagen, daß die Untersuchung jeder Frau sich auf ihre Speisen, ihren Stuhl, ihre Menses, ihr Baden, ihre Kleidung beziehen muß, denn das sind Dinge, die natürlicherweise zu ihr gehören. das sind die Umstände, unter denen ihre Symptome erscheinen oder nicht.

Ehe eine Frau nicht darüber unterrichtet ist, wird sie uns nicht verstehen. „Was meinen Sie, Doktor?" Sagt sie. Dann kann ich sagen: „Sie haben mir diese Symptome erzählt. Sie sagen, Sie haben Kopfschmerzen, Magenschmerzen usw. Jetzt müssen Sie mir erzählen, unter welchen Umständen dieser Kopfschmerz auftritt; wie er verändert wird, durch Veränderung Ihrer Kleidung, durch Wetterwechsel; wie er sich ändert vor, bei und nach Ihren Tagen usw." Das sind die natürlichen Umstände.

Dazu kommt eine andere Gruppe von Umständen. Eine Gruppe von Umständen, die sich bezüglich der gewöhnlichen Beschäftigung unterscheidet. Jeder Mensch wird unter Umständen leben, die sich von den gewöhnlichen unterscheiden. Beschäftigung verändert die Umstände einer jungen Frau. Es kann sein, daß sie den ganzen Tag im Geschäft stehen muß, und das hat zu einer Prolaps-Neigung geführt; oder sie führt ein sitzendes Leben als Näherin oder sie hat einen anderen Beruf, dessen Bedingungen ihre psorischen Erscheinungen entwickeln. Lebensweise bedeutet eine große Vielfalt verschiedener Dinge. Sie kommen zusätzlich zu den natürlichen

Bedingungen des Lebens. Die natürlichen Funktionen und die Lebensumstände müssen in Beziehung zu der Lebensweise zusätzlich in Betracht gezogen werden. Die Lebensweise wirkt als erregende Ursache der Krankheit, wodurch Psora, die im Organismus ist, in einer bestimmten Richtung entwickelt wird.

Die Häuslichkeit ist oft die Ursache der Leiden der Frau. Sie kann verheiratet sein mit einem Mann, der sexuell unmäßig ist. Sie kann in einer häuslichen Situation leben, die nicht geheilt werden kann und die auf die Möglichkeit ihrer Veränderbarkeit geprüft werden muß. Sind die Dinge unabänderlich, werden sie die Psora in eine besondere Richtung entwickeln.

> § 94. „... wohl erwogen und geprüft werden, was sich in ihnen Kranheit Erregendes oder Unterhaltendes befindet, um durch dessen Entfernung die Genesung befördern zu können.“

Kapitel 25

Das Krankenexamem III

§ 92. Die Patienten lenken die Aufmerksamkeit im allgemeinen auf die gewöhnlichsten Dinge, während es die seltsamen und besonderen Dinge sind, die zu einem Mittel führen. Die Symptome, die vor der Beobachtung des Arztes am stärksten versteckt werden, sind oft diejenigen, die zum Mittel führen, aber schließlich sickern sie irgendwie durch. Das Symptom ist solcher Art, daß der Patient sagt: „Ich habe das immer gehabt und nicht geglaubt, daß es irgendetwas mit meiner Krankheit zu tun hätte". Fragt man ihn: „Warum haben Sie mir nicht früher davon erzählt?", sagt er: „Ich habe nicht geglaubt, daß es zu etwas nütze sei, es ist so gewöhnlich".

Der Arzt wagt oft ein Mittel. Weil er fühlt, daß er etwas verschreiben muß, hat aber keinen vernünftigen Grund zu glauben, er habe das Mittel gefunden, weil die Geschichte des Patienten so verwirrend war und die Symptome, die er bekam, so allgemein und gewöhnlich wie bei allen Mitteln waren. Auf dieser Grundlage konnte er nicht sicher sein, das Mittel gefunden zu haben. Obwohl er verschiedene Mittel gewagt hat, kommt der Patient ungeheilt wieder, Monat für Monat und Jahr für Jahr. Diese Symptome, die so zurückgehalten wurden, die so nebensächlich schienen und die so schwer zu bekommen waren, sind es gerade, von denen der Patient glaubt, daß sie zu nichts nutze seien. Was ihm kleine Symptome zu sein scheinen, sind aber sehr oft

Charakteristika der Krankheit und für die Verschreibung nötig. Lassen Sie mich das illustrieren:

Da kommt eine Patientin mit blassem Gesicht, ziemlich kränklichem Ausdruck, müde und erschöpft, von Kopfschmerzen geplagt, mit Blasenbeschwerden und Verdauungsstörungen. Trotz aller Ihrer Fragen erhaschen Sie nichts besonderes. Sie lassen die Patientin nachdenken und Symptome aufschreiben, und sie kommt Monat für Monat wieder, und Sie geben ihr Sulphur, Lycopodium und eine ganze Reihe von Mitteln. Sie können gelegentlich herausfinden, ob sie eine frostige oder heißblütige Patientin ist und können so ein bißchen näher an die gewöhnlichen Mittel herankommen. Eines Tages sagt die Patientin: „Doktor, es ist seltsam: Mein Urin riecht so komisch. Er riecht wie der Pferdeurin." Da wissen Sie plötzlich: Das ist Acidum nitricum. „Wie lange haben Sie das schon?" „Oh, das habe ich schon immer gehabt. Ich habe nicht gedacht, daß es etwas bedeuten könnte." Wenn Sie nun die allgemeinen Symptome von Acidum nitricum durchsehen, dann sehen Sie, daß es alle wichtigen Züge der Frau hat.

Da kann man ein Leitsymptom nutzen. Acidum nitricum hat ein Schlüsselsymptom: „Der Urin riecht streng wie von einem Pferd." Aber wenn Sie es auf dieses Symptom allein hin geben würden und die Allgemeinsymptome wären nicht vorhanden, dann würden Sie wahrscheinlich nur die besonderen Symptome wegnehmen, und sie würde nach einer Weile wiederkommen. Nutzen Sie ein Schlüsselsymptom nur als Anlaß, das Mittel zu überprüfen, um zu sehen, ob es auch die anderen Symptome der Patientin hat. Was ich Ihnen hier beschrieben habe, ist ein hypothetischer Fall. In einem vollbesetzten Tag werden Sie mehrere Fälle haben, mit denen Sie sich seit Monaten beschäftigen, und die Patienten haben eine Menge Geld ausgegeben, ohne Erfolg. Sie hätten genauso gut Saccharum lactis geben können, bis Sie das richtige Mittel gefunden hätten. Sie können schwerlich sagen: „Warum sah ich das Mittel nicht früher?“ Weil es unmöglich war es zu sehen. Sie können einen Fall nur durchgehen und sagen: „Warum habe ich sie nicht gefragt, ob es einen besonderen Geruch des Urins gäbe, und wenn ja, wie riecht er?“ Ich habe ein dutzendmal nach diesem Geruch des Urins gefragt, und sie wußte es nicht. Trotzdem sagt sie nachher, der Urin habe wie Pferdeurin gerochen, und sie habe es die ganze Zeit gewußt.

> „...theils weil die Kranken der langen Leiden so gewohnt werden, daß sie auf die kleinen, oft sehr bezeichnungsvollen (charakteristischen) – ... Nebenzufälle wenig oder gar nicht mehr achten...“ (§ 95)

Natürlich könnten die Schwierigkeiten, die wir haben, Symptome vom Patienten sicher zu erfahren, in extenso ausgeführt werden. Sie nehmen vielleicht an, daß die gebildete Klasse ihre Symptome am besten vortragen würde. Sie werden aber finden, daß die Unwissenden es oft besser machen. Sie sind einfacher, bemänteln die Symptome nicht. Sie erzählen einfach die kleinen Details besser, in einer Weise, die der Sprache unserer Mittel entspricht. Unsere Arzneimittelbilder sind zum großen Teil in einfacher Sprache aufgezeichnet, und diese einfache Sprache wird oft besser beherrscht von den einfachen, ungebildeten Leuten als von der Aristokratie. Leute mit viel Vermögen und guter Bildung sind reizbarer, sind ängstlicher und haben schon viele Ärzte konsultiert. Jeder Arzt von einigem Ruf wurde für eine chronische Krankheit konsultiert, und der Patient mit viel Geld geht von einem zum anderen, und wenn er seine Symptome erzählt, redet er mit den Fachausdrücken seiner vielen Ärzte, so daß wir nichts erfahren haben, wenn er seinen Bericht beendet hat. Nur schrittweise kann der Arzt ihn in eine Sprache zurückführen, die einfach genug ist, um seine Beschwerden zu beschreiben. Diejenigen, die schon lange mit ihrem chronischen Leiden krank und schon etwas hypochondrisch sind, gehen die Liste ihrer Krankheiten durch. Sie haben viel Geld ausgegeben und viele Namen, und sie sind mit Arzneien vollgestopft. Der Arzt muß mit diesen unzuverlässigen Leuten vorsichtig umgehen, denn sie werden davonlaufen, wenn sie irritiert sind.

Hier wird von einer anderen Art Patienten gesprochen, die

> § 96 „... ihre Klagen in allzu grellem Lichte aufstellen und, um den Arzt zur Hülfe aufzureizen, die Beschwerden mit überspannten Ausdrücken bezeichnen."

Dies ist besonders typisch für die geborenen Iren. Sie werden finden, daß sie ihre Symptome übertreiben, weil sie wirklich glauben, daß ihnen der Doktor stärkere Arzneien geben wird und ihnen mehr Beachtung schenken wird, wenn sie sehr krank sind, und wenn sie ihre Beschwerden nicht stark übertreiben, dann könnte er sie womöglich mit einem einfachen Mittel abspeisen. Dann gibt es noch die Übertreibung der Symptome durch empfindliche Leute. Es ist eine verrückte Gewohnheit, die zur Hysterie gehört. Der Arzt wird in den Händen dieser Übertreiber hilflos sein, weil die Homöopathie aus der Sicherung der Wahrheit und nichts als der reinen Wahrheit besteht. Es ist ebenso schädlich zu viel wie zu wenig zu bekommen. Jeder Farbton, sei er vom Patienten oder vom Arzt zugefügt, wird in die Irre führen. Wir müssen diese Neigung zur Übertreibung als Symptom in Betracht ziehen. Haben Sie einen Patienten, der ein paar Symptome zu einer großen Zahl übertreibt, brauchen Sie nur zu notieren: „Neigung, Symptome zu übertreiben", was durch einige unserer Mittel gedeckt wird. So etwas ist irreführend, denn Sie wissen nicht, welche Symptome der Patient hat und welche nicht. Sie können davon ausgehen, daß kein Patient den Arzt aufsucht, ohne Symptome zu haben. Die Patientin wird schwerlich dazu neigen, die ganze Krankheit zu erfinden. Die Tatsache, daß sie das Bedürfnis hat, sich dem Arzt vorzustellen und ihre Symptome und Leiden zu übertreiben, ist an sich schon eine Krankheit, denn das würde kein gesunder Mensch tun. Das muß also in Betracht gezogen werden und ist vielleicht das erste und einzige Element, das von den Angaben des Patienten in Betracht gezogen werden kann. Diese Übertreibung muß mit Takt und Klugheit bewertet werden.

§ 96 „... vorzüglich die sogenannten Hypochondristen und andere sehr gefühlige und unleidliche Personen ihre Klagen in allzu grellem Lichte aufstellen, und um den Arzt zur Hülfe aufzureizen, die Beschwerden mit überspannten Ausdrücken bezeichnen."

Hahnemanns Strategie war es, kein Mittel zu geben und die Symptome, die der Kranke bringt, von Zeit zu Zeit miteinander zu vergleichen. Der Patient kann nicht alle diese Symptome, die er aus verschiedenen Quellen hat, auswendig behalten, und wenn der Arzt diese Dinge beobachtet und vergleicht und sich dabei genügend Zeit läßt, bis der Patient seine Aussagen vergessen hat, dann kann er die Angaben benutzen, die immer wiederholt werden. Der Anfänger wird in solchen Fällen leicht fehlgeleitet, bis er genügend Erfahrung mit Krankheiten gesammelt hat, um zu wissen, welche Symptome zu erscheinen pflegen.

Ein weiteres Hindernis bei der Fallaufnahme ist Trägheit. Der Patient ist zu faul, Symptome aufzuschreiben, wenn sie auftreten und zu indolent und vergeßlich, um sich ihrer beim Arzt zu erinnern. Die Symptome fallen ihm nicht ein, wenn er beim Arzt ist, und er ist zu träge, sie zu Hause aufzuschreiben, wenn sie erscheinen. Wenn er seine Symptome nicht ordentlich berichtet, sollte er angehalten werden diese aufzuschreiben, wenn sie erscheinen, und wenn er das nicht tut, sollte der Arzt darauf bestehen oder eine Verschreibung verweigern. Oft ist es sehr wichtig, den Patienten dazu anzuhalten, die Symptome zu notieren, wie sie auftreten; nicht abends aufzuschreiben, was sich unter Tage ereignet hat, sondern sofort hinzugehen und das Symptom aufzuschreiben, in einfacher Sprache, die Empfindung beschreiben, den Ort, die Stunde, das Erscheinen und Verschwinden und die Modalitäten. So werden Trägheit und Vergeßlichkeit zu Hindernissen für die Sammlung der Symptome.

Heutzutage ist eine solche falsche Sittsamkeit und ein solcher Mangel an Unschuld unter der ganzen Menschheit auf Erden verbreitet, daß diese falsche Bescheidenheit und Schamhaftigkeit die Patienten daran hindert, die Wahrheit zu sagen. Die Patienten werden es leugnen, Gonorrhöe gehabt zu haben oder ähnlichen Bedingungen ausgesetzt gewesen zu sein. Wenn die ganze Menschheit bis heute in Unschuld gelebt hätte, würden unsere Frauen zum Arzt kommen und ganz offen über ihre Menstruation und selbst über ihre Sexualfunktionen sowie über Fragen des Willens und der Intelligenz reden. Aber tatsächlich ist das nicht so. Nur mit Mühe kann der Arzt solche Symptome unter der falsch verstandenen Schamhaftigkeit hervorziehen. Sucht ein Patient den Arzt auf, dann sollte die Frage der Schamhaftigkeit beiseite gelassen werden. Sie werden sehen, daß die harmloseren Gemüter am leichtesten die Verschämtheit ablegen, wenn es nicht eine Frage der Sittsamkeit ist, sondern darum geht, die reine Wahrheit zu berichten. Handelt es sich um eine Frau, sollte alles erzählt werden, was bei ihr selbst und bei ihrem Ehemann nicht normal ist, und dann brauchte der Arzt wenig zu fragen, während er der Wahrheit zuhört. Ich erinnere mich an eine Reihe Leute, besonders Frauen, die bei ihrem ersten Besuch bei mir so sehr verlegen schienen, daß sie beim Erzählen ihrer Symptome fast alles vergaßen, und erst nach längerem Warten wurden sie so locker und frei, daß sie offen mit mir sprechen konnten. Manchmal ist es für den Arzt sehr schwer, einem Patienten die Schüchternheit zu nehmen.

Man muß sich genau überlegen, um zu wissen, was man einem Patienten sagen kann, um ihm seine Schüchternheit zu nehmen. Dann werden Sie ein vollkommener Arzt sein.

Der Arzt muß überdurchschnittlich umsichtig und taktvoll sein, das menschliche Herz kennen, Klugheit und Geduld besitzen, um sich ein wahres und selbständiges Bild der Krankheit in allen ihren Teilen machen zu können. Er muß das Leben wie sein Nachbar führen und als ein Ehrenmann bekannt sein, als ein Mann, dem man vertrauen und den man respektieren kann, als Ehrenmann. Hahnemann sagt, daß Sorglosigkeit, Trägheit und Leichtfertigkeit den Arzt daran hindern, ein so guter Homöopath zu werden, daß er die Materia Medica erfassen und mit seiner Wissenschaft vertraut sein kann. Hat er einen solch schlechten Ruf, kann er nicht den Respekt seiner Nachbarn erwarten, und das wird ihn daran hindern, das Krankheitsbild seiner Patienten zu erfassen. Hahnemann hatte eine gute Kenntnis des menschlichen Herzens, und es ist sehr wichtig, Kenntnis der menschlichen Seele und der Dinge, die im Menschen stecken, zu haben.

Es scheint, daß in unserer Gesellschaft viele Menschen leben, die nicht die leiseste Ahnung von der menschlichen Seele haben. Sie haben niemals in ihr eigenes Innere, auf ihr Herz oder ihre Triebe geschaut, sondern haben darauflos gelebt. Das menschliche Herz zu kennen, bedeutet weitgehend in sich selbst zu schauen und sich zu vergewissern, wie die eigenen Triebe sind, was man unter bestimmten Umständen zu tun gezwungen ist, um zu wissen, was man tun muß, welche Triebe man in sich unter Kontrolle halten muß, um ein rechter Mann zu werden. Wenn ein Mann seine Herzenswünsche auslebt ohne jede Selbstkontrolle, dann ist er unwürdig respektiert zu werden. Hat er jedoch diese Begierden unter Kontrolle, wird er zum respektablen Mann. Mit der Zeit wird der Arzt, der so handelt, so vertraut mit der menschlichen Seele, daß er Sympathie entwickelt und weiß, was die Sprache des Herzens ausmacht.

Kapitel 26

Das Krankenexamen IV

Es ist wichtig, daß man sich nicht verwirren läßt durch zwei Krankheitsbilder, die gleichzeitig im Körper sein können. So kann etwa ein chronisch Kranker an einer akuten Krankheit leiden, und der herbeigerufene Arzt kann denken, er müsse nun die Totalität der Symptome aufnehmen. Täte er das aber in einer akuten Krankheit, würde er akute und chronische Symptome vermischen, was ihn verwirren und nicht das rechte Mittel finden lassen würde. Die beiden Dinge müssen auseinander gehalten werden. Er muß jetzt nach der Gruppe von Symptomen, die das Bild der akuten Krankheit ausmachen, verschreiben. Die chronischen Symptome werden natürlich nicht zugegen sein, während das akute Miasma abläuft, weil dieses die chronischen Symptome unterdrückt oder suspendiert. Aber der eifrige Arzt, der diesen Zusammenhang nicht kennt, könnte fälschlich alle Symptome sammeln, die der Patient in seinem Leben hatte. Beim Sammeln von Symptomen für eine Verschreibung genügt es hier zu erwähnen, daß der Patient ein Typhoid hatte, Masern oder andere akute Miasmen. Solche Krankheiten sind nicht Teile des chronischen Miasmas. Die Symptome der akuten Attacke sind gesondert und für sich.

Sie müssen sich darüber im klaren sein, daß die Bemühungen, für zwei unterschiedliche Miasmen zu verschreiben, zu Irrtümern führen müssen. Wenn

Sie im Westen des Landes praktizieren, werden Sie oft verwirrte Fälle bekommen, wie zum Beispiel folgenden: Ein Patient hatte unter intermittierendem Fieber gelitten und wurde behandelt mit Chinin, Arsen und Tiefpotenzen von diesem und jenem Mittel, bis der Fall kompliziert war. Die Symptome sind jetzt anders als sie ursprünglich waren, es hat ein Symptomenwechsel stattgefunden. Sie verschreiben dafür, weil Sie es für eine Art Malaria halten. Sie verschreiben für diese Symptome im Hinblick auf eine Antidotierung all der Mittel, die er gehabt hat, und Ihr Mittel bringt, zu Ihrer Überraschung, eine wundervolle Öffnung des Falles. Der Patient war bisher unfähig, eine Beschreibung der Malaria, wie sie ursprünglich war, zu geben. Doch nach einer oder zwei Wochen kommt er wieder und sagt: „Doktor, jetzt geht es mir so wie es im Anfang war." „Gut. Wie sind Ihre Symptome jetzt?" Und Sie werden erfahren, daß er an einem Abend einen Frost um 17 Uhr hat mit Begleitsymptomen, die ihn einen guten Teil der Nacht begleiten, danach hat er einen guten Tag, und am folgenden Vormittag hat er einen Frost um 11 Uhr und danach einen guten Tag. Untersuchen Sie jeden dieser Anfälle, dann finden Sie, daß der Frost zu verschiedenen Zeiten begann, die Hitze ebenfalls und die Symptome beider Anfälle total verschieden sind. Das wird jemandem, der so etwas nie gesehen hat, unglaublich vorkommen, aber jemand, der im Westen lebt und seine Praxis exakt führt, wird so etwas sehen, das denen, die eine sogenannte Chinin-Homöopathie betreiben, unbekannt ist. Eine korrekte Verschreibung wird diese beiden Malariamiasmen entwirren und zeigen, daß hier zwei Miasmen gleichzeitig im selben Körper, mit jeweils verschiedener Beschaffenheit, sind. Diese beiden können nebeneinander bestehen und ihre eigenen Zeiten und Ausdrucksformen haben, ohne sich gegenseitig stärker zu beeinflussen. Die starken Chinindosen werden sie komplizieren und eine allgemeine Vernebelung der Lage bewirken, so holterdiepolter, daß niemand etwas dazu sagen kann.

Wollten Sie in einem solchen Fall ein Mittel zu verschreiben suchen, das beide Gruppen abdeckt, dann würden Sie keine Heilung erreichen. Wählen Sie die schlimmere aus und ignorieren Sie die andere. Es ist eine schlechte Taktik, ein Mittel für die eine und ein Mittel für die andere zu geben. Decken Sie die schlimmeren Anfälle genau mit einem Mittel ab, und Sie werden sehen wie sie verschwinden und die anderen werden deutlich erscheinen, als habe der Patient überhaupt kein Mittel bekommen.

Nun seien Sie nicht zu eilig, die anderen Anfälle zu beseitigen. Sie werden sehen, daß wenn die einen beseitigt wurden, es dem Patienten besser geht, und die verbliebenen Anfälle werden von Tag zu Tag deutlicher herauskommen, und damit können Sie für diese verschreiben.

Dies illustriert die Lehre, daß man nicht für eine akute und eine chronische Krankheit zusammen verschreiben soll. Also niemals für zwei Leiden verschreiben, wenn sie nicht kompliziert sind. Nur chronische Krankheiten können miteinander kompliziert sein. Die akute ist niemals durch die chronische kompliziert, die akute unterdrückt die chronische, und sie werden nie miteinander verwickelt sein. Natürlich werden Ihnen die Allopathen von den Folgen von Masern, Scharlach usw. erzählen, aber sie wissen nichts davon, und ihre Pathologie sagt ihnen dazu nichts, was stimmt. Das, was herauskommt, wenn eigenständige Krankheiten abgelaufen sind, ist keine Folge dieser Krankheiten. Die Folgeerscheinungen von Masern sind nicht Folge dieser Krankheit, die von Scharlach sind nicht von jener ausgelöst, sondern durch einen früheren Zustand des Kranken. Eine psorische Störung kommt nach Masern oder Scharlach zutage und muß als Psora behandelt werden.

Die Folgeerscheinungen, gleichgültig durch welche Krankheit sie ausgelöst wurden, sind Psora, die im schwächsten Augenblick hervorbricht. Je besser die akute Krankheit behandelt wird, desto unähnlicher werden die Folgekrankheiten sein. Wenn Masern oder Scharlach gut behandelt wurden, werden wir sehr wenig Schwierigkeiten danach haben. Folgekrankheiten gehen zum großen Teil auf das Konto des Arztes. Natürlich werden Sie dann und wann eine sehr psorische Konstitution finden; besonders bei fortgeschrittenem Verfall und bei bösartigem Scharlach ist es schwierig, für einen Patienten das passende Mittel zu finden, da kann selbst der beste Arzt der Welt einen Fehler machen. Aber bei guter Behandlung in normalen Fällen brauchen Sie nicht mit Folgekrankheiten wie Konjunktivitis, Otitis media usw. zu rechnen.

In solchen Fällen ist es von größter Wichtigkeit, die einzelnen Dinge auseinander zu halten, so daß Sie wissen, wofür Sie verschreiben. Sie können kein Antipsorikum verschreiben, um Folgekrankheiten von Scharlach zu verhüten, während der Scharlach noch im Gange ist. Verschreiben Sie erst für die akute Attacke und die hierzu gehörigen Symptome. Es ist natürlich gut, wenn der Arzt schon alle Symptome chronischer Art kennt, die der Patient hat, damit er weiß, was er zu erwarten hat, damit er am Ende der akuten Krankheit, nach dem Hervorbrechen der alten Erscheinungen der Psora Ausschau halten kann, wenn auch oft ganz neue Gruppen von Symptomen auftreten können. Wenn am Schluß von Scharlach, Otitis oder Ödeme auftreten, dann gehören die nicht zum Scharlach, sondern zum Zustand des Organismus. Die Ödeme oder akute Nephritis müssen der Psora zugerechnet werden, und deren Symptome werden Sie zu einer konstitutionellen Verschreibung führen. Wenn Sie nur die Nephritis ins Auge fassen, werden Sie Fehler machen. Sie werden darauf verfallen, gegen Endzustände zu verschreiben, wenn Sie sich nur auf den Namen konzentrieren, zum Beispiel Apis geben, wie es in den Büchern steht, als wundervolles Mittel für Scharlachnephritis.

Für jeden ist es ein großer Fehler, Mittel gegen Beschwerden oder Zustände zu verschreiben. Es ist ein fataler Irrtum für den Arzt, an ein Krankenbett zu treten mit der Meinung, daß er ähnliche Fälle gehabt habe und sich zu sagen: „Bei dem letzten Fall habe ich das und das gegeben, dann werde ich es auch diesem hier geben." Der Arzt muß solche Überlegungen streng von sich weisen. Es ist eine verbreitete Eigenschaft unter Okkultisten, die vorgeben

Homöopathen zu sein, zu sagen: „Ich habe den und den Fall mit diesem Mittel geheilt, darum gebe ich diesem Patienten das gleiche Mittel.“ Ich habe viele Ärzte beim Consilium erlebt, die sagten: „Ich habe einen anderen Patienten, Herrn Z oder Herrn X, der einen ähnlichen Befund hatte, genau so eine Krankheit wie diese, und ich gab ihm das und das, aber es hat in diesem Fall nicht gewirkt.“

> § 100 „Bei Erforschung des Symptomen-Inbegriffs der epidemischen Seuchen und sporadischen Krankheiten, ist es sehr gleichgültig, ob schon ehedem etwas Ähnliches unter diesem oder jenem Namen in der Welt vorgekommen sey...“

Denken Sie daran, unterstreichen Sie es ein halbes dutzendmal mit roter Tinte. Schreiben Sie es an die Wand mit einem Hinweispfeil. Ganz wichtig ist es bei der Fallaufnahme, Fälle, die ähnlich schienen, aus dem Gedächtnis heraus zu lassen. Tun Sie das nicht, dann werden Sie voreingenommen sein, trotz allerbester Bemühungen. Ich muß mich dagegen wehren, bei jedem frischen Fall, zu dem ich komme. Ich muß mich bemühen, nicht an ähnliche Dinge zu denken, die ich früher geheilt habe, denn das würde mich voreingenommen machen.

Der Sinn von alldem ist, daß Sie ohne alle vorgefaßte Meinungen an die Erforschung eines Patienten gehen, daß Sie nur den Patienten, den Sie vor sich haben, ins Auge fassen, daß Ihnen nichts in den Sinn kommt, das Ihre Aufmerksamkeit ablenkt, daß Sie nicht an Dinge denken, die Sie früher erlebt haben und dadurch auf ein Mittel kommen, während Sie den Patienten befragen. Wenn Sie in Ihrem Urteil voreingenommen sind, und den Patienten auf ein bestimmtes Mittel hin ausfragen, so wird sich das in vielen Fällen als fatal erweisen. Denken Sie an kein Mittel, bevor Sie nicht alles, was Sie erfahren können, zu Papier gebracht haben. Haben Sie alles sorgfältig aufgeschrieben und dies im Hinblick auf die Arzneien durchgesehen, kann es sein, daß Sie sich nicht zwischen drei oder vier Mitteln entscheiden können. Dann können Sie darangehen, den Patienten auf diese drei oder vier Mittel nochmals zu befragen.

Nur in diesem Augenblick ist es möglich zu versuchen, ein Mittel oder Mittelbild dem Patienten durch Befragen anzupassen. Sammeln Sie zunächst alle Symptome und fangen Sie dann erst Ihre Analyse in Bezug auf ein Mittel an. Die Analyse einer Krankheit dient dazu, das herauszufinden, was wichtig ist, die wichtigen Dinge in Bezug auf das Mittel. Krankheiten haben das an sich, was besonders, fremd und selten ist, und die Dinge der Krankheit, über die man sich wundert, das sind die Dinge, die mit denen des Mittels verglichen werden müssen, die dort besonders sind. Um zu sehen, was verwunderlich und seltsam ist, müssen Sie viel wissen über Krankheiten und große Kenntnisse der Materia Medica haben, nicht so sehr Kenntnisse der pathologischen Anatomie, sondern ein Wissen über Symptome und von der Sprache, in der sich eine Krankheit ausdrückt.

> § 100 „... Da der Arzt ohnehin das reine Bild jeder gegenwärtig herrschenden Krankheit als neu und unbekannt voraussetzen und es vom Grunde aus für sich erforschen muß, wenn er ein ächter, gründlicher Heilkünstler sein will,..."

Viel hängt von der Fähigkeit des Arztes ab wahrzunehmen, was ein Miasma ausmacht. Wenn er nicht gut beobachtet, wird er Symptome vermischen, die nicht zusammen gehören. Hahnemann scheint ein besonderes Wahrnehmungsvermögen gehabt zu haben; er konnte auf einen Blick sehen. Hahnemann war in dieser Beziehung besonders geschickt, weil er ein konsequenter Materia Medica-Kenner war, der täglich seine Materia Medica prüfte. Er hat die Mittel sorgfältig studiert. Er sah und fühlte sie, nahm sie wahr.

> § 100 „... der nie Vermuthung an die Stelle der Wahrnehmung setzen, nie einen ihm angetragenen Krankheitsfall, weder ganz, noch zum Theile, für bekannt annehmen darf..."

Hier sehen wir, warum es keinen Unterschied macht, ob ein Arzt eine solche Krankheit früher schon gesehen hat oder nicht. Der homöopathische Arzt ist vertraut mit Zeichen und Symptomen des Menschen, und verschiedene Krankheiten bedeuten nur eine Veränderung in deren Kombination, nur eine Veränderung in deren Art, Form und Darstellung. Es gibt eine Ordnung, eine perfekte Ordnung, in jeder Krankheit, die sich darstellt, und es liegt am Arzt, diese Ordnung herauszufinden. Der homöopathische Arzt braucht niemals ahnungslos zu sein.

Kapitel 27

Aufzeichnungen

§ 103 ff

Sie sollten sich um gute Kenntnisse sowohl der akuten wie der chronischen Miasmen bemühen. Zu allererst sollte das Bild der Psora mit all ihren uns erreichbaren Symptomen und besonders den von Hahnemann in den *Chronischen Krankheiten* angegebenen Symptomen studiert werden. Danach müssen wir eine ähnliche Anamnese der Syphilis aufstellen sowohl nach Büchern, aus der Praxis, durch Beobachtung wie nach allen möglichen anderen Quellen, schließlich eine Anamnese der Sykose. Das sind ganz allgemeine Dinge, die uns in ein, zwei, drei Bildern ein großes Gemälde aller chronischen Krankheiten der Menschheit vor Augen stellen.

Nehmen Sie zuerst die Psora, denn das ist die allgemeine Grundlage der menschlichen Krankheit. Es will uns scheinen, daß die ganze Menschheit aus einem enormen Aussatz besteht. Nehmen Sie dazu die Syphilis, damit wird eine schlechte Sache noch viel schlimmer gemacht; nehmen Sie dann noch Sykose dazu, und Sie werden das ganze Ausmaß der menschlichen Krankheiten sehen.

Dann müssen wir dazu übergehen, jede der akuten Krankheiten sorgsam aus Büchern, Beobachtung und aus jeder möglichen Informationsquelle zu studieren und sorgsam zu Papier zu bringen, daß sie uns als Bild vor Augen stehen kann. Pocken haben wenige Eigenschaften, und wir können sie leicht als Bild vor unserem Geist erscheinen lassen. So müssen wir mit allen akuten Miasmen und Infektionskrankheiten wie Cholera, Gelbfieber usw. verfahren, den Krankheiten, die früher als Epidemien und Endemien aufgetreten sind. Sie alle müssen uns als Bilder gegenwärtig sein. Von ihnen kann gesagt werden, daß sie echte Krankheiten sind, die man aus der Totalität der Symptome erkennen kann. Kein Arzt kann zu viel über eine gegebene Krankheit wissen, studiert er sie nach der Symptomatologie, so kann er die beste Information in den älteren Büchern erhalten, da diese die Krankheit nach ihrer Symptomatologie beschreiben. Die Patienten dürfen heutzutage ihre Geschichte nicht in natürlicher Sprache erzählen. Der Arzt sagt: „Das will ich nicht hören." Das Geschwätz des Patienten stört die Verschreibung. Es wird keine Fallaufnahme protokolliert.

Nehmen Sie zum Beispiel eine der Kliniken hier. Wie wollen Sie sich von einem Tag auf den anderen und von Woche zu Woche erinnern, was jedem Patienten gegeben wurde? Darauf wird in der Alten Schule kein Wert gelegt. Es ist nur die Aufgabe, dem Patienten eine große Dosis Arznei zu geben. Es wird ihnen kein Grund begegnen, Aufzeichnungen zu machen und sich darauf regelmäßig zu beziehen. Selbst die richtigen Kliniker haben kaum die volle Bedeutung davon eingesehen. Nehmen Sie eine Patientin an, die ich vor drei Jahren gesehen habe; sie ist teilweise geheilt worden, und es ging ihr recht gut. Sie ist von einer Invaliden zu einer guten Frau und Mutter geworden, wurde aber nicht ganz gesund. Jetzt kommt sie aus irgendwelchen Gründen in die Hand eines anderen Homöopathen. Was kann er tun, außer sich zu vergewissern, was ich für sie getan habe? Für die Patientin ist es wichtig, wenn sie noch in derselben Stadt wohnt, dem Arzt, der ihr am meisten geholfen hat, treu zu bleiben. Ein gewissenhafter Arzt wird sich nicht in dieser Form in die Praxis eines anderen einmischen. Ich bin nicht so eitel, daß ich die Arbeit eines anderen Arztes übernehmen will, der seine Sache gut gemacht hat. Jemand, der nur ans Geldverdienen denkt, wird einspringen und Ihrem Patienten verordnen.

> „...der Heilkünstler hat es dann bei der Cur, vorzüglich der chronischen Krankheit zum Grunde gelegt, auf immer vor sich." (§ 104)

Ohne Aufzeichnungen sind Sie wie auf See ohne Kompaß und Ruder. Über die Aufzeichnungen sagte Hahnemann:

> „..., kann es in allen seinen Theilen durchschauen und die charakteristischen Zeichen herausheben..." (§ 144)

Das heißt, Sie haben die Natur der Krankheit ständig vor Augen. Wenn das Bild der Krankheit aus dem Gedächtnis verschwunden ist, dann ist ihre eigentliche Natur dahin.

Hier kommen wir zu einem Punkt, über den Sie Bescheid wissen müssen. Nach Ihrer ersten Verschreibung können Sie eine Verschlimmerung erleben. Es ist gut zu wissen, wann sie auftrat und wie lange sie dauerte und sie genau zu beobachten. Ist keine Veränderung eingetreten, dann kann Ihnen das gleiche Bild weiter erscheinen. Sind aber Veränderungen aufgetreten und ändern sich die Symptome ständig, dann sehen Sie, daß keine weitere Arznei gegeben werden darf. Die Symptome, die kommen und gehen, können niemandem zeigen, was er tun muß. Es ist zu einem Aufruhr gekommen, die Symptome verändern sich, sie kommen und gehen für etwa ein bis drei Wochen nach der Verschreibung. Achten Sie darauf, wenn die Symptome anfangen, in eine feste Ordnung zu kommen, dann ist eine neue Gabe erforderlich. Das geschieht nur nach der Gabe einer Hochpotenz, hoch genug um zu wirken. Der Patient braucht eine neue Gabe erst wenn sich der Fall stabilisiert.

Angenommen, ein Patient war drei bis vier Jahre krank mit einer Reihe von Symptomen, und er kommt aus großer Entfernung, Sie zu sehen. Es geht dem Patienten schlechter, und ein anderer homöopathischer Arzt wird gerufen. Der Patient bekommt eine Gabe und bessert sich wundervoll Was werden Sie nun tun? Sie wissen nicht, was er bekam und schreiben an den Arzt. Aber er hat vergessen, was er gegeben hat. Was ist das für eine Verwirrung! Ja, das ist die Lage, in die Sie kommen ohne Aufzeichnungen.

Es herrscht, das habe ich erlebt, oft eine zu große Sorglosigkeit bei unseren besten Leuten, wenn ein Fall von einem Arzt zum anderen, zu einem anderen Kollegen überwiesen wird. Eine Gewohnheit zwischen einem anderen Hahnemannianer und mir hat sich herausgebildet, die uns beiden gut gefällt: Wenn einer seiner Patienten aus seiner Betreuung zu mir überwiesen wurde, teilte er mir mit, unter welchem Mittel der Patient stand, und ich habe ihn im umgekehrten Fall in der gleichen Weise informiert. Es ist die Pflicht des Arztes, solche Informationen zu geben, wenn ein Patient in eine andere Stadt und zu einem anderen Arzt geht. Der Arzt ist verpflichtet, einen solchen Patienten in gute Hände zu geben, wenn es solche gibt.

Dies zur Vorbereitung auf § 105, der zum zweiten Schritt der praktischen Homöopathie führt.

Kapitel 28

Das Studium der Arzneimittelprüfungen

§ 105 ff

Es wird gut für Sie sein, den ersten Teil der Studien zum Organon genau durchzuarbeiten, das die Lehren im allgemeinen enthält, einschließlich der ältesten bewährten Regeln und Prinzipien, die sich als nützlich erwiesen für die Anwendung der Homöopathie. Den ersten Schritt können wir „Theoretische Homöopathie" nennen oder die Prinzipien, nach denen wir die homöopathische Methode zum Studium der Krankheiten angehen. Dabei haben wir gesehen, daß das Studium der Krankheit in unserer Schule sich grundsätzlich von dem der Alten Schule unterscheidet, aber bis jetzt haben diese Lehren noch nicht ihren Sinn erkennen lassen. Wir erkennen diesen Sinn erst, wenn wir zum dritten Schritt kommen, der sich mit dem Gebrauch der Materia Medica befaßt. Wir haben gesehen, daß wir die Krankheit durch Sammeln von Symptomen kranker Menschen studieren müssen, indem wir uns auf die Symptome als Sprache der Natur stützen und daß die Totalität der Symptome die Natur und Qualität der Krankheit darstellt und alles ist, was wir von dieser wissen müssen.

Das Thema, mit dem wir uns jetzt befassen wollen, ist, wie wir uns ein Wissen über die Instrumente aneignen, mit denen wir die menschlichen Krankheiten bekämpfen können. Wir wissen sehr wohl, daß es in der Alten Schule, außer durch Versuche an kranken Menschen, keinen festgelegten Plan gibt, wie man sich Kenntnisse über die Arzneien aneignen kann. Hahnemann verdammt diese Versuche am Kranken als gefährlich, weil sie leidende Menschen in Bedrängnis bringen und wegen ihrer Ungewißheit. Obwohl dieses System seit Hunderten von Jahren besteht, hat es niemals ein Prinzip oder eine Methode entwickelt, an die man sich halten könnte, um der Menschheit bei der Heilung ihres Siechtums zu helfen. Seine Versuche zur Prüfung der Arzneimittel wurden begonnen, bevor er anfing, Krankheiten zu studieren. Hahnemann baute mit anderen Worten zunächst seine Materia Medica auf und plante danach erst, Patienten zu examinieren, um zu sehen, welchen Mitteln die Krankheit ähnelte. Heute, nachdem Homöopathie und Materia Medica etabliert sind, kommt erst die Examinierung des Patienten und dann der Vergleich mit der Materia Medica. Beim Erlernen der Homöopathie gehen jedoch beide Hand in Hand.

Ehe Hahnemann die Materia Medica zu Rate ziehen konnte, mußte er sozusagen erst eine machen, denn es gab keine. Es lagen noch keine Prüfungen vor, während wir heute unser Werkzeug in Form geprüfter Arzneimittel vorliegen haben. Als Hahnemann die Trugschlüsse der Schulmedizin ganz verstand, als er von ihren Methoden angewidert war, als seine eigenen Kinder erkrankten, als er sich dem Lauf der Vorsehung überließ und in Vertrauen darauf, daß der Herr diese kleinen Wesen nicht zum Leiden und noch dazu durch starke Arzneien verschlimmert zu werden, erschaffen habe, da erwachte sein Sinn, auf Entdeckungen auszugehen. Mißbilligung und Widerwillen gegen die nutzlosen Dinge brachte ihn zu der Erkenntnis, daß er unwissend war und daß alle Meinungen des Menschen verworfen werden müssen. Das brachte ihn zu einem Zustand von Demut und Anerkennung der göttlichen Vorsehung.

Demut öffnet den Sinn des Menschen. So lange der Mensch auf sich selbst vertraut, macht er sich zum Gott; er hält sich für unfehlbar, er sieht auf sich selbst und nicht über sich hinaus. Sein Geist ist verschlossen. Wenn der Mensch begreift, daß in ihm selbst ein Fehler ist, so ist das der Anfang vom Wissen in irgendeiner Weise; das genaue Gegenteil von verschlossenem Geist, der den Menschen von Erkenntnis abhält.

Ich habe lange genug gelehrt, um meine Beobachtungen zu machen, und ich will Ihnen einiges sagen, was ich beobachtet habe: Ich habe eine größere Zahl junger Leute beobachtet, die sich von der Homöopathie abgewandt haben, zu der sie sich einmal bekannt hatten, und anscheinend bis zu einem gewissen Grad in der Lage waren, sie zu praktizieren. Ich habe mich oft gewundert, warum sie, nachdem sie sich schon öffentlich dazu bekannt hatten, wieder von ihr abgewandt haben. Und ich fand in jedem Fall, daß es am Mangel an Demut lag. Der große Fehler kam daher, daß sie ihre Aufmerksamkeit sich selbst zuwandten und sich auf sich selbst verließen mit einer Haltung, die den Geist verschließt und vom Wissen absperrt und klare Wahrnehmung verhindert. Der Mensch stellt sich außerhalb des Stromes der Vorsehung, wenn er unzufrieden mit sich selbst wird und denkt: „Jetzt habe ich so viel getan und brauche nun nichts mehr zu lernen." Das ist eine falsche Haltung, denn nichts wird unsere Augen so blind machen wie Eigendünkel, der uns unfähig macht, die Mittel der Behandlung zu nutzen und uns daran hindert, mit der Materia Medica vertraut zu werden. Der homöopathische Arzt sollte sich ebenso wie der Geistliche im Zustand der Reinheit, der Demut und der Unschuld halten. Sobald er das nicht tut, wird er vom Wege abkommen. Nichts zerstört einen Menschen so schnell in der wissenschaftlichen Welt wie die Eitelkeit. Unter den alten Wissenschaftlern sahen wir Männer, die aufgeblasen und korpulent vor Eitelkeit waren. Die Wissenschaftler, die sich durch höchste Einfachheit auszeichnen, sind die weisesten und wertvollsten, und Sie brauchen mir hier nicht zu sagen, daß jene Unschuldigen und Einfachen nicht einen schweren Kampf mit sich haben führen müssen, um sich unter Kontrolle zu halten und diesen Stand der Einfachheit zu erreichen.

Großes Wissen macht den Menschen einfach und sanftmütig. Großes Wissen lehrt ihn, wie wenig er weiß und was für eine kleine Sache er ist. Wenig Wissen macht den Menschen zum Narren und macht ihn glauben, er wisse alles, und je mehr er das vergißt, was er gewußt hat, desto größer fühlt er sich. Je geringer er sich fühlt, desto größer sein Wissen, davon können Sie überzeugt sein. Um dies zu tun, muß er studieren und ernsthaft und arglos bleiben.

In der Welt der Wissenschaft haben wir alle diese schreckliche Eifersucht und dieses Haßgefühl gegen die, die mehr wissen als wir. Ein Mensch, der das nicht unter Kontrolle halten kann bei sich, ist nicht geeignet, sich mit der Wissenschaft der Homöopathie zu befassen. Er muß von diesen Dingen frei sein und willig, aus allen Quellen zu lernen, damit ihm die Wahrheit aus diesen Quellen zufließen kann. In dieser Gemütsverfassung und nur in dieser, kann der Arzt sich dem Studium der Materia Medica widmen.

Wir haben gesagt, daß Hahnemann zunächst keine Materia Medica hatte, mit der er anfangen konnte. Er konnte keine Bücher nehmen, nachlesen und darüber nachdenken, um im Bild der Krankheit ein Arzneimittel wiederzuerkennen. Er hatte keine Arzneimittelbilder, die er studieren konnte, und deshalb mußte er sich erst eine Materia Medica schaffen. Wir können uns vorstellen, daß Hahnemann verzweifelt war und sich sagen mußte: „Es gibt kein Wissen auf der Welt." Er mußte meinen, daß wir niemals etwas über Materia Medica wissen würden, solange wir nur deren Auswirkungen auf menschliche Krankheiten wahrnehmen, sondern daß eine reine Materia Medica geschaffen werden müsse durch Beobachtung der Wirkung von Arzneien an der gesunden Menschheit. Hahnemann begann nun nicht damit, andere diese Arzneien nehmen zu lassen, sondern er nahm China-Rinde selbst ein und beobachtete die Wirkungen an sich selbst. Er ließ die Erscheinung der Symptome zu, und nachdem er so die China-Rinde geprüft hatte, kann man sagen, daß damit das erste

Arzneimittel, das den Menschen bekannt ist, entdeckt war, daß die erste Arzneiwirkung bekannt war, und damit China geboren war. Hahnemann durchforschte die Literatur seiner Zeit auf andere China-Wirkungen, die zufällig gefunden wurden, und entdeckte, daß sie mit dem übereinstimmten, was er beobachtet hatte. Wir haben schon gesagt, daß Hahnemann nach der China-Prüfung in der Lage war zu sehen, daß dieses in seiner Wirkung dem Wechselfieber, das es schon immer gegeben hat, äußerst ähnlich ist, daß die allergrößte Ähnlichkeit bestand zwischen China und Malaria. Wundert es uns da, wenn Hahnemann sich fragte, ob es möglich sei, daß das Gesetz der Heilung das Gesetz der Ähnlichkeit ist? Kann es möglich sein, daß Ähnliches geheilt wird durch Arzneien, die Symptome erzeugen, die denen der Krankheit ähnlich sind? Jedes Mittel, das er von da an prüfte, bestätigte dieses Gesetz mehr und mehr, ließ es immer sicherer erscheinen, und jede Substanz, die er prüfte, fügte dem Instrumentarium, das wir Materia Medica nennen, ein neues Mittel hinzu, bis das entstand, was wir Hahnemanns „*Reine Arzneimittellehre*" und seine „*Chronischen Krankheiten*" nennen. Diese Leistung ist enorm und sehr gründlich. Seither sind viele Ergänzungen veröffentlicht worden, und das ganze bedeutet das Instrumentarium, das wir beherrschen lernen müssen.

Die beste Methode, ein Mittel kennenzulernen, ist, es selbst zu prüfen. Nehmen Sie an, dieser Kurs geht in eine solche Prüfung. Jeder Kursteilnehmer würde, sagen wir, eine Woche lang sich sorgsam der Beobachtung aller seiner Symptome widmen, die er an sich beobachtet oder von denen er glaubt, sie zur Zeit und in den letzten Monaten gehabt zu haben. Jeder Teilnehmer schreibt dann sorgfältig alle diese Symptome der Reihe nach auf. Diese Gruppe von Symptomen bezeichnen wir als den krankhaften Zustand des Individuums.

Ein Prüfungsleiter wird ernannt, der eine Arznei als Prüfsubstanz, die den Teilnehmern unbekannt ist und die nur er kennt, auswählt. Er wird mit einer niedrigen Potenz vielleicht der Urtinktur beginnen und bis zur C 30 potenzieren, von der er einen Teil für jeden Teilnehmer abfüllt. Die Prüfer wissen nicht, was sie prüfen und werden aufgefordert, sich nicht gegenseitig ihre Symptome zu nennen. Treten eigene Symptome der Prüfer auf, wird die Auswirkung des Prüfstoffes auf diese Symptome einfach notiert: ob sie verschwinden oder verschlimmert werden, ob sie beeinträchtigt werden oder nicht. Wenn das Symptom aber in gewohnter Weise erscheint, ohne verstärkt oder abgeschwächt zu sein, kann man dies als etwas Natürliches, für diesen Prüfer Gewöhnliches, ansehen, und auf diese Weise werden alle natürlichen Symptome der Prüfer eliminiert. Im allgemeinen werden alle chronischen Symptome abnehmen, wenn ein Mittel bei einem Prüfer deutlich anspricht. Wenn es nur teilweise anspricht, dann kann es nur wenige Symptome hervorrufen. Diese wenigen Symptome werden zusammen mit den Symptomen, die die anderen Prüfer haben, die chronische Wirkung des Mittels ausmachen, die man als die Wirkung des Mittels auf die Menschheit bezeichnen kann. Nun zur Methode:

Nachdem der Prüfungsleiter seine Fläschchen ausgegeben hat, nimmt jeder Prüfer eine Einzelgabe des Mittels und wartet ab, ob die Einzelgabe eine Wirkung zeigt. Ist er empfänglich für dieses Mittel, dann wird eine Einzeldosis Symptome produzieren, und dann dürfen diese Symptome nicht gestört werden; man muß sie sich entwickeln lassen. Bei der Prüfung eines akuten Mittels wie Aconit, kann der Prüfungsleiter, der etwas über die Wirkung des Mittels weiß, in der Lage sein, den Teilnehmern zu sagen: „Wenn Sie von diesem Mittel Wirkungen bekommen, dann werden diese innerhalb der nächsten drei oder vier Tage auftreten." Länger braucht man bei Aconit, Nux vomica oder Ignatia nicht zu warten, während man bei Sulphur oder den anderen Antipsorika länger warten muß. Prüfen wir ein Mittel wie Silicea oder Alumina, wird der Prüfungsleiter die Teilnehmer anweisen, die Wirkung mindestens dreißig Tage lang nicht zu stören, denn die Prodromalzeit kann hier 30 Tage dauern.

Es ist höchst wichtig zu warten, bis die mögliche Prodromalzeit eines gegebenen Mittels sicher vorüber ist. Ist es ein kurz wirkendes Mittel, dann kommt die Wirkung schnell. Wenn wir Materia Medica studieren wie beim Studium der Miasmen, müssen wir die Prodromalzeit, die Entwicklungszeit und die Zeit des Abklingens beachten. Im allgemeinen würde der Prüfungsleiter in der Lage sein, den Prüfern zu sagen, ob sie eine kurze oder eine lange Zeit beobachten müssen, ehe sie eine weitere Dosis nehmen. Daraus wissen die Prüfer dann nur, ob sie ein akutes oder chronisches Mittel prüfen.

Wenn die erste Dosis keine Wirkung zeigt und man ihr genügend Zeit ließ, um sicher zu sein, daß der Prüfer für das Mittel nicht empfindlich ist, dann ist das nächstbeste, eine Empfindlichkeit hervorzurufen. Betrachten wir die Giftwirkungen, so finden wir, daß die, die einmal mit Rhus vergiftet wurden, seither ein dutzendmal empfindlicher sind als vor dem. Wer schon eine Arsenvergiftung hatte, wird extrem empfindlich für Arsen sein, wenn die ersten Auswirkungen abgeklungen sind. Nimmt er jedoch das Gift gleich weiter, während die ersten Erscheinungen andauern, so wird er weniger empfindlich, so daß er immer größere Dosen braucht, um noch eine Wirkung zu verspüren. Diese Regel gilt für alle giftigen Stoffe, die in der Lage sind, den menschlichen Organismus deutlich zu beeinflussen. Wenn also der Prüfer nach genügender Wartezeit weiß, daß er nicht ansprechbar für das Mittel ist, daß er keine Wirkung von der Einzelgabe gespürt hat (und sie in einer Gruppe von 40 Prüfern nur bei einem oder zwei Prüfern Symptome von C 30 haben), dann intensivieren Sie die Prüfung, indem Sie eine Dosis in Wasser lösen und alle zwei Stunden eine Gabe davon für 24 oder 48 Stunden nehmen lassen, wenn nicht eher Symptome auftreten. Auf diese Weise wird die Prodromalzeit verkürzt. Die Arznei scheint durch die Wiederholung intensiviert zu werden, und der Patient gerät unter die dynamische Wirkung des Mittels. Sobald sich Symptome zu zeigen beginnen, ist es Zeit mit der Einnahme aufzuhören.

Gibt man das Mittel in dieser Weise, so besteht keine Gefahr. Gefährlich ist es dagegen, es ein paar

Tage lang zu geben, dann zu unterbrechen und es danach wieder zu nehmen. Nehmen wir an, Sie prüfen Arsenicum und finden, daß Sie nicht darauf ansprechen. Sie warten 30 Tage, dann nehmen Sie es drei oder vier Tage in Wasser verdünnt, und dann kommen Symptome. Jetzt abwarten!!! Solange Sie unterbrechen, wird es keinen Schaden machen. Jetzt fangen die Symptome an zu erscheinen. Warten Sie, und lassen Sie das Arzneibild erscheinen und wieder abklingen. Lassen Sie es kommen, sich ausbreiten und von selbst wieder vergehen. Greifen Sie nicht ein! Wenn Sie überhaupt eingreifen wollen, dann nur mit einem echten Antidot. Sie sollten niemals durch eine Gabenwiederholung eingreifen! Das wäre eine besonders gefährliche Sache. Wenn die Arsensymptome hervorgetreten sind, sich klar zeigen und Sie nach acht oder zehn Tagen sagen: „Laßt uns dieses Bild ein bißchen aufpolieren und die Sache dann gründlich machen“ und um das zu tun eine stärkere Dosis nehmen, dann werden Sie Ihrer Konstitution die Arsenicum-Diathese einprägen, von der Sie nie wieder befreit werden können. Sie brechen dann in den Zyklus dieses Mittels ein, und das zu tun ist gefährlich. Das hat man gelegentlich getan, und die Prüfer haben die Auswirkungen ihrer Prüfung bis an ihr Lebensende mit sich herumgetragen. Lassen Sie diesen Arsenicum-Zustand aber zufrieden, dann wird er vollständig verschwinden und dem Prüfer wird es danach oft sehr viel besser als vorher gehen. Eine sauber ausgeführte Prüfung wird die Gesundheit von jedem Menschen verbessern, sie wird helfen, die Dinge in

Ordnung zu bringen. Daher Hahnemanns Rat an junge Leute, Arzneimittelprüfungen zu machen.

Ein Teil der Gruppe wird keine Symptome bekommen, egal wie stark sie das Mittel mißbrauchen, und wenn es Arsenicum ist, dann werden sie die rohe Substanz nehmen müssen, um etwas zu merken, und die entstehenden Symptome sind nur Vergiftungserscheinungen, aus denen man nicht viel entnehmen kann. Die toxikologischen Wirkungen der Gifte sind Prüfungen von allergröbstem Charakter. Sie ergeben keine feinen Einzelheiten. Wenn Sie zum Beispiel Opium in solchen starken Dosen geben, daß es sofort vergiftet, dann sehen Sie nur die plumpen, überwältigenden Symptome, die unregelmäßige, stertoröse Atmung, die Bewußtlosigkeit, die engen Pupillen, das aufgedunsene Gesicht und den unregelmäßigen Puls. Es fehlen die Einzelheiten; sie haben nur ein Bild der allergewöhnlichsten Dinge.

Die Nachprüfung von Arzneien ist von großem Wert. Die Wiener Gesellschaft konnte Hahnemanns Prüfungen nicht voll billigen. Diese Gesellschaft hielt es für unmöglich, daß so wundervolle Dinge über die Sinne der Menschen herausgebracht werden könnten. Die Gesellschaft wollte die C 30, die Hahnemann für die Prüfung empfahl, nicht gutheißen, doch fand man sich zusammen und beschloß, Prüfungen durchzuführen, und die Gesellschaft war so redlich, auch die C 30 zu probieren. Natrium muriaticum, Thuja und andere Mittel wurden geprüft, und man war ehrlich genug zu sagen, daß, obwohl man vom Gegenteil überzeugt war, die Prüfung mit der C 30 sehr starke Symptome erbracht hat. Die Wiener Gesellschaft zeigte mit diesen Prüfungen, daß sich Hahnemanns Polychreste voll bewährten. Ihre Prüfung mit Nat. mur. C 30 war eine wundervolle Offenbarung für sie, aber trotz dieser Ergebnisse, hielt W. an seinen Vorurteilen fest. Man gab zu, daß man sich geirrt habe, blieb aber dabei, nur Potenzen unter C 15 zu gebrauchen. Sie konnten ihren Geist nicht bis zur C 30 erheben. Ihr Vorurteil war zu stark. Dunham sagt von ihnen, daß einige von ihnen, obwohl sie bessere Wirkungen von der C 30 und selbst höheren Potenzen gesehen hätten, so voreingenommen gewesen seien, daß sie sich einfach nicht zum Nachgeben entschließen konnten. Wie Dunham sich humorvoll ausdrückt: „Sie sind in ihren Hirnwindungen so verknöchert wie in ihrem Skelett." Das heißt, ihr Geist war unelastisch, sie konnten ihn nicht öffnen. Wir sagen symbolisch: Die Augen sind verschlossen. Hier ist der Geist, das Verständnis verschlossen.

Lesen Sie §§ 107 bis 112. Wenn der Patient unter der Giftwirkung eines Mittels steht, dann scheint diese nicht in Richtung seiner Lebensaktivität zu fließen. Aber wenn die Reaktion kommt, scheint die Nachwirkung der Arznei im Strom der Lebenskraft zu fließen. Dann sind die erscheinenden Symptome in bester Ordnung, und deshalb ist es bei einer Arzneimittelprüfung nötig, eine Dosis zu wählen, die nur stört, aber nicht unterdrückt, denn nur so wird der Strom der Lebenskraft im Rahmen der Ordnung des Organismus bleiben und das Mittel nur leichte Reaktionen bewirken, die auch Symptome auslösen, ohne Funktionen zu unterdrücken wie zum Beispiel durch die starken Opiumdosen. Wenn in der dynamischen Organfunktion eine Unterdrückung entsteht, dann haben wir es mit einer Verschleierung aller Körperfunktionen zu tun, wie bei einer starken Arzneigabe zur Linderung von Schmerzen und Leiden. Eine solche Arzneiwirkung fließt aber nicht mit dem Lebensstrom. Die Homöopathie bemüht sich, ihre Mittel so zu geben, daß sie die Ordnung im Körper herstellt und nimmt dafür Hochpotenzen, oder zu stören und dann mit Tiefpotenzen. Wir sollten bei unseren Prüfungen niemals zu roher Substanz greifen, außer höchstens für kurze Experimente. Man sollte diese aber nie weiterverfolgen und keinen großen Wert auf diese Prüfungen mit Ursubstanzen legen. Im allerhöchsten Falle können sie einen fragmentarischen Eindruck vermitteln, wenn sie nicht durch die mit schwachen Dosierungen erhaltenen Symptome erweitert werden. Hätten wir von Opium nur die Giftwirkungen, könnten wir dieses nur in den Fällen benutzen, die die Opiumvergiftung nachbilden wie bei der Apoplexie.

Es gibt einige Verschreiber die sagen, daß für die Erstwirkung eine Potenz verwendet werden muß und für die nächste eine andere. Eine solche Unterscheidung ist unnötig. Ich war viele Male am Bett von Apoplektikern, bei denen der Tod nur durch ein homöopathisches Mittel verhindert wurde. Ich fand sie oft mit flatterndem Puls, glasigen Augen, benebeltem Bewußtsein, einsetzender, stertoröser Atmung und Schaum vor dem Mund. Kurze Zeit nach der Gabe von Opium 100.000 sah ich den Patienten ruhig werden, und in einen gesunden Schlaf fallen. Dann kehrte das Bewußtsein zurück, und es ging in Heilung über. Alumina hat einen ähnlichen Stupor, der einer Apoplexie gleicht, und deshalb sind Alumina und Opium Antidote zueinander. Ich erinnere mich eines Apoplexie-Falles, der vielen Ärzten mehrere Tage Rätsel aufgab, und ich war auch ratlos. Der Patient war in tiefem Stupor. Opium war von den behandelnden Ärzten schon gegeben worden, ehe ich dazukam, und es stoppte nur die stertoröse Atmung. Aber der Patient blieb bewußtlos. Schließlich wurde durch sorgfältige Beobachtung über mehrere Tage bemerkt, daß sich die eine Seite bewegte, während die andere sich seit vielen Tagen nicht bewegt hatte, und daß die gelähmte Seite fiebrig-heiß war, während die gute Seite nicht fiebrig war. Ich fragte den Kollegen, ob er nicht in Erwägung gezogen habe, daß ein gelähmtes Glied normalerweise kalt sei. Er meinte das auch. Doch die ganze gelähmte Seite dieses Patienten fühlte sich für die Hand heiß an, die andere normal. Das schien das einzig absonderliche Symptom bei diesem Fall zu sein. Keine Sprache, keine Anstrengung, irgend etwas zu tun, keine Darmtätigkeit. Ein Fall, bei dem sich nichts bewegte. Nach genauem Studium der Materia Medica kam ich zu dem Schluß, daß Alumina auf diesen Fall passen müßte, und 12 Stunden nach einer Hochpotenz Alumina hörte die Hitze in der gelähmten Seite auf, und das Bewußtsein kam zurück.

Kapitel 29

Idiosynkrasie

§ 117. Das Studium der Idiosynkrasien ist eng mit dem der Homöopathie verbunden. Die gewöhnliche Erklärung des Begriffs ist eine Überempfindlichkeit für eine oder mehrere Sachen. Es gehört nicht zur allgemeinen Empfindlichkeit, bei schwacher Konstitution, bei der die Patienten gegen alles überempfindlich sind, überempfindlich und überbeeindruckbar durch einfache Störungen. In der Alten Schule rechneten die Idiosynkrasien zu den Patienten, die in jeder Allgemeinpraxis als überempfindlich bekannt sind. Der eine Überempfindliche kann kein Opium gegen seine Schmerzen nehmen, wegen der Kongestion, die es auslöst, wegen gefährlicher Symptome, er ist dagegen überempfindlich und bekommt Beschwerden, schon von der kleinsten Dosis, und der Arzt weiß, daß er dieses Mittel nicht geben darf. Ein anderer Patient kann kein Chinin vertragen im Frost oder Fieber. Die Primärwirkung macht ihn in alarmierender Weise krank, während ein anderer Patient 15 Gran einnehmen kann. Jemand, der eine Idiosynkrasie gegen Chinin hat, kann kein Viertelgran nehmen, ohne eine Überreaktion auf diese Droge, einen Chininismus, zu bekommen. Der Homöopath kennt in großem Ausmaß Empfänglichkeiten, einschließlich von Dingen, mit denen der Allopath nicht vertraut ist, es kann eine chronische Idiosynkrasie durch ein chronisches Miasma oder eine akute Idiosynkrasie durch ein akutes Miasma bestehen. In jeder Gemeinde gibt es einzelne Individuen, die wegen Idiosynkrasien gegen Heu nicht über Land fahren können. Andere werden im Zimmer krank, weil sie den Geruch von Blumen nicht ertragen können. Einige werden krank vom Duft der Rosen. Ich hatte eine Reihe von Patienten, die in dieser Weise krank wurden. Das ist häufig genug und bekannt als Rosenschnupfen oder Rosenfieber. Ich habe eine Patientin, die keine getrockneten Lavendelblüten im Haus ertragen kann, ohne Schnupfen zu bekommen. Sie wird in dieser Weise gestört von zwei oder drei Dingen und geht herum, um zu sehen, welches dieser Dinge im Hause ist. Ein anderer Patient wurde krank, wenn Pfirsiche im Zimmer waren. Eines der Symptome, die er bekam, war Diarrhöe. Diese Überempfindlichkeit ist sehr wichtig und erklärt in gewisser Weise die Empfindlichkeit gegen das Mittel, das ihn hier heilen wird. Wenn keine Idiosynkrasien gegen das Mittel bestehen, dann ist der Patient nicht empfindlich genug, um geheilt zu werden. Das Stadium, in dem er empfindlich genug wird gegen ein Mittel, das ihn heilen wird, ist ganz entsprechend der oben beschriebenen Idiosynkrasien. Stellen Sie sich vor, welche Empfindlichkeit der Mensch zu dem Mittel haben muß, das ihn heilt, wenn es in den ganz hohen Potenzen wirkt, die wir benutzen.

Es gibt erworbene und angeborene Idiosynkrasien. Die Angeborenen und die von Vergiftungen herrührenden sind äußerst schwer zu heilen. Leute, die durch Berührung mit Rhus tox. vergiftet waren, sind danach so empfindlich dagegen, daß sie eine neue Rhus-Vergiftung bekommen werden, nachdem sie sich der Pflanze auf eine Viertelmeile genähert haben, selbst wenn sie sie nicht einmal riechen konnten. Eine sehr hohe Potenz von Rhus wird manchmal diese Überempfindlichkeit wegnehmen und eine 100.000 oder 1.000.000 kann oft das akute Vergiftungsbild beseitigen. Wenn Sie aber erfahren, daß der Patient mit einer Rhus-Allergie geboren ist und Rhus ein paarmal die Anfälle lindern wird, dann wird es schließlich aufhören zu helfen. Ist jemand mit dieser Empfindlichkeit geboren, dann ist sie sehr hartnäckig und wird manchmal bis zum Ende seines Lebens fortbestehen, trotz aller unserer besten Bemühungen. Wenn sie überhaupt ausgerottet werden kann, dann wird es dazu eines Antipsorikums bedürfen. Heufieber tritt im Herbst auf, und man nimmt an, daß es durch die Überempfindlichkeit des Patienten gegen Reizstoffe entsteht, die sich zu jener Zeit entwickeln; manchmal mit dem Heu, das zu dieser Zeit auf den Feldern gemacht wird, manchmal mit den Gräsern, die dann blühen. Solche Patienten waren oft in der Lage, die Dinge aufzuspüren, gegen die sie empfindlich sind. Aber Psora liegt diesem allen zugrunde. Patienten, die sich von typhoidem Fieber erholen, haben oft Idiosynkrasien, und die chronischen Miasmen sind dafür verantwortlich, ebenso wie Psora vor den Augenleiden nach Scharlach bestand. Folgekrankheiten sind miasmatisch, sie sind einfach das Hervorbrechen des chronischen Miasmas.

Es gibt Menschen, die nicht nur gegen eine oder wenige Dinge empfindlich sind, sondern gegen alles. Sie sind überempfindlich gegen hohe Potenzen, im Geschmack, gegen Licht und viele andere Dinge. Das ist ein konstitutioneller Zustand. Der Patient ist damit geboren. Es gibt Menschen, deren Überempfindlichkeit Sie nur sehen, wenn Sie von der Stoffwechselebene in die dynamische Ebene gehen. Sie werden zum Beispiel Patienten sehen, die bei Tisch sitzen und nach gewöhnlichem Salz verlangen. Sie verlangen Mengen von Salz auf ihre Speisen und scheinen niemals so viel zu bekommen, wie sie wirklich haben wollen. Sie essen viel Salz und bleiben krank und werden dabei immer dünner. Dies spielt sich im Stoffwechselbereich ab. Das rohe Salz wird mit der Nahrung aufgenommen. Geben Sie jetzt einem solchen Patienten die 100.000, dann wird das den Menschen krank machen und eine heftige Verschlimmerung auslösen.

Hier unterhält die Nahrung eine kurative Beziehung auf einer höheren Ebene. Wir gehen von der Ernährungsebene in die dynamische Ebene, in der sich Krankheitsursache und Heilung abspielen.

Nehmen Sie zum Beispiel Calcarea. Wir sehen, daß Allopathen und rohe Medizinmänner gewissen Babys, die eine verlangsamte Knochen- oder Zahnbildung und offene Fontanellen haben, Kalkwasser in Milch geben. Und je mehr Kalkwasser sie diesen Babys geben, umso weniger Knochen bilden sie. Hier besteht eine Knochensalzschwäche, eine Nicht-Assimiliation von Kalk. Eine Dosis Calcarea sehr hoch wird dieses Kind befähigen, all den Kalk, den es braucht, aus seiner Nahrung aufzunehmen. Das auf der dynamischen Ebene gegebene Mittel löst eine Verdauung und Assimilation des Kalkes aus, der natürlicherweise in der Nahrung ist. Sie können rohen Kalk so viel geben wie Sie wollen, ohne ein positives Ergebnis. Das Kind wird weiter welken und abnehmen.

Bei solchen assimilationsschwachen Patienten erscheinen die Symptome von *Calcarea* oder Natrium muriaticum und lenken die Aufmerksamkeit des intelligenten Arztes auf die Tatsache, daß das Kind Nat. mur. oder Calcarea braucht. Wir wissen sehr wohl, daß wir mit einer 100.000 von Kalk keine Knochen aufbauen können. Es korrigiert nur die innere Unordnung und veranlaßt die äußere Form des Körpers, ordentlich zu funktionieren. Die Herstellung der Ordnung im Inneren setzt die Ordnung im Stoffwechsel von innen nach außen durch. Daran können wir erkennen, wie weit die Idiosynkrasie oder Empfänglichkeit in der Homöopathie reicht.

Hier können wir ein Wort prägen, nämlich „Homöopathizität". Was ist das? Es ist die Beziehung zwischen dem homöopathischen Mittel und dem Kranken, der geheilt wurde. Wenn das homöopathische Mittel sauber gewirkt hat, wenn es den Patienten geheilt hat, dann ist damit erwiesen, daß es für diesen Fall homöopathisch war. Wenn die Wirkung anhält, kann sie homöopathisch genannt werden, was durch die Anwendung des Mittels demonstriert wurde. Hier haben wir das, was man eine normale Homöopathizität nennen kann, einen normalen, betonten Zustand. Dieser Zustand besteht in übertriebener Form, wenn der Patient überempfindlich für das heilende Mittel ist, das nicht nur eine heilende

Wirkung hat, sondern vor der Heilung eine Verschlimmerung der Symptome des Kranken provoziert. Ein Mittel beweist seine Ähnlichkeit zu einem Fall durch Heilung. Homöopathische Ärzte benutzen das Wort *simillimum*; so mag das Mittel genannt werden, das den Fall geheilt hat. Aber vor der Heilung dieses Falles ist es nur das Mittel, das das Ähnlichste zu sein scheint. Wir können kein Mittel ein *Simillimum* nennen, solange es noch nicht geheilt hat.

Es ist einer Betrachtung wert zu entdecken, was der Unterschied ist zwischen einem Gift, das auf der Stoffwechselebene, also in roher Form, und einem Gift, das in dynamischer Form genommen wird. Ein Gift auf der Stoffwechselebene wirkt im allgemeinen nicht sehr tief, bleibt mehr oberflächlich, mehr an äußeren Dingen wie Körper und Geweben, während das Gift, das auf dynamischer Ebene genommen wird, auf Lebenszeit wirken kann. Von solcher Art sind die Miasmen. Gift in stofflicher Form kann aber lebenslange Wirkungen im Organismus hervorbringen infolge von Empfänglichkeit. Die kleinen Dosen von Arsen werden eine Arsenikvergiftung setzen, die ein Leben lang andauert, aber sie wird bei weitem nicht so tief sein wie durch Hochpotenzen von Arsenicum. Um einen Patienten mit einer Hochpotenz zu vergiften, muß schon eine gewisse Empfänglichkeit vorhanden sein, während für eine Vergiftung auf der Stoffwechselebene keine Empfänglichkeit erforderlich ist. Jeder Mensch kann unter einem Gift, das er in stofflicher Form nimmt, leiden.

Ein weiterer Unterschied: Inaktive Stoff und Nahrungsmittel können oft auf dynamischer Ebene giftig werden für jene, die dafür empfindlich sind. Es gibt also keine Substanz, die nicht in hoher oder höchster Potenz giftig werden könnte. Das weist uns auf eine Unterscheidung zwischen rohen und dynamischen Giften hin, die es sich lohnt, gut zu behalten.

All das weist uns darauf hin, daß es keine Homöopathie geben könnte, gäbe es keine Empfänglichkeit und keine Idiosynkrasie. Gäbe es keine Empfänglichkeit, dann gäbe es keine Krankheiten, und wir brauchten keine Homöopathie.

Empfänglichkeit liegt aller Ansteckung und aller Behandlung zugrunde. So klopfen Ursache und Heilung der Krankheiten an die gleiche Tür. Sie strömen in der gleichen Weise, wegen der immateriellen Substanz. Alle Krankheit wurzelt in der Lebenskraft oder primären Wesenheit. Alle Krankheitsbehandlung muß auch innerhalb dieser Wesenheit sein. In alten Zeiten stellte man sich vor, daß alles, was in der Lage war, die Lebenskraft auszulöschen oder die Lebenskraft zu befallen, Gift sei. Das ist in sich eine rohe Vorstellung von Giften. Jede Substanz, die es vermag, sich dem Stoffwechsel des Menschen genügend stark aufzuprägen, um den Tod herbeizuführen oder eine Unordnung im Stoffwechsel zu bewirken, kann Gift genannt werden. Diese Definition kann sowohl auf dynamische wie auf stoffliche Gifte angewendet werden. Gift enthält zwei Probleme: Ein äußeres Problem und ein inneres. Das Äußere hängt mit der Quantität zusammen, das innere mit der Qualität. Eine Dynamis kann man nicht vom Standpunkt von Maß und Gewicht betrachten, sondern nur von der Qualität. Rohe Substanzen werden aber nach der Quantität, nach Maß und Gewicht bewertet.

Dies nur als Anstoß, um Sie zum Nachdenken anzuregen. Dieses Thema führt uns auch zum Studium der Vorbeugung. Es gibt zwei Arten von Vorbeugung gegen Krankheiten. Der Mensch ist in zweierlei Weise vor Krankheit geschützt: durch Homöopathie und durch Nützlichkeit. Der Arzt und die Schwester, die in einen Distrikt mit Gelbfieber, Typhus, Diphtherie, Pocken usw. gehen und sich dauernd einsetzen, die im höchsten Sinne des Wortes die wahre Liebe der Nutzwirkung praktizieren, die sich in diese Arbeit als ein Medium der Barmherzigkeit begeben, werden weitgehend geschützt sein, einfach durch ihre Liebe zur Sache, aus ihrer Freude am Helfen. Sie haben keine Angst. Angst ist eine überwältigende Krankheitsursache. Diejenigen, die der Angst zum Opfer fallen, werden leicht krank werden. Diejenigen, die der Krankheit ohne Angst entgegentreten, haben Aussicht, gesund zu bleiben. Sicher werden sie gelegentlich krank, aber ich bin sicher, das kommt daher, daß sie anfangen, Angst vor ihrer Arbeit zu bekommen.

Die andere, größere Vorbeugung ist das homöopathische Mittel. Wenn Sie ein paar Wochen in einer Epidemie gearbeitet haben, werden Sie etwa bemerkt haben, daß ein halbes Dutzend Mittel täglich angezeigt waren und eines davon sehr viel häufiger als die anderen. Dieses eine scheint am besten zu der allgemeinen Natur der Krankheit zu passen; Sie werden merken, daß zur Prophylaxe ein geringerer Grad der Ähnlichkeit erforderlich ist als zum

Heilen. Ein Mittel braucht als Prophylaktikum nicht so ähnlich zu sein wie zum Heilen, und im täglichen Gebrauch werden es Ihnen diese Mittel ermöglichen, eine große Zahl von Leuten vor der Erkrankung zu schützen. Wir müssen die Homöopathie zu unserem eigenen Schutz ebenso beachten wie für die Heilung.

Kapitel 30

Individualisieren

§ 118 ff. Vergleich, Individualisierung und Unterschiede zwischen sehr ähnlichen Dingen sind Punkte, die sorgsam erwogen werden müssen. Der Ersatz eines Mittels durch ein anderes darf nicht erwogen oder vorgenommen werden in der Homöopathie. Der homöopathische Arzt muß individualisieren, er muß unterscheiden. Er muß Dinge individualisieren, die in einer Weise sehr unähnlich, in anderer Weise sehr ähnlich sind. Nehmen Sie zum Beispiel die beiden Mittel Secale und Arsenicum. Beide sind frostig, nur der Secale-Patient wirft alle Decken ab und will es kalt haben, während Arsen in jeder Beziehung Wärme verlangt. Die beiden Mittel lassen sich daran sofort unterscheiden. Sie sind total unterschiedlich im allgemeinen, aber höchst ähnlich im einzelnen. Ein reiner Bücherwurm-Symptomenjäger würde keinen Unterschied finden zwischen Secale und Arsen. Sie kommen an das Bett eines Patienten, finden das Abdomen aufgebläht, den Patienten ruhelos; er wird oft Blut erbrechen und hat blutige Stühle. Sie finden schreckliches Brennen im Leib, unstillbaren Durst, trockene, rote Zunge, blitzartigen Puls. Nun, Arsenicum und Secale haben alle diese Symptome in gleicher Weise. Beide in hohem Grade. Aber wenn Secale angezeigt ist, dann wirft er alle Decken ab, will Kühlung, kalte Anwendungen, die Fenster auf, Wärme und das warme Zimmer verschlimmern ihn. Ist er ein Arsen-Patient, will er warm eingepackt sein, selbst im Juli, möchte heiße Speisen und Getränke. Die ganze Materia Medica ist voll von diesen Dingen und basiert auf dieser Art von Individualisierung.

Ohne die allgemeinen Symptome eines Falles kann kein Mensch Homöopathie praktizieren, denn ohne sie kann er weder individualisieren noch Unterschiede sehen. Nachdem man alle Einzelheiten gesammelt hat, schließt ein starkes Allgemeinsymptom ein Mittel aus und entscheidet für ein anderes.

Oft zeigen die Ärzte durch ihre Fragen, daß sie nicht in der Lage sind, sich diese Idee der Individualisierung anzueignen. Sie picken ein oder zwei Symptome heraus, die gewöhnlich für zwei Mittel sind und sagen: „Nun, diese beiden Mittel haben diese gleichen Symptome. Wie sollen wir die unterscheiden?" Ja, wenn sie mit der Materia Medica vertraut sind und der Kunst der Individualisierung, dann würden sie gleich sehen, wie sie die Allgemeinsymptome finden können, die für das eine Mittel so und für das andere Mittel so sind. Und das würde es ihnen ermöglichen, eines der Mittel als am besten zur Konstitution des Patienten passend auszuwählen, wenn beide ein Symptom in ähnlicher Weise haben. Dies schließt den Gedanken einer Substitution aus; wenn das eine nicht wirkt, sagen sie, probieren sie nach dem Alphabet die anderen durch, bis sie ans Ziel kommen. Ein Mittel, von dem man niemals gehört hat, daß es dieses Symptom produziert hat, heilt den Fall, weil es in seinen Allgemeinsymptomen dem Fall mehr ähnelt als irgendein anderes. Das ist die Kunst in der Anwendung der Materia Medica. Oft hat ein Patient so seltsame und eigenartige Symptome, wie sie bei keinem Mittel zu finden sind. Dann müssen Sie sich den ganzen Fall ansehen und feststellen, welches von allen Mitteln dem Patienten als Ganzes am ähnlichsten ist. Der Homöopath muß seinen Patienten von Anfang bis zum Ende durchforschen. Wenn er sich mit Symptomen außerhalb des Patienten beschäftigt, wird er keinen Erfolg haben.

> § 118 „Jede Arznei zeigt besondere Wirkungen im menschlichen Körper, welche sich von keinem anderen Arzneistoffe verschiedener Art genau so ereignen."

So fängt die Lehre an, die zeigt, daß es keine Substitution geben kann. Es gibt Fälle, die so vermischt sind, daß man, so viel man auch studiert, keine Unterscheidungsmerkmale herausfindet. Denken Sie dabei aber daran: Es gibt ein Mittel, das Sie für diesen Fall brauchen, sei es bekannt oder nicht. Es wird für diesen Fall gebraucht, und es gibt keinen Ersatz, denn dieses Mittel unterscheidet sich von allen anderen so, wie sich dieser Mensch von allen anderen unterscheidet. Es mag sein, daß wir nicht sehen können, daß es gebraucht wird. Es mag nicht angezeigt erscheinen, aber es ist trotz allem erforderlich, obwohl die Hinweise dem Arzt nicht vor Augen oder zu Gehör gekommen sind. Das weist auf die Notwendigkeit hin abzuwarten und zu beobachten. In der Homöopathie können die Mittel niemals einander ersetzen oder eins so gut wie das andere sein.

Während wir diesem Thema nachjagen, finden wir in

> § 122 „Es dürfen zu solchen Versuchen – denn von ihnen hängt die Gewißheit der ganzen Heilkunst und das

> Wohl aller folgenden Menschen-Generationen ab – es dürfen, sage ich, zu solchen Versuchen keine anderen Arzneien als solche genommen werden, die man genau kennt..."

Reinheit ist wichtig. Arzneien sollten unverändert so bleiben, wie sie geprüft wurden, und ihre volle Energie sollte erhalten sein. Es ist also wichtig, daß Sie dieselbe Substanz so genau wie möglich verwenden wie die geprüfte. Unter den Potenzen, die wir hier als Hochpotenzen benutzen, die Fincke und andere hergestellt haben, liegen uns in großer Zahl die ganz identischen Substanzen vor, die von den Prüfern verwendet wurden. Es ist wichtig, hier nichts zu verändern. Eine Pflanze mit gleichem Namen wie die geprüfte, doch unter anderem Klima und auf anderem Boden gewachsen, sollten wir nicht verwenden. Besorgen Sie sich die Pflanze wie sie im Original geprüft wurde. Fincke erkannte das, als er sich die Substanzen verschaffte, die Hering geprüft hatte. Wir haben die gleiche Lachesis wie sie Hering geprüft hat. Ich besitze eine Probe der originalen Lachesis und habe sie in einem Fläschchen mit Herings Namen aufgehoben. Das Mittel sollte gut bekannt sein, seine Geschichte sollte gut bekannt sein mit allen Herstellungsschritten und Einzelheiten. Auch die Potenzierung ist in Betracht zu ziehen, die verschiedenen Handgriffe, die dabei angewandt werden. Hier sollten alle Einzelheiten bei unseren Hochpotenzen gut bekannt sein. Hierin sollten Sie nicht sorglos sein und keine Potenzen von Tom, Dick und Harry sammeln. Wenn möglich, gehen Sie zum Erzeuger, und holen Sie sich da Ihre Potenzen.

Hahnemann schreibt:

> § 144 „Von einer solchen Arzneimittellehre sey alles Vermuthete, bloß Behauptete, Erdichtete gänzlich ausgeschlossen; es sey alles reine Sprache der sorgfältig und redlich befragten Natur."

Wir haben die Arzneimittellehre geformt, aufgebaut und niedergeschrieben nach Prüfungen an Gesunden und Beobachtungen, die rein und ehrlich gemacht wurden.

> § 145 „Freilich kann nur ein sehr ansehnlicher Vorrat genau nach dieser, ihrer reinen Wirkungsart in Veränderung des Menschenbefindens gekannter Arzneien, uns in den Stand setzen, für jeden der unendlich vielen Krankheitszustände in der Natur, für jedes Siechthum in der Welt ein homöopathisches Heilmittel, ein passendes Analogon von künstlicher (heilender) Krankheitspotenz auszufinden..."

Heutzutage wird man kaum feststellen können, daß eine voll entwickelte Krankheit in unserer Arzneimittellehre nicht ihr Simillimum findet, ihr Mittel zur Heilung. Nur jene vermischten Fälle, die nicht voll entwickelt sind, werden uns in die Irre führen.

Kapitel 31

Charakteristika

> § 146 „Der dritte Punkt des Geschäftes eines ächten Heilkünstlers betrifft die zweckmäßigste Anwendung der, auf ihre reine Wirkung in gesunden Menschen geprüften, künstlichen Krankheitspotenzen (Arzneien) zur homöopathischen Heilung der natürlichen Krankheiten.“

Diesen Punkt wollen wir in unserem nächsten Gespräch aufnehmen.

Dieser dritte Punkt in den Pflichten des Arztes, auf den sich § 146 bezieht, nimmt den Kernpunkt des Organon auf.

> § 147 „Bei welcher unter diesen, nach ihrer Menschenbefindens-Veränderungs-Kraft ausgeforschten Arzneien man nun in den von ihr beobachteten Symptomen das meiste Ähnliche von der Gesamtheit der Symptome einer gegebenen natürlichen Krankheit antrifft, diese Arznei wird, diese muß das passendste, das gewisseste homöopathische Heilmittel derselben seyn; in ihr ist das spezifische Heilmittel dieses Krankheitsfalles gefunden.“

Es ist nicht ungewöhnlich, in unserer wissenschaftlich fortgeschrittenen Zeit, von spezifischen Heilmitteln zu lesen. Die Alte Schule versichert bestimmt, daß es nur drei oder vier Arten gibt, doch jeder Sprößling, der für sich etwas anfängt, hat weitgehend die Idee, etwas Spezifisches zu machen. Eins der ersten Dinge, die quacksalbernde Ärzte tun, ist ein Spezifikum für Kopfschmerzen, Diarrhöe und dies und das anzupreisen. Das alles widerspricht der Homöopathie. Es gibt keinerlei Spezifikum in der Homöopathie, außer, wenn am Bett des Kranken ein

Mittel mit großer Mühe und Sorgfalt herausgebracht wurde. Nur dann kann man sagen, daß das Mittel, das ähnlich ist zu den Symptomen, die diesen Fall charakterisieren, ein Spezifikum ist.

Jetzt merken Sie sich bitte, daß das Wort CHARAKTERISIERUNG einen ausdrücklichen Sinn hat. Es ist kein gewöhnlicher Ausdruck. Wir haben in früheren Teilen des Organons gelesen, daß sich die Krankheit dem Arzt zu erkennen gibt durch Zeichen und Symptome, und daß die Totalität der Symptome die einzige Darstellung der Krankheit für den Arzt ist, und diese Totalität muß studiert werden, um sicherzustellen, was unter all diesen Symptomen charakteristisch und eigentümlich für diese Krankheit ist.

Hahnemann fängt an, die Totalität der Symptome zu analysieren, um ihr Charakter zu geben. Wir haben in diesen Vorlesungen gesagt, daß es notwendig ist dies zu tun, daß die Information, die zur Charakterisierung führt, gerade das ist, was dem homöopathischen Arzt Kenntnis bringt, die ihm dazu verhilft, das zu verstehen, was zu behandeln ist. Am angezeigtesten ist die Arznei, die am ähnlichsten ist, aber Sie können nicht im voraus beweisen, daß sie das spezifische Heilmittel ist, denn Sie können sich mit Ihrer Vorstellung über die Natur der Krankheit irren. Wenn aber das Mittel gewirkt hat, dann können Sie wissen, ob es homöopathisch, also spezifisch, war oder nicht. Sie haben keine Ahnung, welches Mittel für den Fall homöopathisch sein wird, bevor Sie nicht alle Symptome gemustert haben und von da aus dazu übergegangen sind herauszufinden, welche charakteristisch sind.

Schreiben Sie das Wort CHARAKTERISIEREN in Großbuchstaben und in Rot. Sie können dabei nicht lange genug verweilen, denn es wird größer und gewaltiger mit jeder Fallstudie, diese Idee des Charakterisierens. Was ist es an diesem Fall, was ihn individualisiert? Was ist es, das ihn unähnlich von den anderen Fällen macht? Versichern Sie sich im Falle des Mittels dessen, was ihn charakterisiert, und im Falle der Krankheit dessen, was sie charakterisiert. Wenn diese beiden vor der Wahrnehmung, vor dem menschlichen Geist erscheinen, so daß er darüber nachdenken und sich klar werden kann, daß das Mittel das Allerähnlichste der Materia Medica ist, dann kann er sicher sein, daß das Mittel heilen wird, und es braucht nur gegeben zu werden, um zu beweisen, daß es spezifisch ist. Damit wird die Homöopathizität bestätigt; die Ähnlichkeit ist aus der Wirkung des Mittel hervorgegangen. Wir haben keinen Beweis, daß das Mittel homöopathisch ist, bis es den kranken Menschen geheilt hat. Wir können nur annehmen, daß es homöopathisch sei oder sagen, es scheint uns so, weil das, was an der Krankheit charakteristisch ist, dem gewählten Mittel am allerähnlichsten zu dessen Charakteristika oder umgekehrt ist. Wir können vernünftigerweise annehmen, daß dieses Mittel das spezifische sei, aber die Homöopathizität wird nur durch das Kurergebnis bewiesen. Ein Mittel wird also nicht dadurch homöopathisch, daß ich es in meiner Taschenapotheke habe, nicht dadurch, daß es von einem Homöopathen angewandt wurde. Die Mittel werden auch nicht dadurch homöopathisch, daß sie potenziert werden und nach den Regeln unserer Schule präpariert und verdünnt werden.

Was macht ein Mittel homöopathisch? Die Antwort ist: Es hat seine heilende Wirkung am Patienten gezeigt, nachdem es in Einklang mit den Symptomen verschrieben wurde. Die Heilung ging in der richtigen Reihenfolge von oben nach unten, von innen nach außen und in der umgekehrten Reihenfolge des Erscheinens der Symptome vor sich. Das macht ein Mittel homöopathisch, und das macht eine Verschreibung homöopathisch. Dann ist dies ein spezifisches Mittel, nur unter diesen Bedingungen kann es als spezifisch bezeichnet werden. Hahnemann umreißt seine Theorie in § 148, aber Sie müssen sie nicht akzeptieren. Hahnemann selbst sagt, es sei nur eine Theorie, und er bezeichnet sie als die beste, die er sieht, ohne sie für Sie verbindlich zu erklären.

§ 149 müssen wir aber akzeptieren, weil er wahr ist. Es ist eine allgemeine Feststellung des Erfolgs des homöopathischen Arzneimittels bei der Behandlung von Krankheit. Die Ablehnung dieses Paragraphen schafft eine Scheidung zwischen denen, die daran glauben und denen, die nicht daran glauben.

> „Wird so die passend homöopathisch ausgewählte Arznei gehörig angewendet, so vergeht die zu überstimmende, natürliche auch schlimme und mit viel Beschwerden beladene, acute Krankheit, wenn sie unlängst entstanden war, unvermerkt, in einigen Stunden, die etwas ältere in einigen Tagen mit allen Spuren von Übelbefinden..."

Darauf muß ich mit absoluter Notwendigkeit anerkennen, daß wenn unter meiner Behandlung solche

Krankheit nicht verschwindet, ich das rechte Mittel nicht gefunden habe. Das zwingt den ehrenwerten homöopathischen Arzt, das passende Mittel zu suchen. Lassen Sie die Schuld nicht auf einen Fehler des Systems von Gesetz und Ordnung fallen, sondern auf denjenigen, der es ausübt. Ebenso sicher wie Sie das homöopathische Mittel für einen Scharlach-Fall finden, werden Sie das Fieber sinken und das Kind genesen sehen, während der Ausschlag, aber nichts von der Bösartigkeit des Scharlachs, übrigbleibt. Sie sehen, daß das Kind in ein paar Tagen so viel besser ist, daß es zur Schule gehen will. Dann haben wir aber das Kind und nicht die Krankheit behandelt. Ebenso sehr wird aber der Arzt einen Fehler machen, wenn er sich auf den Ausschlag des Scharlachs oder der Masern konzentriert; da wird sich sein Patient nicht so schnell erholen. Tatsächlich verschreibt der homöopathische Arzt dem Patienten auf das hin, was die Krankheit charakterisiert, selbst wenn es sich um eine sogenannte „festständige“ Krankheit handelt.

§ 150 handelt von einer der Schwierigkeiten, mit denen wir zu kämpfen haben:

> „Werden dem Arzte ein oder ein Paar geringfügige Zufälle geklagt, welche seit Kurzem erst bemerkt worden, so hat er dieß für keine vollständige Krankheit anzusehen, welche ernstlicher arzneilicher Hülfe bedürfte...“

Sie dürfen, wenn Ihr Patient in Konstitutionsbehandlung steht, für eine Erkältung verschreiben, doch nur, wenn es keine gewöhnliche Erkältung ist. Scheint die Erkältung ernstliche Probleme zu bringen, dann müssen Sie dafür verschreiben. Leichte

Indisponiertheit sollte jedoch kein Mittel bekommen. Sie werden Patienten haben, die zu Ihnen kommen bei jedem Windwechsel, bei jedem kleinen Schnupfen der Kinder, jedem Kopfschmerz oder jedem Wehwehchen. Wenn Sie bei diesen dran bleiben, Ihr Mittel zu ändern oder für jeden dieser kleinen Zufälle etwas zu verschreiben, dann werden Sie in kurzer Zeit eine solche Unordnung in der Patientin hervorrufen, daß Sie sich wundern werden, was mit ihr los ist. Hier hätten Sie besser überhaupt keine Arznei gegeben, und wenn sie klug und stark genug ist und Ihnen vertraut, dann können Sie ihr sagen, daß sie für diese Attacke keine Arznei benötigt. Aber gelegentlich können Sie auch eine Dosis des Konstitutionsmittels geben zwischen den kleinen Anfällen. Wenn Sie noch jung sind und diese Patienten nicht fest im Griff haben, sollten Sie lieber Placebo geben, die die Störung von selbst abklingen lassen. Beobachten Sie sie aber; es kann sich schließlich eine konstitutionelle Reaktion zeigen und Licht auf den Patienten werfen, den Sie behandeln. Andererseits ist es leicht, für schwere, akute Krankheiten zu verschreiben. Sie sind klar, zeigen ihre Symptome kräftig und mit klar umrissenem Ausdruck. Die Symptome sind hervorragend, und Sie können sich nicht so leicht irren wie bei den leichten Indispositionen. Diese Unpäßlichkeiten sind unbestimmt. Sie wissen nicht, was Sie dafür tun sollen. Vergeblich suchen Sie nach Charakteristika, so daß Sie bei jedem Mittel, das Sie geben könnten, nicht wissen, ob es von Wert sein kann. Wenn Sie eine Reihe von Jahren verschrieben haben und Ihre Patienten zu Ihnen

Vertrauen gewonnen haben und dann mit diesen kleinen trivialen Beschwerden zu Ihnen kommen, werden Sie sich wundern, wie schnell sie sich nach ein paar Zuckerpülverchen davon befreien werden. Sie werden Ihnen sagen: „Doktor, meine Beschwerden sind großartig weggegangen." Das ist, was ich gemeint habe, wenn ich Ihnen riet: Lassen Sie diese kleinen Sachen in Ruhe. Schwere Krankheiten zeigen eine große Zahl von Symptomen, und Sie wissen, was zu tun ist.

> § 151. „Sind es aber ein Paar heftige Beschwerden, die der Kranke klagt, so findet der forschende Arzt gewöhnlich noch nebenbei mehre, obschon kleinere Zufälle, welche ein vollständiges Bild von der Krankheit geben."

Kapitel 32

Der Wert der Symptome

Natur der Symptome
- allgemeine
- gewöhnliche
- besondere

Grad der Symptome
- allgemeine
  - 1. Grad
  - 2. Grad
  - 3. Grad
- gewöhnliche
  - 1. Grad
  - 2. Grad
  - 3. Grad
- besondere
  - 1. Grad
  - 2. Grad
  - 3. Grad

§ 153 lehrt mehr im Einzelnen, wie der Prozeß der Individualisierung oder Unterscheidung durchzuführen ist. Er handelt von Charakteristika und von Graden. Der homöopathische Arzt mag glauben, er habe seinen Fall sehr gut aufgeschrieben, er weiß das aber erst genau, wenn er die Grundidee dieses Paragraphen beherrscht. Er mag Seiten über Seiten voll Symptomen haben und weiß doch nicht, was das Mittel ist, und wenn er mit seinen Aufzeichnungen zu einem Meister kommt, wird der sagen: „Sie haben keine Fallaufnahme". „Wieso? Ich habe viele Symptome." „Aber Sie haben keinen Fall. Sie haben Ihren Fall draußen gelassen. Sie haben das Bild der Krankheit draußen gelassen, denn Sie haben nichts

Charakteristisches, Sie haben Ihren Fall nicht kunstgerecht aufgenommen." Wenn Sie diesen Paragraphen beherrschen, werden Sie erst wissen, ob Sie Ihren Fall sauber aufgenommen haben. Dann erst werden Sie wissen, ob Sie dem Meister etwas vorzuzeigen haben. Etwas Handfestes. Das Fehlen dieser Kenntnis ist die Ursache der Erfolglosigkeit der meisten homöopathischen Ärzte. Es gibt sehr viele homöopathische Ärzte, die verschreiben und pfuschen lange Zeit in ihren Fällen herum, und fragen Sie, was ein Charakteristikum ist, und ob es etwas Besonderes ist, das zum Mittel hinführt. Der Gedanke eines Schlüsselsymptoms kommt vielen in den Sinn.

Ich will nicht behaupten, daß alles oder irgendein Teil von dem, was Sie aufgeschrieben haben, nutzlos ist, aber es ist notwendig, individualisierende Charakteristika zu haben, um das zu klassifizieren, was Sie haben, den Wert der Symptome wahrzunehmen, und wenn Sie sich mit wenigen Symptomen zurechtfinden müssen, welche von ihnen wichtiger sind als die anderen, welches von allen das Wichtigste ist. Sie können nicht individualisieren, wenn Sie nicht das haben, was charakteristisch ist. Was charakterisiert, sind die Dinge, die Sie zögern lassen, die Sie zum Nachdenken anregen. Angenommen Sie sind mit einer großen Zahl von Keuchhusten-Fällen bekannt, unter denen einer vorkommt, von dem Sie sich sagen: „Sonderbar, ich habe so etwas niemals bei Keuchhusten gesehen. Das ist etwas Besonderes." Sie zögern, Sie denken nach, und auf einmal erkennen Sie, daß es etwas

Individuelles ist, weil es auffallend, sonderlich und eigenheitlich ist. Sie sagen sich: „Ich weiß nicht, welches Mittel dieses Symptom hat." Dann fangen Sie an, Ihr Repertorium zu durchsuchen oder fragen Kollegen, die mehr Erfahrungen als Sie haben, und finden heraus, daß ein Mittel diese Sache als starken Zug hat, als hochgradiges Symptom, das so eigentümlich für das Mittel wie für Ihren Fall ist, obwohl Sie es früher nicht gesehen haben. Sie können 100 Keuchhusten-Fälle gesehen haben ohne dieses Ding. Dieses besondere Ding gehört dann zum Patienten und nicht zum Keuchhusten. Und weil es des Arztes einzige Aufgabe ist, den Kranken zu heilen, wird dieses besondere Ding ihm den ganzen Fall für das Mittel öffnen. Wenn Sie sehen, daß das Mittel dieses Symptom zusammen mit anderen Symptomen hat, müssen Sie dem einige Bedeutung zumessen, und wenn es zwei oder drei dieser besonderen Symptome gibt, dann bilden diese die charakteristischen Züge.

Was würden Sie für ein gewöhnliches Symptom halten? Wir werden gleich sehen, daß die gewöhnlichen Symptome jene sind, die bei allen Masern-Patienten auftreten, die Sie bei Masern erwarten. Masern ohne jeden Ausschlag wäre seltsam. Das wäre eigentümlich. Wir wissen, daß das Ausbleiben des Ausschlags eine auffällige Sache ist, die Komplikationen anzeigt; es ist etwas Besonderes. Entweder sind es keine Masern, oder der fehlende Ausschlag weist auf einen ernsten Verlauf. Nehmen Sie an, es besteht Fieber. Der Patient ist nur heiß; ein ordentliches Fieber kommt am Nachmittag und dauert die Nacht über an, mit heißen Händen und Füßen, hoher Temperatur, trockener Zunge usw. Was würden Sie über Fehlen oder Abwesenheit von Durst sagen? Sie würden sagen: „Es ist gewöhnlich, daß er Durst hat, denn jeder der Fieber hat, verlangt nach Wasser." Mit nichts löscht man Feuer als mit Wasser, und das Fehlen von Durst bei Fieber ist seltsam und ungewöhnlich, besonders und auffällig. Sie würden sich gleich fragen: „Ist es nicht seltsam, daß er keinen Durst hat, bei so hohen Temperaturen?" Sie denken gleich an die durstlosen Mittel, Sie würden keine durstigen Mittel aufschreiben.

Das Fehlen der auffälligen Züge einer Krankheit bedeutet eine Besonderheit, die sich auf den Patienten bezieht. Was pathognomonisch ist, ist gewöhnlich, weil es gewöhnlich bei der Krankheit ist, aber ein Fehlen eines pathognomonischen Charakteristikums dieser besonderen Krankheit bei diesem Patienten betrifft deshalb den Patienten und in dem Verhältnis, wie Sie diese Art Symptome haben, im gleichen Verhältnis haben Sie eine Charakterisierung des Patienten, und das spezifische Mittel für den Patienten wird das Simillimum sein. Es ist erforderlich, die Krankheiten zu kennen, nicht nach der Pathologie, nicht nach der physikalischen Diagnose, unabhängig davon, wie wichtig diese Fächer sind, sondern nach den Symptomen, der Sprache der Natur.

Eine echte homöopathische Verschreibung kann nicht nach der Pathologie oder der pathologischen Anatomie gemacht werden, denn die Prüfungen sind nie in dieser Richtung angesetzt worden. Die

Pathologie bringt die Ergebnisse der Krankheit und nicht die Sprache der Natur, die sich an den intelligenten Arzt wendet. Symptomatologie ist das, was wir wissen müssen. Wer sich nur mit pathologischer Anatomie und pathognomonischen Symptomen auskennt, kann nicht homöopathisch verschreiben. Neben den diagnostischen Fähigkeiten muß er über ein besonderes Wissen verfügen, das heißt er muß vertraut sein mit der Ausdrucksweise jeder einzelnen Krankheit. Er muß genau wissen, wie sich jede Krankheit in Sprache, Erscheinung und Empfindung ausdrückt. Er muß genau wissen, wie jedes Mittel auf das menschliche Gedächtnis, auf sein Verstehen und Wollen wirkt, denn das Mittel kann nur auf den Geist wirken, und er muß wissen, wie das Mittel auf dessen Funktionen wirkt, denn nur auf diese Weise beeinflußt es den menschlichen Körper. Wenn er nun weiß, wie sich Krankheiten in Zeichen und Symptomen auswirken, dann weiß er, was eine individuelle Krankheit ausmacht, die sich ein kleines bißchen von allen anderen unterscheidet. Es ist die besondere Art, wie die gleiche Krankheit verschiedene Patienten befällt, was die Symptome ungewöhnlich, besonders und seltsam macht. Das, was im Mittel pathognomonisch ist, das, was Sie besonders untersuchen müssen, weil es das ist, was sich auf den Patienten bezieht. Das ist der Geist, in dem sich der homöopathische Arzt halten muß, um dieses Studium zu beginnen, und wenn Sie dann anfangen, in dieser Weise zu denken, dann können Sie die Symptome der Krankheit auf ihre Wertigkeit studieren.

Die Symptome der Mittel müssen besonders nach Rang und Ordnung studiert werden. Sie zu überblicken als seien sie alle gleich, weil sie alle auf gleichem Niveau zu liegen scheinen, heißt zu einer Unterscheidung unfähig sein. Für manche Ärzte ist ein Symptom so gut wie das andere. Tatsächlich stehen die Symptome weitgehend auf einer gleitenden Skala. Was für ein Mittel besonders ist, ist in keiner Weise besonders für ein anderes. Wenn es bei einer chronischen Krankheit etwas Besonderes ist, Durst zu haben, so ist es das nicht bei Fieber. Das, was in vieler Beziehung auf chronische Zustände zutrifft, kann genau das Gegenteil sein bei akuten Krankheiten. Die chronischen Miasmen sind in ihrem Charakter und ihrer Art den akuten Miasmen diametral entgegengesetzt, und das ist eine Tatsache, die der homöopathische Arzt wissen muß.

Wenn Sie einen klaren Fall von Parotitis haben, sagt der Patient: „Drücken Sie nicht darauf. Es tut sehr weh." Würden Sie das als gewöhnlich oder seltsam bezeichnen? Wenn Sie kurz darüber nachdenken, werden Sie gleich wissen, daß es seltsam wäre, wenn eine akute Entzündung nicht weh täte und daß Schmerz auf Druck nichts ist, auf das Sie verschreiben können; man muß das vielmehr in das allgemeine Bild des Falles einordnen, und das angezeigte Mittel in diesem Fall wird Entzündung und Schmerz in den Drüsen haben. Daran ist nichts auffällig. Eine ganze Reihe von Mitteln haben Verhärtung, Empfindlichkeit und Schmerz in den Drüsen. Es kann aber auch eines von denen sein, die diese Dinge produziert haben oder eines von denen, die solches nie produziert haben, wenn es die charakterisierenden Züge des Patienten hat.

Die Symptome, die man bei einer Krankheit nicht erklären kann, sind oft sehr eigentümlich (charakteristisch). Dinge, mit denen man rechnen kann, werden nur selten sonderlich sein. Besondere Dinge sind den Menschen weniger bekannt. So kann zum Beispiel ein Patient nur sitzen mit den Beinen auf dem Tisch oder mit hochgelegten Füßen; er ist sehr leidend und muß deswegen die Füße hochlegen. Dadurch werden seine Symptome gemindert. Sie werden schlimm, wenn die Füße herabhängen. Und was sagen sie dazu: „Wenn ich meine Füße herunterhängen lasse, meine ich, mein Gesäß auf den Stuhl zu bringen; und dort ist eine schmerzhafte Stelle." Das ist nun eine ganz andere Sache; vielleicht ist es ein alter Mann mit einer großen Prostata, die zeitweise sehr schmerzt und empfindlich ist, und wenn er die Beine hängen läßt, kommt sie mit dem Stuhl in Berührung. Wenn wir den Fall zusammenfassen, sehen wir, daß eine empfindliche, vergrößerte Prostata durch Druck verschlimmert wird, und nach allem, was Sie über das Symptom erfahren haben, handelt es sich um eine berührungsempfindliche Prostata und damit um ein gewöhnliches Symptom. Es kommt aber auch vor, daß ein Patient Linderung empfindet, wenn er die Beine hängen läßt. Nehmen Sie beispielsweise eine Periostitis, deren Schmerz nachläßt, wenn das Glied herabhängt. Niemand kann uns sagen, warum dieses Glied besser ist, wenn es über die Bettkante herunterhängt. Er liegt quer im Bett, der Fuß hängt über die Kante herab, und niemand kann ihm sagen, warum er nicht auf seinem Rücken liegen kann. Dieses Symptom gibt es bei Conium, und wenn Sie das wissen, wird es Sie nicht wundern, daß alle Symptome des Patienten auf Conium hinweisen. Alle übrigen Symptome sind vielleicht gewöhnlich.

Wenn Sie nun diesen Kenntnissen mit Ihren Gedanken folgen, wird es nicht lange dauern, bis Sie sich angewöhnen, unter den Symptomen, die bei einer Fallaufnahme erscheinen, die Dinge zu trennen, die gewöhnlich sind, die Sie erwarten konnten, von jenen, die seltsam sind.

Wir sehen wiederum, daß es bei den Mitteln gewisse Symptome gibt, die gewöhnlich sind, aber andererseits müssen diese in Betracht gezogen werden, um unsere Aufzeichnungen zu überprüfen. Alles, was über den Patienten selbst etwas aussagt, ist Allgemeinsymptom. Alles, was von einem bestimmten Organ ausgeht, ist Lokalsymptom. So sehen wir, was Allgemein-, gewöhnliche und besondere Symptome sind. Manchmal können es Bedingungen oder Beschaffenheiten, manchmal Symptome sein. Wir hatten gesagt, daß das, was über den Patienten selbst aussagt, uns gleich als Allgemeinsymptom erscheint. Sagt der Patient: „Ich bin durstig“, dann verlangt sein Körper als Ganzes Wasser, obwohl er den Durst im Mund spürt.

Die Dinge, von denen er sagt: „Ich fühle“, sind wahrscheinlich Allgemeinsymptome. Sagt der Patient: „Ich habe so viel Brennen“, dann werden Sie bei Nachfragen feststellen, daß sein Kopf brennt, seine Haut brennt, daß der Anus brennt, sein Urin brennt und jede befallene Region brennt. Sie finden das Wort „Brennen“ als allgemeine Eigenschaft, die sein ganzes Krankheitsbild durchzieht. Wäre es nur in einem Organ, dann wäre es ein Lokalsymptom. Aber diese Dinge, die sich auf den ganzen Menschen beziehen, sind Allgemeinsymptome.

Wenn der Patient also von seinen Gefühlen berichtet, dann sind das meistens Allgemeinsymptome. Spricht er von seinem Verlangen und Abneigungen, dann geht es um Dinge, die so sehr mit dem ganzen Menschen zu tun haben, daß eine Veränderung in ihnen eine Änderung in seinem Elementarbereich bezeichnet. Wenn der Mensch bis zum Abscheu vor dem Leben kommt, dann sehen wir, daß das ein Allgemeinsymptom ist und seinen Organismus durchdringt. Dieses Symptom qualifiziert alle anderen Symptome und ist der Schlüssel zu allen seinen Zuständen und Bedingungen. Hat er das Verlangen, Selbstmord zu begehen, dann hat er die Liebe zum Leben verloren, und das betrifft das Allerinnerste. Arzneien greifen zu allererst die Gefühle an, die Begierden und Abneigungen. Das, was er zu tun liebte, hat sich geändert und jetzt verlangt er seltsame Dinge. Oder das Mittel verändert seine Fähigkeit zu begreifen, und sein Leben wird voller Streit und Unruhe. Es zerstört seinen Willen und bringt ihn in aufregende Träume, welche den Geisteszustand zeigen. Träume sind so eng mit dem Gemütszustand verbunden, daß er sagen wird: „Ich träumte letzte Nacht..“ Das ist ein Allgemeinsymptom. Die Dinge, die dem Menschen und seiner Lebenskraft am nächsten stehen, sind echte Allgemeinsymptome, und je weniger sie sich auf den Menschen beziehen, desto weniger werden sie Allgemeinsymptome, bis sie nur noch Lokalsymptome sind.

Die menstruelle Periode zeigt uns einen Zustand, den wir Allgemeinsymptom nennen können. Die Frau sagt: „Ich menstruiere in der und der Weise". Sie sieht es nicht als Funktion ihrer Ovarien oder ihres Uterus. Ihr Befinden ist gewöhnlich in den Menses verändert. Alles, was vom Selbst, vom Ego her kommt, wird beschrieben als: „Mir ist so und so", „Doktor, ich fühle mich so und so", „ich habe so viel Durst", „ich fröstele bei jedem Wetterwechsel", „ich ersticke in einem warmen Zimmer" usw. Das alles sind Allgemeinsymptome. Alles Allgemeine ist von höchster Bedeutung. Wenn das zusammengesucht ist, können Sie jedes Organ aufnehmen. Oft werden Sie finden, daß die Modalitäten der einzelnen Organe konform gehen mit den Allgemeinsymptomen. Manchmal gibt es allerdings Modalitäten, die an den Organen anders oder den Allgemeinsymptomen entgegengesetzt sind, und das ist dann etwas Besonderes. So finden wir Mittel, die in einer Sache in die eine, in einer anderen Sache in die entgegengesetzte Richtung weisen. Im einen Fall ist es ein Allgemeinsymptom, im anderen ein Besonderes.

Kapitel 33

Der Wert der Symptome (Fortsetzung)

Es ist sehr wichtig, daß Sie verstehen, was mit einem allgemeinen, einem gewöhnlichen und einem besonderen Symptom gemeint ist. Deshalb will ich etwas wiederholen. Allgemeinsymptome bestehen manchmal aus Lokalsymptomen. Wenn Sie einen Teil für sich ansehen, beobachten Sie nur das Lokale, wenn Sie die Lebersymptome allein ansehen, dann erfassen Sie nur Lokalsymptome. Beobachten Sie die Augensymptome oder die Symptome irgendeines anderen Bereiches für sich allein, so sehen Sie nur Lokalsymptome. Wenn Sie aber die Lokalsymptome aller Körperregionen gesammelt haben und entdecken, daß einige Symptome durch alle Einzelheiten durchgehen, dann bekommen diese Lokalsymptome den Rang von Allgemeinsymptomen.

Was durch alle Organe durchgeht, wird zur ganzen Person gehören. Was alle Teile des Organismus verändert, gehört zum Allgemeinbefinden. Alles, was über das Individuum selbst etwas aussagt, ist auch ein Allgemeinsymptom. Es kann natürlich sein, daß der Patient etwas über sich aussagt, was sich nur auf ein Organ bezieht. Das ist dann natürlich ein Lokalsymptom. Aber in den meisten Fällen ist das, was der Mensch auf sich bezieht, ein Allgemeinsymptom.

Denken Sie zum Beispiel an die Schlafsymptome. Erst mögen Sie denken, sie gehörten zum Gehirn, aber das Gehirn schläft nicht mehr als der ganze Mensch. „Ich war schlaflos die letzte Nacht". Da sagt er etwas über sich selbst aus, also ist dies ein Allgemeinsymptom, oder er sagt: „Ich träumte...". Klar, daß der ganze Mensch träumte. Sie können sagen, daß nur der Geist, die Seele träumte, aber die Seele ist der Mensch, und da sehen Sie, wie wichtig Schlaf und Träume für die Anamnese bei der Fallaufnahme sind. Kaum weniger wichtig ist, was die Frau über ihre Menses sagt. Die Menses gehören so stark zur ganzen Frau, daß sie äußerst wichtig sind. Auch die Sinne sind so fest an den ganzen Menschen gebunden, daß der Geruch, ob angenehm oder widerlich, zu den Allgemeinsymptomen gehört.

Es gibt gewisse Gerüche, die speziell zur Nase gehören, denn der Geruchssinn sitzt in der Nase und kann mit pathologischen Veränderungen in ihr zusammenhängen und so zum Lokalsymptom werden. Der Geruch ist angenehm, wenn der Mensch hungrig ist, und das gehört wieder zum ganzen Menschen. Hat er aber einen üblen Katarrh mit vielen lokalen Beschwerden und Geruchsperversionen, dann ist das wieder ein Lokalsymptom, weil durch die Nase bedingt. Ein Patient sagt: „I *see*..." ohne zu sehen. Das ist natürlich allgemein. Es ist weitgehend ein Sehen mit dem Verstand. Wenn nun das Auge selbst angegriffen ist, dann sind die aufgenommenen Symptome lokal, weil sie sich auf die Anatomie des Auges beziehen. Je mehr sich die Symptome auf die Anatomie der Organe beziehen, umso mehr sind sie lokal. Je mehr sie sich auf die Gewebe beziehen, desto mehr sind sie lokal. Doch je mehr sie sich auf Inneres beziehen, was den ganzen Menschen betrifft, umso mehr werden sie Allgemeinsymptome.

Deshalb sind die Dinge, die sich auf den ganzen Menschen beziehen, in der Anamnese hervorzuheben und als erste zu unterstreichen. Wenn Sie alle Symptome eines Patienten zusammen haben, sollten Sie als erstes von allem die Dinge herausziehen, von denen Sie sagen: Er fühlt soundso, sie leidet soundso. Sehen Sie zu allererst, welche Mittel zu diesen Symptomen passen. Dann werden Sie manchmal aufgrund Ihrer Anamnese der Allgemeinsymptome sich auf drei, vielleicht auch schon auf ein Mittel festlegen können. In 99 von 100 Fällen können Sie die Lokalsymptome vernachlässigen, denn meist sind sie schon in den Allgemeinsymptomen enthalten. Ist es nur ein Mittel, das viele der Allgemeinsymptome hat, und diese absolut, klar und genau abdeckt, dann wird es den Fall heilen. Es mag sein, daß eine Menge Lokalsymptome dem zu widersprechen scheinen, das können sie aber nicht, denn kein Lokalsymptom kann Gegenanzeige für ein Allgemeinsymptom sein. Ein starkes Allgemeinsymptom wird alle Lokalsymptome, die Sie finden können, beherrschen; Verschlimmerung durch Wärme wird in jedem Fall Arsen ausschließen.

Es mag nützlich sein, noch ein bißchen bei den gewöhnlichen Symptomen zu verweilen. Manchmal finden wir bei einer Frau das gewöhnliche Symptom Prolaps. Es ist gewöhnlich, daß sie sagt: „Doktor, ich habe so ein Herabzerren in meinem Bauch, als würden alle Innereien herauskommen.“ Das ist ein gewöhnlicher Zug, ein gewöhnliches Symptom. Das allein wird es Ihnen nie ermöglichen, ein Mittel zu finden. Finden Sie eine Rubrik mit zwölf, fünfzehn oder 20 Mitteln, dann wissen Sie meistens, daß es ein gewöhnliches Symptom ist. Wir können sagen, daß alle Frauen mit Prolaps weitgehend dieses Gefühl des Abwärtszerrens haben, als wolle der Uterus herauskommen. Müßten wir dieses Symptom verfolgen, würden wir sehen, daß es in verschiedenen Richtungen reagiert. Es ist sowohl Allgemein- als Lokalsymptom. Wie sollen wir entscheiden, wann wir Sepia geben müssen, wann Lilium tigrinum, wann Murex, Belladonna, Pulsatilla, Nux vomica oder Natrium muriaticum? Um zu entscheiden, welches von diesen heilen wird, müssen Sie sowohl die Allgemein- wie die Lokalsymptome herausziehen, und zwar die Allgemeinsymptome zuerst. Ist es eine Nux vomica-Patientin, die den Proplaps hat, was wird sie Ihnen sagen, daß Sie Nux darin erkennen können? Sie wird frostig sein, zu viel Schnupfen neigen, mit verstopfter Nase im warmen Zimmer, sie wird reizbar und schnippisch sein, das Verlangen zeigen, jemanden zu töten, ihr Kind ins Feuer zu werfen, ihren Ehemann zu töten; sie wird möglicherweise Verstopfung haben und alle Beschwerden, die sie damit hat, werden mit Stuhldrang verbunden sein. Es wird jedesmal nur ein bißchen entleert, und sie wird oft gehen müssen. Sie sehen also, daß sie die Allgemeinsymptome von Nux hat, und daß alle möglichen Lokalsymptome, die sie hat, mit diesen Allgemeinsymptomen zusammenpassen, und darum gehen Sie von den Allgemein- zu den Lokalsymptomen. Das ganze Problem muß wie jede wissenschaftliche Frage vom Allgemeinen zu den Einzelheiten verfolgt werden. Angenommen, diese Frau braucht Sepia, dann haben Sie auch dieses gewöhnliche Symptom. Was hat diese Patientin, das keine andere hat? Das Abwärtsziehen ist das gleiche, aber begleitet von einem herabsinkenden Gefühl im Magen, und sie hat nur Linderung, wenn sie mit übergeschlagenen Beinen sitzt. Sie hat ein dauerndes Klumpen-Gefühl im Rectum, das Stuhldrang auslöst, aber sie hat tagelang keinen Stuhlgang. Sie ist bleich und kränklich, spricht von Gallenbeschwerden und hat einen gelben Sattel über der Nase. Sie berichtet, daß sie eine Abneigung gegen ihre Kinder hat und ist sehr traurig, daß sie ihren Mann nicht so lieben kann wie sie sollte. Es ist ihr nicht möglich, ihre Liebe zu ihren Kindern zu zeigen. Damit haben Sie, was sie über sich selbst allgemein und was sie lokal, aber doch Besonderes über ihren Magen und Rectum, sagt. Nun können Sie sich vorstellen, daß das Abwärtszerren weder allgemein noch sonderlich, sondern ein gewöhnliches Symptom ist.

Viele örtliche Symptome sind sowohl gewöhnlich als auch lokal. Lokal, weil sie auf Regionen bezogen sind, gewöhnlich, weil sie einen Zustand beschreiben. Scharlach kann uns das illustrieren. Wir würden alle typischen wahlanzeigenden Symptome von Scharlach zusammenstellen: den Ausschlag, die Schleimhauterscheinungen, die Pharinigitis, das Fieber, die Anamnese und die Prodromalperiode. Die Scharlachmittel müssen diese Symptome gemeinsam mit dem Scharlach haben. Die Erscheinungen von Scharlach gehören zu den gewöhnlichen Dingen bei Belladonna. Ailantus hat die gewöhnlichen Erscheinungen des Scharlachs. Apis hat die Erscheinungen des Scharlachs und Rhus tox. die eines stürmischen Scharlachs. Sulphur und Phosphor haben einen scharlachähnlichen Ausschlag. Wollten wir eine Repertoriumrubrik zusammenstellen, so würden wir alle diese Mittel hineinnehmen und sie „Scharlach“ nennen.

Wann würden Sie das eine, wann das andere Mittel geben? Manchmal können wir aus den Lokalsymptomen Allgemeinsymptome ausformen. Bei einem Arum triphyllum-Patienten fällt am meisten auf, daß er an Nase und Lippen pult, bis sie bluten. Wenn Sie diesen Zustand genau untersuchen, werden Sie bemerken, daß diese Teile und die Finger und Zehen kribbeln. An den Extremitäten, wo die Zirkulation schwach und die Nerven reichlich sind, in den Nerven der Finger und Zehen, ist ein ungewöhnliches Kribbeln, wie wenn Ameisen laufen, und er wird dauernd daran zupfen. Es ist ein Zustand der fast den ganzen Organismus befällt. Wenn Sie ein bißchen genauer beobachten, dann werden Sie bemerken, daß aus den Teilen, an denen er gezupft hat, eine wäßrig-blutige Flüssigkeit aussickert, die die Haut der Umgebung wund macht. Es wird so zu einem Allgemeinsymptom. Beim Scharlach mit nur teilweise erschienenem Ausschlag müssen wir uns an die Sprache der Natur allein halten. Ich sprach von Phosphor, der einen typischen Scharlachausschlag hat. Angenommen, Sie haben einen fauligeitrigen Fall. Der Ausschlag ist sehr dunkel, und die Haut wird gesprenkelt und purpurn und neigt stellenweise zur Eiterung. Sie finden Schwellungen an Hals, Händen und Fingern, mit der Neigung zur Eiterung und rund um diese quillt Eiter vor, und der Fall ist so faulig und stinkt so, daß Sie beim Betreten des Zimmers gleich den schrecklichen Gestank wahrnehmen. Befassen Sie sich näher mit dem Fall, werden Sie erfahren, daß das Kind nicht Wasser genug, und dieses nicht kalt genug bekommen kann. Das Gesicht ist eingefallen, und die Augen sind geschwollen, aufgetrieben und rot. Pusteln von spezifischem Charakter untermischt mit Scharlachpusteln treten auf. Das ist ein Phosphor-Fall, und Phosphor wird das Bild schnell stoppen. Was haben Sie nun zusammengetragen? Sie haben Material für das Allgemeinbild zusammengestellt, Sie sehen durch den ganzen Fall Fäulnis und Gärung gehen, Sie können viele Fälle von bösartigem Scharlach haben und werden sie mit ihren Mitteln wie ein widerspenstiges Pferd mit dem Zügel beherrschen.

Nun zu den Stufen: Der Wert der Symptome wird in drei Stufen eingeteilt. Die Allgemeinsymptome werden in drei Stufen, erste, zweite und dritte eingeteilt, gewöhnliche und lokale Symptome ebenso. Bei Bönninghausen gibt es noch einen vierten Grad, aber diese Mittel bilden in Wirklichkeit keine eigene Gruppe; sie sind nur Prüfungsmittel, die der Nachprüfung und der klinischen Bestätigung bedürfen.

Die Allgemeinsymptome des ersten Grades sind solche, die von allen oder der Mehrzahl der Prüfer bestätigt werden, zum Beispiel bei Apis: „Erstickungsgefühl im warmen Zimmer“ werden alle oder fast alle Prüfer in dieser Weise betreffen. Allen Pulsatilla-Prüfern ging es schlechter im warmen Raum. Über solche Symptome kann es keinen Zweifel geben, weil alle Prüfer sie so deutlich verspürten. Kalium jodatum, Pulsatilla, Jod und Apis gehören zu denen, die dieses Symptom im ersten Grade haben „Schlimmer im warmen Raum“, „Atemnot im Raum“. Wenn dann diese Symptome, die bei der Prüfung allgemein herausgekommen sind, in der Erprobung bei den Praktikern diese Zustände in weitem Maße geheilt haben, wo immer sie angewandt wurden und über Jahre, dann kann diesem Mittel der erste Grad voll zuerkannt werden. Wenn nur ein Prüfer ein bestimmtes Symptom angibt, dann ist es zweifelhaft, ob es auf die Wirkungs des Mittels zurückgeht, aber wenn mehrere Prüfer das gleiche Symptom haben, dann wird es bestätigt. Wenn das Symptom auch von dem Mittel gelöscht oder geheilt wurde beim Einsatz in der Praxis, dann kann man es als bestätigt bezeichnen. Solche Symptome sind 1. beobachtet, 2. bestätigt durch die Prüfung und 3. gesichert am Kranken. Wenn mehrere Prüfer beobachtet haben, daß Pulsatilla Verschlechterung im warmen Raum hat, dies von anderen Prüfern bestätigt ist und dann durch Heilung von Kranken bestätigt wurde, kann Pulsatilla gleich in den Rang eines Allgemeinsymptoms ersten Grades eingesetzt werden. Angenommen, es sei etwas mit der Blase. Pulsatilla hat das Symptom häufigen Wasserlassens, so wird das gleich als Lokalsymptom eingeordnet, weil es sich auf die Region bezieht. Wenn nun alle Prüfer bei Pulsatilla Blasenreizung bekämen, dann wäre das eine Bestätigung, und wenn jahrelange Erfahrung dies bestätigen, dann wird es als Pulsatilla-Lokalsymptom im ersten Grade aufgenommen. Ebenso geschieht es mit dem Symptom des Abwärtszerrens, das auch bei Pulsatilla vorkommt, zwar als gewöhnliches Symptom, doch ersten Grades. Angenommen es gäbe mehr Symptome, die nur von wenigen Prüfern hervorgebracht wurden; sie laufen nicht durch die ganze Prüfergruppe, wurden jedoch bestätigt und gelegentlich in der Praxis verifiziert, dann sind sie nicht berechtigt, so sehr in Betracht gezogen zu werden und müssen deshalb im zweiten Grad eingestuft werden, weil sie nicht so stark wie die Erstgradigen sind, die diese Symptome bei jedem oder fast jedem produzieren. Natürlich gilt das, was für die Allgemeinsymptome gilt, auch für die gewöhnlichen und besonderen.

Nun zum dritten Grad. Dann und wann bringt ein Prüfer ein Symptom, das von anderen noch nicht bestätigt wurde, das sich aber recht gut abhebt und deshalb einen dritten Platz wert ist oder sich am Kranken bewährt hat. Vielleicht wird es auch als klinisches Symptom hier aufgenommen. Manchmal haben zuverlässige und vorsichtige Beobachter bemerkt, daß gewisse Symptome, die nicht in der Prüfung auftauchen, von einem Mittel beeinflußt werden, und andere haben diese klinische Beobachtung bestätigt. Solche Mittel können auch in die dritte Klasse aufgenommen werden. Ein großer Teil von Bönninghausens viertklassigen Symptomen gehört in den dritten Grad, weil Bönninghausen sehr vorsichtig war mit Mitteln, die nie verifiziert wurden. Seine Mittel vierter Klasse enthalten solche, die er aus seiner klinischen Beobachtung hat, und er zweifelte, ob er sie in den dritten Grad bringen sollte; ebenso solche, die bei Prüfern vorkamen, ohne bestätigt zu sein. Er legte sie sozusagen auf ein Regal zur Absicherung, um sie danach zu prüfen oder anzunehmen.

Kapitel 34

Die homöopathische Verschlimmerung

> § 154 „... die nicht allzu lange gedauerte Krankheit wird gewöhnlich durch die erste Gabe desselben ohne bedeutende Beschwerden aufgehoben und ausgelöscht."

Das heißt, daß wir bei akuten Krankheiten selten so etwas wie deutliche Verschlimmerung sehen, wenn sie nicht schon bis an die Schwelle des Todes geführt hat oder sehr schwer ist, wenn sie schon viele Tage andauert und ein Zusammenbruch von Blutbild und Gewebe droht oder schon stattfindet. Dann werden wir schwere Verschlimmerungen sehen, große Prostrationen, heftige Schweiße, Erschöpfung, Erbrechen und Durchfall im Gefolge der Mittelgabe. Ich habe sehr ernste Reaktionen gesehen, die nötig schienen um zu genesen. Solch ein Zustand bei akuten Krankheiten, der viele Tage ohne Arznei geblieben war, und daher sehr bedrohlich ist, wird für eine akute Krankheit das sein, was viele Jahre für eine chronische Krankheit sind. Langjährig heißt: es geht um jahrelanges Fortschreiten. Sagen wir, eine Krankheit ist weit fortgeschritten oder im Endstadium, dann verstehen wir das besser. Ist die Krankheit von selbst bis zu Gewebsveränderungen fortgeschritten, dann sehen Sie schwere Verschlimmerungen. Selbst solche, aus denen es keine Erholung gibt wie bei fortgeschrittenem Gewebszerfall, zum Beispiel wenn Nieren oder Leber zerstört sind oder bei Phthisis, wenn die Lungen zerstört sind.

Bei Krankheiten sollten wir uns wohl darüber im klaren sein, ob sie akut oder chronisch sind. Sind keine Gewebsveränderungen, keine Endzustände vorhanden, dann können Sie erwarten, daß der Kranke mit Ihren Mitteln geheilt wird, ohne ernstliche Verschlimmerung oder ohne schwere Leiden, denn es ist keine Reaktion von einer ernstlich veränderten Struktur zu erwarten. Wo es sich um einen tiefgreifenden septischen Zustand handelt, wenn eine Pyämie das Ergebnis sein muß, dann werden Sie manchmal Erbrechen und Durchfall finden als Reaktion der Lebenskraft des Organismus, wenn Ordnung hergestellt wird. Diese Ordnung, die mit Reaktionen verknüpft ist wie hier, beginnt mit einem Prozeß der Reinigung des Hauses. Dieses geschieht von selbst, nicht durch das Mittel. Wird eine rohe Substanz genommen, dann wirkt natürlich die Arznei, aber bei dynamisierten Arzneien wird der Stoffwechsel in Harmonie umgestimmt. Das gilt für die chronischen Krankheiten. Wenn die chronische Krankheit von sich aus nicht bis ins Endstadium vorgeschritten ist, werden Sie keinerlei Verschlimmerung beobachten, außer vielleicht einer ganz leichten Exazerbation der Symptome, die von verschiedenem Charakter sein kann. Das ist das Einsetzen des Mittels als neue Krankheit im Stoffwechsel, anstelle der Reaktion, die dem Prozeß der Hausreinigung entspricht. Wie wir wissen, muß eine Ausleitung sein, vielleicht über den Darm oder über den Magen als Erbrechen, als Auswurf, oder über die Nieren in den Fällen, wo alles unterdrückt wurde.

Wenn Sie ein jahrelang durch Neuritis gelähmtes Glied gehabt haben, mag es wie eine Verschlimmerung aussehen. Angenommen, Sie haben ein Mittel gegeben, das auf den Punkt trifft. Das ist im höchsten Sinne homöopathisch oder wahrhaft spezifisch, und das gelähmte Glied fängt an zu prickeln und zu krabbeln als wären Ameisen darin, daß er tagelang nicht schlafen kann. Das kommt von der Reaktion der Nerven des Gliedes. Sie werden zu neuem Leben erweckt, zur Aktivität. Ich habe solches bei Paralyse gesehen. Oder nehmen Sie ein Kind, das tagelang in Stupor lag durch Inaktivität des Gehirns. Das Kribbeln, das in Kopfhaut, Fingern und Zehen auftritt, ist fürchterlich. Das Kind dreht und windet sich, kratzt sich und schreit, und da bedarf es einer eisernen Hand beim Arzt, um die Mutter daran zu hindern, etwas zu tun, um das Schreien zum Schweigen zu bringen. Sonst wird das Kind mit Sicherheit sterben. Hier handelt es sich um eine Reaktion als Ergebnis der wiedereinkehrenden Ordnung in allen erstarrten Teilen oder da wo das Blut wieder in den Teilen, in denen der Kreislauf schwach war, zu fließen beginnt, oder wo Nerven wieder anfangen zu empfinden. Wenn in dem Teil, der betäubt und tot war, der Kreislauf wieder in Gang kommt, um die Gewebe wieder zu beleben, dann haben wir Reaktionen, die von Schmerzen begleitet sind. Wenn der Arzt das nicht mit ansehen und es nicht ertragen kann, dann wird er Schwierigkeiten haben. Meint er, es sei Anzeige für ein neues Mittel, dann wird er den Fall verderben.

Wir müssen unterscheiden zwischen dem, was Reaktion ist und dem, was ein neues Mittel verlangt.

So etwas sieht man nur in der Homöopathie, nie in einer anderen Praxis. Manchmal wird der Arzt an das Ende seiner Weisheit kommen, wenn er mit solchen Reaktionen konfrontiert wird. Es ist manchmal schrecklich anzusehen, und der Arzt kann hinausgeworfen werden. Möge er es als Mann ertragen und geduldig bleiben, denn die Unwissenheit der Mutter oder der Freunde können keine Entschuldigung sein für eine Verletzung der Prinzipien, auch nicht ein einziges Mal.

Eine langdauernde Krankheit kann manchmal nicht weichen ohne diese Verschlimmerung, diesen Tumult und Wirbel im Stoffwechsel. Je tiefer sie sitzt, mit je mehr Gewebeveränderungen wir zu kämpfen haben, umso erstaunlicher, schmerzhafter und qualvoller ist die Reaktion. Kommt ein Patient nach jeder Dosis eines Mittels mit heftigen Reaktionen, mit heftiger Verschlimmerung seiner Krankheit, seiner Symptome, dann wissen Sie, daß er eine sehr tief sitzende Störung hat. Das unterscheidet sich von den Endstadien einer Krankheit mit absoluter Schwäche der Lebenskraft. Hier ist ein Zustand von Schwäche im Stoffwechsel und dort ein Zustand von Aktivität des Stoffwechsels mit großen Gewebsveränderungen. Bei schwachen Patienten können sie mit schwachen oder gar keinen Reaktionen nach ihrem Mittel rechnen, aber die schwachen Fälle sind so geartet, daß sie wenig Symptome haben und Sie werden nur sehr selten ein wirklich spezifisches Mittel finden.

Wenn Sie einen Patienten bekommen, der von beginnender Schwindsucht gezeichnet ist, ein nur verdächtiger Fall. Sie geben das richtige Mittel und es kommt zu einer heftigen Reaktion, einer Vorahnung von dem, durch was er in den folgenden Jahren gehen wird, wenn er nicht durch sein Mittel geheilt wird. Er kommt in einen schrecklichen Zustand, erschrickt und kommt zu Ihnen zurück und sagt, das sei eine schrecklich starke Medizin, Gift usw. Das ist die Arzneimittelkrankheit, das sind die Symptome des Mittels, die die Zukunft dieses Zustandes vorausahnen lassen, denn wenn das Mittel nicht ähnlich genug für ihn wäre, würde es nicht solche Dinge tun. Es geschah aufgrund der Ähnlichkeit des Zustandes, und er mag diese Symptome nur als Schatten haben, aber das Mittel kann ihm keine Symptome machen, die er nicht hat. Keine Symptome, die nicht in Beziehung zu ihm stehen, außer in den Fällen, die wir als überempfindlich bezeichnen. Sie erinnern sich, daß Überempfindliche fähig sind, von allem, was ihnen über den Weg läuft, Prüfungssymptome zu liefern. Sie müssen also wissen, ob der Patient überempfindlich ist und das Mittel prüft, oder ob er eine starke Konstitution hat und eine Verschlimmerung bekommt. Das Mittel wird verstärkt bei Überempfindlichen und manchmal bei Personen in schwächlicher Konstitution, besonders bei denen mit einem schmalen, zurückfliehenden Kinn, eingesunkenen Augen und Greisenringen auf der Iris.

Im nächsten Paragraphen wird dies bis zu einem gewissen Grad fortgesetzt.

§ 155 „Ich sage '*ohne bedeuende Beschwerde*' . Denn beim Gebrauche dieser passendsten, homöopathischen Arznei sind bloß die den Krankheits-Symptomen entsprechenden Arznei-Symptome des Heilmittels in Wirk-

> samkeit, indem letztere die Stelle der erstern (schwächeren) im Organism einnehmen und letztere so durch Überstimmung vernichten..."

Hier spricht er nur aus Erfahrung. Wann immer Hahnemann eine solche Anmerkung macht, legt er keinen großen Wert darauf, weil es nur eine Meinung ist.

Bei akuten Krankheiten werden Sie im allgemeinen kaum jemals daran denken, eine weitere Gabe zu geben, wenn wenige Minuten nach der ersten eine leichte Verschlimmerung eintritt. Das Mittel ist hier so ähnlich und so gründlich ausgesucht, daß es kaum je nötig ist, es zu wiederholen. Es gibt aber auch Umstände, unter denen man wiederholen muß, aber das ist zu schwierig zu lehren, und so schwierig in Regeln zu fassen, daß der einzig zuverlässige Plan ist, seine Fälle ohne Gabenwiederholung zu beginnen, eine Einzeldosis zu geben, zu warten und die Wirkung zu beobachten. Gewöhnlich gebe ich bei starkem typhoiden Fieber dem Patienten die Arznei in Wasser, weil es ein kontinuierliches Fieber ist. Aber ich beobachte und warte, gebe es dabei mehrere Tage lang, und bei dem leisesten Hinweis auf eine Wirkung des Mittels lasse ich die Einnahme sofort stoppen. Davon weiche ich nie ab. Bei Fieber sollte das niemals geschehen, wenn der Patient zu schwach ist, um eine Erstreaktion zu zeigen.

Bei remittierendem Fieber kann die Reaktion nach wenigen Stunden kommen, und hier sollte die Einzeldosis die Regel sein, während bei einem Typhoid die Reaktion selten in wenigen Stunden kommt. Es ist eine Sache von wenigen Tagen, und deshalb ist eine Gabenwiederholung zulässig. Ist das Typhoid etwas schwächlich, sollte man das aber nie tun. Je mehr Kraft in der Konstitution liegt, desto mehr kann das Mittel mit dieser Kraft kooperieren, um eine sichere und schnelle Wirkung hervorzubringen.

Je schwächer der Patient, desto vorsichtiger sollten Sie sein und nur die schwächste Dosis, die möglich ist, geben. Bei vielen chronischen Krankheiten ist es möglich, in der ersten Nacht eine Reaktion zu erzielen, deshalb die Gefahr der Gabenwiederholung. Wenn hier das Delirium nachläßt oder die Haut feucht wird und er ruhig schlummert, sollte das Mittel niemals gegeben werden. Es gibt Zeiten innerhalb einer Diphtherie, wo die Wiederholung des Mittels tödlich wirkt. Es gibt hier aber auch Zeitpunkte, in denen eine Wiederholung das Leben retten kann. Ich hoffe, eines Tages dieses Prinzip entdecken zu können.

In sehr schwierigen und ernsten Fällen ist es klar, daß Sie niemals das Mittel wiederholen dürfen, wenn eine Reaktion erfolgt. Hört die Reaktion auf und die Neigung zu erneuter Verschlimmerung wird sichtbar, dann kann es nötig sein die Gabe zu wiederholen. Das darf jedoch niemals geschehen, wenn sich eine Reaktion anbahnt. Im Stande zu sein, die beginnende Reaktion, ihr Aufhören und die Tendenz zur Verschlechterung aus den Symptomen zu erkennen, ist für den homöopathischen Arzt eine sehr wichtige Sache.

> § 158 „Diese kleine homöopathische Verschlimmerung in den ersten Stunden – eine sehr gute Vorbedeutung, daß die akute Krankheit meist von der ersten Gabe beendigt seyn wird..."

Daß eine natürliche Krankheit eine andere zerstören kann, indem sie sie an Kraft und Intensität, vor allem aber durch ihre Ähnlichkeit übertrifft, ist die reine und ganze Wahrheit. Wenn diese kleine Verschlimmerung auftritt, werden Sie selten, wenn überhaupt in einer akuten Krankheit, eine weitere Dosis geben müssen. Kommt diese Verschlimmerung nicht, zeigt sich nicht die leiseste Verstärkung der Symptome, und es geht dem Patienten nach dem Mittel schrittweise besser, dann zeigt das an, daß das Mittel nicht in der gleichen Tiefe gewirkt hat, und daß diese Besserung bei einem akuten Fall aufhören wird. Wenn die Besserung aufhört, dann hat das Mittel aufgehört zu wirken, und dann ist es richtig, eine weitere Dosis des Mittels zu geben.

Besserung, die ohne jegliche Verschlimmerung der Symptome einsetzt, wird nicht so lange anhalten, als wenn eine Verschlimmerung eingetreten wäre. Eine leichte Wirkung des Mittels über und bei der Krankheit ist ein gutes Zeichen. Auch wenn Ihr Mittel nicht ganz ähnlich war, werden Sie keine Verschlimmerung bekommen, außer bei überempfindlichen Patienten, bei denen es zu Arzneisymptomen kommt. Wenn Sie überhaupt keine Verschlimmerung bei einer guten, kräftigen Konstitution bekommen, dann war Ihr Mittel sehr oft nur teilweise ähnlich, und Sie werden zwei oder drei solcher halbähnlicher Mittel benötigen, um den Fall zu lösen. Wenn Sie die Arbeit gewöhnlicher Ärzte beobachten, dann werden Sie bemerken, daß diese zwei oder drei Mittel geben, um die Patienten dahin zu bringen, wofür ein Meister nur ein Mittel braucht.

> § 159 „Je kleiner die Gabe des homöopathischen Mittels ist, desto kleiner und kürzer ist auch diese anscheinende Krankheitserhöhung in den ersten Stunden.“

Dies wurde geschrieben zur Zeit von Hahnemanns Erfahrung mit dem, was kleine Dosen genannt werden kann, die von den tiefen Potenzen bis zur C 30 und selten höher gehen. Er hatte reichlich Erfahrung mit C 30 und gelegentlich C 60, aber nicht mit dem fürchterlichen Aufruhr, der durch die ganz hohen Potenzen entsteht. Wir nehmen an, daß in § 159 gemeint ist eine erkennbare Verschlimmerung oder eine erkennbare Verschlimmerung der Krankheit. Sie werden in Hahnemanns Schriften finden, daß die Krankheit selbst intensiviert und schlimmer gemacht wird durch das Mittel, wenn dieses in genauer Ähnlichkeit verordnet wird, aber wenn wir uns von der rohen Arznei lösen und zur 30. Potenz aufsteigen, so bekommen wir eine mildere Wirkung mit tieferem kurativem Effekt, und je kleiner die Dosis des homöopathischen Mittels, desto geringer und kürzer ist die Verschlimmerung. Die Vorstellung ist, daß es eine Aggravation in den ersten Stunden gibt. Das ist eine Tatsache, die der Paragraph selbst zugibt; es ist diese Verschlimmerung, von der Hahnemann spricht.

Es trifft manchmal zu, daß nach der C 3 oder C 4 von Belladonna bei heftiger Hirnkongestion die Verschlimmerung so heftig ist, daß das Kind stirbt, wenn die Arznei nicht abgesetzt wird. Die Krankheit selbst scheint verschlimmert, das Kind scheint für Belladonna so empfindlich, daß diese sich zu der Krankheit addiert. Wie Hahnemann beobachtete, ist die Verschlimmerung durch die C 30 schwach und von kurzer Dauer. Hier ist die Arzneikrankheit als Verschlimmerung von außen zu der natürlichen Krankheit hinzugekommen, und damit entstand durch das Mittel eine Verschlimmerung. Trotz dieser Verschlimmerung sagt der Patient manchmal, daß er sich besser fühle.

Diese Verschlimmerung wird unnötig verlängert durch zu niedrige Potenzen. Sie wird auch verlängert durch Wiederholung der Gaben. Ich habe kürzlich einen solchen Zustand beobachtet. Ich sandte einer sehr kräftigen zwanzigjährigen, jungen Frau eine Dosis Bryonia, die sie trocken auf die Zunge nehmen sollte. Sie löste sie jedoch in Wasser auf und nahm sie bis zum Ende des zweiten Tages. Da ließ sie mich rufen. Sie schien in eine Pneumonie zu gleiten, hatte einen trockenen, harten Husten. „Was ist los mit meiner Tochter? Wird sie sterben?" Sie prüfte Bryonia. Ich setzte Bryonia ab, und am nächsten Tag ging es ihr gut. Dies ist oft zu beobachten, wenn die Medizin ähnlich ist. Ist sie nicht sehr sondern nur teilweise ähnlich, dann kann sie doch ähnlich genug sein um zu heilen, aber Sie werden nicht die Wirkungen sehen, von denen ich hier sprach. Nur wenn Sie genau verordnen und beste Arbeit leisten, können Sie so etwas erleben bei der besten Konstitution.

Natürlich kann man das so erklären, daß die Patientin ebenso empfindlich ist gegen die Arznei, die heilt, wie gegen die Krankheit, die sie hat. Krankhafte Zustände werden also verschlimmert durch unnötige Gabenwiederholung und durch zu große Dosen, also durch ziemlich rohe Mittel. Die dritte, vierte und sechste Potenz sind gefährlich, wenn Sie ein guter Verschreiber sind. Sind Sie es nicht, werden Sie von alldem nur wenig sehen. Sie werden natürlich zu höheren und höheren Potenzen übergehen, um sich von dem zu lösen, was eine giftige Dosis zu sein scheint.

Diese Wirkung unterscheidet sich von der Verschlimmerung durch eine 100.000er Potenz, während der sich der Patient deutlich besser fühlt. Sie ist kurz, entscheidend, und nur die entscheidenden Krankheitssymptome werden verschlimmert. Die Krankheit selbst ist nicht verschlimmert, ihr ist nichts hinzugefügt, sie ist nicht intensiviert, sondern die Symptome der Krankheit heben sich scharf heraus, und der Patient sagt: „Nun geht es mir besser." Die Symptome sind manchmal ein bißchen alarmierend, aber damit gemischt ist ein Lichtblick, der den Patienten tiefinnerlich davon überzeugt, daß er auf dem Wege der Heilung ist. „Ich fühle mich heute morgen viel besser", sagt er, obwohl sich die Symptome verschärft haben mögen.

§ 160. Wir werden heutzutage angeklagt, wir hätten uns von Hahnemann entfernt. In einem Abschnitt seines Lebens schrieb Hahnemann, die C 30 sei ausreichend hoch und ausreichend niedrig. Wir können uns leicht davon überzeugen, daß er in einem früheren Stadium seiner Forschungen gesagt hat, daß das Potenzieren irgendwo aufhören müsse. Uns wird vorgeworfen, uns von Hahnemann gelöst zu haben, weil wir andere Potenzen wie er geben. Ich will Ihnen beweisen, daß dem nicht so ist. Lesen Sie in

§ 279: „Diese reine Erfahrung nun zeigt *durchgängig, daß*, wenn der Krankheit nicht offenbar eine beträchtliche Verderbnis eines wichtigen Eingeweides zum Grunde liegt ... *die Gabe des homöopathisch gewählten Heilmittels nie so klein bereitet werden kann, daß sie nicht noch stärker, als die natürliche Krankheit wäre, und sie nicht, wenigstens zum Theil, zu überstimmen, auszulöschen und zu heilen vermöchte, so lange sie noch einige, obschon geringe Erhöhung ihrer Symptome über die ihr ähnliche Krankheit (geringe homöopathische Verschlimmerung) (§§ 157–160) gleich nach ihrer Einnahme zu verursachen im Stande ist.*“

Gehen wir also zur zweihundertsten und finden, daß diese verschlimmert; weiter zur fünfzigtausendsten und sehen, daß auch diese verschlimmert; dann etwa die hunderttausendste, die millionste usw. verschlimmert hat, dann hat das Mittel immer noch die Kraft, die Symptome zu verstärken, immer noch die gleiche Heilkraft. Haben wir die Potenz so hoch getrieben, daß sie nicht mehr die Symptome verschlimmern kann, dann erst können wir sicher sein, daß keine Heilkraft mehr übrig ist. Wir sind jetzt bei der dreizehnmillionsten und haben das Ende noch nicht erreicht.

Wir haben nie den Anspruch erhoben, daß jede Potenz für jeden paßt. Die Potenz muß dem Zustand des Patienten angepaßt sein. Wann immer wir einen Menschen finden, der in seinen Symptomen in der positivsten und deutlichsten Weise beeinflußt wird, dann bestätigt das die gegebene Potenz. Wir haben uns nicht von Hahnemann entfernt, sondern in Einklang mit seiner Lehre gehandelt.

§ 280 „Dieser unumstößliche Erfahrungssatz ist der Maßstab, wonach die Gaben homöopathischer Arznei, *ohne Ausnahme*, bis dahin zu verkleinern sind, daß sie nach der Einnahme nur eine kaum merkliche Verschlimmerung erregen, die Verkleinerung steige auch noch so tief herab und scheine den grobmateriellen Begriffen der Alltagsärzte auch noch so unglaublich; ihr Geschwätz muß vor dem Ausspruche der untrüglichen Erfahrung verstummen."

Kann es da noch einen Zweifel geben, was Hahnemann meint, wenn er von der kleinsten Dosis spricht? Kann es irgendeinen Zweifel geben, daß er Verdünnung meint, immer höhere Verdünnungen bis zu dem Punkt, an dem wir keine leichte Verschlimmerung der Symptome finden? In der Fußnote zu § 249 sagt er:

„"Da nach allen Erfahrungen fast keine Gabe einer spezifisch passenden homöopathischen Arznei bereitet werden kann, welche zur Hervorbringung einer deutlichen Besserung in der angemessenen Krankheit zu klein wäre (§ 161, 279), so würde man zweckwidrig und schädlich handeln, wenn man, wie von der bisherigen Arzneikunst geschieht, bei Nicht-Besserung oder einiger, ob schon nur kleiner Verschlimmerung, dieselbe Arznei, in dem Wahne, daß sie, ihrer geringen Menge ... wegen, nicht habe dienlich seyn können, dieselbe Arznei wiederholen, oder sie wohl gar an Gabe verstärken wollte..."

Die Sinne haben keinerlei Beziehung zur Kleinheit der Dosis. Der Mediziner neigt dazu, die Dosis nach dem Standard der giftigen Dosis zu bemessen. Er wird ein bißchen weniger abmessen als die toxische Grenze und nennt das Dosis. Man muß sie sehen können. Sie muß noch sichtbar sein. Das ist nicht die Probe, die Hahnemann anbietet. Er bietet als Erprobung der Dosis an, ob sie fähig ist, die Symptome gerade noch zu verschlimmern. Wir sehen, er begrenzt die Verdünnung nicht, sondern lehrt, daß sie praktisch unbegrenzt ist und ein Ende bisher nicht gefunden wurde.

Es gibt überall eine allgemein vorherrschende Meinung, nicht bei den reinen Hahnemannianern, sondern unter den modernen Homöopathen, daß die von Hahnemann festgelegte Dosis zum Heilen zu gering sei. Das ist ein fataler Irrtum! Eine Vergrößerung der Dosis kann sie nicht homöopathischer machen. An erster Stelle steht die Ähnlichkeit des Mittels, und die Dosis erst an zweiter Stelle. Aber daß die von Hahnemann angegebene Dosis zu klein sei, ist ein fataler Irrtum. Wir müssen auf die Erfahrung in der Sprechstunde sehen, und wenn wir die wunderbaren Dinge bedenken, die wir in der Lehre durchgegangen sind, sehen wir, daß wir wirklich wenig mit der Dosis zu tun haben, daß wir einen großartigen Spielraum in der Dosierung haben, und daß wir keine festen Regeln für die beste Potenz geben können.

Nach allem, was wir besprochen habe, sollte klargeworden sein, daß die C 30 tief genug ist, die Behandlung in jeder akuten oder chronischen Krankheit zu beginnen, aber wo die Grenze liegt, kann kein Sterblicher sagen. Wir müssen die Serien verfolgen, daß wir den eigentlichen Zustand, der in dem Grade der Medizin besteht, erkennen können. Die verschiedenen Potenzen sind voneinander unterschieden, einige sehr weit, aber unveränderlich miteinander verbunden. Es ist ein Fehler jedes Homöopathen, mit dem Gedanken anzufangen, daß die von Hahnemann angegebene Dosis zu gering sei um zu heilen. Das zeigt, daß sein Geist von materialistischem Rost befallen ist, daß er unelastisch ist und sich nicht den höheren Wahrnehmungen überlassen kann und nicht fähig ist zu beobachten und sich von der wahren Erfahrung höher und höher leiten zu lassen. Wenn man keine Wahrhaftigkeit in seinem Denken hat, werden die eigenen Erfahrungen falsch sein. Erst kommt die Wahrheit des Denkens, dann sind die Erfahrungen gut. Wenn seine Gedanken wahrhaftig sind, dann sind auch seine Erfahrungen wahr. Sie können sich nicht auf die Erfahrungen von Leuten verlassen, die nicht wissen, was wahr ist, noch können sie zur Wahrheit geführt werden durch diese trügerischen Erfahrungen.

Kapitel 35

Prognose nach Beobachtung der Wirkung des Mittels

Nach der Gabe des Mittels fängt der Arzt an zu beobachten. Die ganze Zukunft des Patienten wird von den Schlüssen abhängen, die der Arzt aus diesen Beobachtungen zieht, denn sein Handeln hängt sehr von diesen Beobachtungen ab und von seinem Handeln das Wohlergehen des Patienten. Wenn ihm die Wichtigkeit dessen, was er sieht, nicht geläufig ist, wird er falsche Dinge tun, falsche Verordnungen treffen; er wird das Mittel wechseln und dem Patienten schaden. Es gibt absolut nur einen Weg, und nichts kann diese Einsicht ersetzen. Wenn Sie mit vielen Ärzten über Ihre Beobachtungen nach der Mittelgabe sprechen, werden die meisten von ihnen höchstens Grillen oder Ahnungen über dieses Thema haben und sehen nichts, nachdem das Mittel gegeben wurde. Diese Beobachtungen, von denen ich Ihnen berichten will, sind aus großer Wachsamkeit, langem Warten und Beobachten erwachsen. Ist der homöopathische Arzt kein genauer Beobachter, werden seine Beobachtungen verschwommen sein, und wenn sie das sind, dann werden seine Verordnungen verschwommen.

Es ist vorauszusetzen, daß ein Mittel, das genau ausgewählt wurde, gewirkt hat. Wenn ein Mittel wirkt, dann fängt es sofort an, im Patienten etwas zu verändern, und das zeigt sich in den Zeichen und Symptomen. Die innere Natur der Krankheit offenbart sich dem Arzt durch die Symptome, und es ist wie Wachen mit den Händen auf der Uhr. Dieses Wachen, Warten und Beobachten muß vom Arzt durchgeführt werden, damit er aus den Veränderungen sieht, was zu tun und was zu lassen ist. Sicher ist der Homöopath in vielen Fällen nicht lange im Zweifel, was nicht zu tun ist. Ist er ein scharfer und umsichtiger Beobachter, wird er die Zeichen in jedem Fall erkennen. Wenn natürlich eine Verschreibung nicht dem Fall entsprechend war, wenn die Mittelgabe keine Wirkung zeigte, dann dauert es nicht lange, um zu sehen, was zu tun ist. Langes, geduldiges Warten nach einer dummen Verschreibung ist verlorene Zeit, und das sollte man bei der Beobachtung in Betracht ziehen. Die nach einem speziellen, gut passenden Mittel gemachten Beobachtungen der bewirkten Symptomenänderung sind von Wert.

Die Veränderungen fangen an. Wie sind sie? Was bedeuten sie? Worauf läuft es hinaus? Wenn der Arzt dem Bericht des Patienten zuhört, muß er wissen, was vorgeht. Der Wechsel der Symptome zeigt, daß das Mittel wirkt. Das Verschwinden von Symptomen, die Zunahme von Symptomen, die Besserung von Symptomen, die Ordnung der Symptome sind alles Veränderungen durch das Mittel, und diese Änderungen müssen studiert werden.

Die gewöhnlichsten Wirkungen der Mittel sind Verschlimmerung und Besserung. Die Verschlimmerung kann von zweierlei Art sein. Wir können eine Verschlimmerung der Krankheit haben, bei der es dem Patienten schlechter geht oder eine Verschlimmerung der Symptome, bei der es dem Kranken besser geht. Das ist es, was der Arzt nach einer guten homöopathischen Mittelgabe sieht. Halten wir fest: Bei der echt homöopathischen Verschlimmerung sind die Symptome schlimmer, aber der Patient sagt: „Ich fühle mich besser."

Wir müssen auf diesen Zustand im einzelnen eingehen wo, wann und wie die Verschlimmerung bzw. Besserung vor sich geht; wie lange sie dauern wird usw. Die Aggravationen und Besserungen, die Richtung der Symptome und andere Dinge fallen uns auf und müssen beobachtet und beurteilt werden.

Vor allen Dingen muß der Patient Ziel des Denkens seines Arztes sein, um festzustellen, ob es ihm besser oder schlechter geht. Wir müssen bei den Symptomen beurteilen, was da geschieht. Sehr oft wird uns der Patient sagen: „Ich werde schwächer." Und Sie werden wissen, daß das, was er sagt, nicht stimmt, denn so sicher können Sie sich auf die Symptome und ihre Entwicklung verlassen. Das ist zuverlässiger als die Meinung des Patienten. Sehr oft wird der Patient sagen: „Doktor, mir geht es so viel schlechter." Und doch finden Sie bei der Durchsicht seiner Symptome, daß es ihm wirklich gut geht. In dem Augenblick, in dem er findet, daß Sie ermutigt sind, wird er sich besser fühlen, sich aufraffen und zu Essen verlangen.

An den Symptomen werden Sie aber auch erkennen, wann der Patient wirklich schwächer wird und wann die Symptome nach innen statt nach außen gehen. Sie werden auch, wenn er Mut schöpft, wissen, daß es für ihn keine ermutigende Lage ist. In den Symptomen haben wir das, worauf wir uns verlassen können. In der Alten Schule haben wir nur die Informationen des Patienten. Nach einem homöopathischen Mittel ist sie von wenig Wert. Die Symptome selbst müssen es bekräftigen. Die Meinung des Patienten muß durch die Symptome bestätigt werden, die Symptome werden in vielen Fällen bestätigen, was der Patient sagt, aber die Symptome sind dem Arzt die zuverlässigste Information.

Wir müssen auch von den Symptomen wissen, wann die eintretenden Veränderungen genügend von innen kommen. Wenn die Veränderungen äußerlich stattfinden, dann muß der Arzt mit deren Bedeutung vertraut sein, so daß er weiß, ob die Krankheit vom inneren Grunde her geheilt wird oder ob sich die Symptome nur entsprechend ihrer oberflächlichen Natur geändert haben. Unheilbare Krankheiten werden oft gelindert durch milde Mittel, die nur oberflächlich wirken, die über das Sensorium, die Sinne, den Patienten sich besser fühlen lassen, obwohl das verborgene und tief sitzende Leiden andauert und fortschreitet. Wir können so an den Symptomen ablesen, ob die vorkommenden Veränderungen tief genug gehen, daß der Patient genesen kann. Die Richtung, die die Symptome nehmen, reicht aus, um das zu sagen, besonders bei chronischen Krankheiten.

Ein Patient kommt mit hängenden Schultern in die Praxis gegangen, mit einem hackenden Husten, den er seit vielen Jahren hat. Sie nehmen dem Aussehen nach an, daß er schon eine gute Weile krank ist; sein Gesicht ist kränklich, er ist mager und ängstlich, er ist abgehärmt, leidet unter Armut, ärmlicher Kleidung und spärlicher Ernährung. Sie nehmen seine ganzen Symptome auf, die klar anzeigen, daß er ein Antipsorikum braucht, weil dieses seine Symptome abdeckt, und aus der Vorgeschichte wissen Sie, daß er es schon seit längerer Zeit gebraucht hätte. Bei weiterer Befragung verdichtet sich der Verdacht auf das Antipsorikum, das Sie im Sinn haben. Jetzt untersuchen Sie seine Brust und finden, daß sie nicht die Ausdehnung hat, die sie haben sollte, und Sie finden eine Tuberkulose, und wegen eines schwachen Pulses und vielen anderen, bestätigenden Symptomen wird Ihnen klar, daß es mit dem Patienten ständig abwärts geht.

Sie geben das Mittel. Nach wenigen Tagen kommt er wieder mit einer ziemlich starken Verschlimmerung der Symptome. Der Husten ist stärker, er hat Nachtschweiße und fühlt sich schwächer. Nun, der homöopathische Arzt hört so etwas gerne. Er hört gern von einer Verschlimmerung der Symptome. Dieser Patient kommt aber nach einer Woche wieder, und die Verschlimmerung hält an und nimmt noch etwas zu. Der Patient hustet schlimmer, und der Auswurf ist schlimmer denn je, und seine Nachtschweiße gehen weiter. Nach der zweiten Woche ist es noch schlimmer. Alle Symptome sind mit der Mittelgabe schlimmer geworden. Vorher ging es ihm vergleichsweise besser, und nach vier Wochen geht es ihm noch schlechter. Seiner Verschlimmerung ist keine Besserung gefolgt, und er ist offenbar im Niedergang begriffen. Er ist jetzt zu schwach, um in die Praxis zu kommen.

Erste Beobachtung:

Eine verlängerte Verschlimmerung und schließlich Verfall des Patienten.

Was haben wir getan? Es war ein Fehler, das Antipsorikum war zu tief, es hat Zerstörung ausgelöst. In diesem Zustand war die vitale Reaktion unmöglich. Er war ein unheilbarer Fall. Da erhebt sich sogleich die Frage: Was müssen Sie tun? Sollen Sie in einem solchen Fall das homöopathische Mittel nicht geben? Der Patient verfällt ständig. Wenn Sie im Zweifel sind wegen einer solchen Wirkung des Mittels, daß es den Patienten verschlechtert, sollten Sie vielleicht einen Leichenbestattungsvertrag unterschreiben lassen, ehe es zu spät ist.

Geben Sie in zweifelhaften, unheilbaren Fällen keine höhere Potenz als C 30 oder C 200, und beobachten Sie, ob die Verschlimmerung zu tief oder zu lang geht. Es gibt viele Zeichen in der Brust, die den Arzt in solchen Fällen zweifeln lassen, ob er ein tiefwirkendes Mittel geben soll, wenn eine organische Erkrankung vorhanden ist. Das trifft natürlich nicht zu, wenn diese Dinge nur drohen, wenn Sie ihr Kommen befürchten, sondern nur, wenn Sie sicher sind, daß sie schon vorhanden sind. Im gegebenen Fall besteht die Wahrscheinlichkeit, daß das Mittel zu spät kam. Es hatte versucht, seine Abwehrmechanismen aufzurütteln, aber es hat dabei den ganzen Organismus zerstört. Fangen Sie in solchen Fällen mit einer milden, tiefen Potenz an, und die C 30 ist tief genug für jeden und alles.

Zweite Beobachtung:

Lange Verschlimmer, aber schließlich langsame Verbesserung.

Geht es dem Patienten nach einigen Wochen etwas besser und sind seine Symptome ein klein wenig besser als zur Zeit der Mittelgabe, dann besteht einige Hoffnung, daß die Symptome schließlich nach außen tendieren, und er wird so schließlich geheilt. Viele Jahre lang werden Sie aber mit verlängerten Verschlimmerungen zu kämpfen haben. Bei solchen Patienten gibt es Anzeichen für den Anfang einer ernsthaften Gewebsschädigung in einem Organ. Durch die Beobachtung der Mittelwirkung können wir erkennen, in welchem Zustand die Gewebe sind, und damit auch etwas über die Prognose aussagen.

Wenn es dem Patienten nicht ganz so schlecht zu gehen scheint wie in dem eben geschilderten Fall, Sie ihn ein bißchen früher bekommen, ehe das Leiden so weit fortgeschritten ist, und Sie dann dieselbe hohe Potenz in der gleichen Weise geben, dann werden Sie eine zweite Beobachtung machen: Obwohl die Verschlimmerung lang und schwer ist, werden Sie schließlich eine Besserung haben. Die Verschlimmerung dauert vielleicht viele Wochen, und dann fängt seine schwache Abwehrkraft zu arbeiten an, und es kommt zu einer langsamen, aber sicheren Besserung. Das zeigt, daß die Krankheit noch nicht ganz so weit fortgeschritten war, die Veränderungen waren noch nicht so weit ausgebildet. Nach Ablauf von drei Monaten ist er vorbereitet auf eine zweite Gabe, und Sie werden eine Wiederholung der gleichen Dinge sehen und wissen, daß dieser Mensch im Grenzland war, und wenn er weiter gegangen wäre, eine Heilung unmöglich gewesen wäre. In zweifelhaften Fällen ist es immer gut, auf die tieferen Potenzen zu gehen, und dann zu einem Antidot zu greifen, wenn das Mittel den falschen Weg geht.

Dritte Beobachtung:

Nach der Mittelgabe schnelle, kurze, heftige Verschlimmerung mit schneller Besserung des Patienten.

Immer wenn Sie eine Verschlimmerung erleben, die schnell kommt, kurz dauert und mehr oder weniger kräftig war, werden Sie eine langdauernde Besserung des Patienten haben. Die Besserung ist deutlich, die Reaktion des Abwehrsystems ist kräftig, und es besteht keinerlei Neigung zu Gewebszerstörung an lebenswichtigen Organen. Jede Gewebsänderung, die vorhanden sein könnte, wird sich an der Oberfläche abspielen, an Organen, die nicht lebenswichtig sind. Abszesse können sich bilden und Drüsen, ohne die es auch geht, werden eitern an Stellen, die für das Leben des Patienten nicht wichtig sind. Solche Organveränderungen sind oberflächliche Veränderungen und haben keine Ähnlichkeit mit denen von Leber, Niere, Herz und Gehirn. Unterscheiden Sie in Ihrem Bewußtsein zwischen Schäden an lebenswichtigen Organen, die die Arbeit des Stoffwechsels tragen, und Schäden, die an nicht-lebenswichtigen Körperteilen lokalisiert sind. Eine schnelle, kurze, starke Verschlimmerung ist immer wünschenswert, und ihr wird eine schnelle Besserung folgen. Solche findet statt bei der leichten Verschlimmerung der Symptome in den ersten Stunden bei akuten und in den ersten Tagen bei chronischen Krankheiten.

Vierte Gruppe:

Fälle, bei denen *der Mittelgabe keine Verschlimmerung folgt*, und Sie einen *sehr befriedigenden Kurerfolg sehen*.

Hier haben wir keine Organerkrankungen und keine Neigung zu solchen, die chronische Veranlagung, für die das Mittel angemessen ist, wird nicht sehr tief gehen und mehr zu den nervösen Funktionen als zu drohenden Organerkrankungen gehören. Bedenken Sie, daß es Gewebsveränderungen gibt, die so ausgesprochen sind, daß sie die Lebenskräfte in ihrem Fluß im Organismus stören, die andererseits noch so klein sind, daß man sie mit allen unseren Präzisionsinstrumenten noch nicht feststellen kann. Unter diesen Umständen kann der Patient sehr leiden, aber unsere Kur kann helfen ohne eine Erstverschlimmerung. Wenn es keine Verschlimmerung gibt, wissen wir, daß die Potenz genau dem Fall angepaßt war. Aber das ist ein Lauf der Dinge, mit dem Sie nicht immer rechnen dürfen. Auch wenn es sich hier nur um nervöse Veränderungen handelt, gibt es nach einer für den Patienten zu tiefen oder zu hohen Potenz eine Verschlimmerung der Symptome. In den Fällen, die ohne Verschlimmerung laufen, wissen wir, daß sowohl das Mittel wie die Potenz angepaßt waren und dafür sorgten, daß die Symptome verschwinden und der Patient auf geordnete Weise zur Gesundheit kam. Das ist der beste Kurverlauf bei akuten Krankheiten. Der Arzt ist jedoch manchmal glücklicher, wenn er anfangs eine leichte Verschlimmerung der Symptome gleich nach der Mittelgabe sieht. Die vierte Beobachtung bezieht sich also auf Fälle, bei denen wir keine Verschlimmerung aber Genesung des Patienten haben.

Fünfte Beobachtung:

Die Besserung kommt erst und die Verschlimmerung nachher.

Gelegentlich werden Sie kränkelnde Patienten sehen; so krank wie unser erster Fall, die in unsere Praxis kommen und nach langer Aufnahme ein Mittel bekommen. Er kommt nach ein paar Tagen wieder und erzählt Ihnen, wie viel besser es ihm gehe, gleich seit der Mitteleinnahme, seit drei, vier Tagen, was wie eine entscheidende Besserung, eine prompte Mittelwirkung aussieht. Der Patient sagt, es gehe besser, die Symptome scheinen besser – doch warten Sie ab! Nach vier bis sieben Tagen werden alle Symptome schlimmer sein als vor der Verordnung. Das ist bei schweren Fällen nicht ungewöhnlich in Fällen mit vielen Symptomen, in denen Sie gleich eine Besserung nach der Mittelgabe haben, doch was Sie auch sagen mögen: Die Lage ist ungünstig.

Entweder war es nur ein oberflächliches Mittel, das nur palliativ wirken konnte, oder der Patient war unheilbar, und das Mittel war nur ein bißchen passend. Zu einem von beiden Schlüssen müssen wir kommen, und das geht nur über eine genaue Aufnahme des Falles, um herauszufinden, ob das Mittel richtig zu dem Fall paßt. Manchmal werden Sie finden, daß die Mittelwahl falsch war. Eine weitere Studie des Falles zeigt, daß es nur zu den schwerwiegendsten Symptomen paßte, nicht den ganzen Fall abdeckte, die Konstitution nicht erreichte, und dann werden Sie erkennen, daß der Patient unheilbar ist und die Wahl falsch war. Für den Patienten ist es dann am besten, wenn die Symptome so wiederkommen, wie sie waren. Oft kommen sie aber verändert wieder, und dann müssen sie unter sorgenvollem Leiden auf das richtige Bild warten, und der Patient wird eher durchhalten, wenn Sie ihm ehrlich sagen, daß die Mittelwahl nicht zu dem Ergebnis geführt hatte, was erforderlich war, und er hofft, daß es beim nächsten Mal besser gelingen wird. Es ist sonderbar, wie das Vertrauen des Patienten wächst, wenn der Doktor ihm die Wahrheit sagt. Das Eingeständnis der eigenen Unwissenheit erzeugt Vertrauen in einem intelligenten Patienten.

Hohe und höchste Potenzen werden in heilbaren Fällen sehr lange wirken. Wenn ich sage „wirkt", dann spreche ich nur von Erscheinungen. Ich müßte sagen: „Sie zeigen Wirkung für lange Zeit", denn das Mittel wirkt gleich und schafft einen Zustand von Ordnung im Patienten, nach dem es keinen Sinn hat, Medizin zu geben. Diese Ordnung wird lange fortbestehen, manchmal mehrere Monate. Der Patient wird ohne Medizin durchkommen, sogar besser ohne weitere Gaben des Mittels, das ihm geholfen hat. In heilbaren Fällen sind die Aussichten gut, sie werden lange Zeit laufen und werden weitgehend von ihren Symptomen befreit. Wenn nun der Patient nach Sulphur 100.000 nach der ersten, zweiten oder dritten Woche zurückkommt und sagt, es sei ihm gut gegangen; aber nach der vierten Woche kommt er und sagt: „Es geht abwärts mit mir“, dann muß der Arzt beurteilen, ob der Patient etwas getan hat, was die Wirkung der Arznei störte. Hat er getrunken? Hat er mit Chemikalien zu tun gehabt? War er in Ammoniakdämpfen? Nein, er hat nichts dergleichen getan.

Sechste Beobachtung:

Diese *zeigt eine zu kurze Besserung der Symptome.*

Das ist wirklich eine unglückliche Lage. Ein Mittel wirkt nur ein paar Wochen, wo es eigentlich monatelang wirken sollte. Das ist verdächtig. Die Besserung nach dem Konstitutionsmittel dauerte nicht lange genug, nicht so lange wie sie sollte. Betrachten Sie die dritte Beobachtung: Dort hatten Sie die schnelle Verschlimmerung, der eine lange Besserung folgte. Aber hier, in der sechsten haben Sie eine Besserung von zu kurzer Dauer. In den Fällen, in denen die Verschlechterung gleich auftritt und danach eine schnelle Besserung, werden Sie, absolut nie, eine zu kurze Besserung sehen. Keine kurze Wirkung des Mittels. Eine schnelle Besserung wird andauern; tut sie das nicht, dann hat irgend etwas die Mittelwirkung unterbrochen, sei es dem Patienten unbewußt oder vorsätzlich geschehen. Eine schnelle Besserung heißt, daß das Mittel alles leistet, daß es gut gewählt ist, daß die Lebenskraft in gutem Zustand ist, und wenn alles gutgeht, dann wird es zur Heilung kommen.

In akuten Fällen kann diese, zu kurze Besserung der Symptome vorkommen, zum Beispiel kann eine

Gabe Arznei bei einer hochvirulenten Meningitis alle Symptome für eine Stunde wegnehmen. Dann muß das Mittel wiederholt werden, und diese zweite Gabe wirkt nur 30 Minuten. Sie können sich dann vorstellen, daß der Patient in verzweifeltem Zustand ist: Die Besserung hielt nur zu kurz an. Die Wirkung von Belladonna in sehr akuten Zuständen mit rotem Gesicht kommt sofort. Ich habe das in fünf Minuten erlebt, aber die beste Art von Besserung ist die, die schrittweise in ein bis zwei Stunden kommt und dann vorzuhalten pflegt. Bei zu kurzer Besserung in akuten Fällen ist eine so hochgradige Aktivität der Entzündung vorhanden, daß die Organe vom schnellen Fortschreiten des Prozesses bedroht sind. Zu kurze Besserung bei chronischen Fällen bedeutet strukturelle Veränderungen und Organzerstörungen, oder daß diese in Gefahr oder in schlechtem Zustand sind. Solche Veränderungen können nicht immer am Lebenden nachgewiesen werden, aber sie sind vorhanden, und ein guter Beobachter, der jahrelange Praxiserfahrung hat, wird oft in der Lage sein, die Bedeutung der Symptome zu diagnostizieren ohne irgendwelche physikalischen Untersuchungen, so daß er für den Patienten Prognosen stellen kann. Solche Erfahrungen eines intelligenten Hausarztes wird die Patienten veranlassen, ihn als weiser anzusehen als jeden anderen, weil er alles über ihre Konstitution weiß. Diese Fähigkeiten hat er sich durch das Studium ihrer Symptome. die Wirkung der Mittel auf sie und ihre Symptome nach den Mittelgaben erworben. Das ermöglicht es ihm zu erkennen, ob ein gegebener Patient langsam oder schnell reagieren wird, und wie die Mittel bei den einzelnen Familienmitgliedern wirken werden. Das gehört zum Arzt, und er sollte klug genug sein, einiges über sie zu wissen, wenn er sie eine Zeitlang behandelt hat. Alte Ärzte haben solches Wissen, während die Studenten und jungen Ärzte das erst lernen müssen.

Siebte Beobachtung:

Eines Tages werden Sie eine *völlige Besserung der Symptome beobachten, ohne daß der Patient Linderung verspürt*. Es gibt gewisse Patienten, die nur so weit kommen: Sie haben latente Zustände oder Organschwächen, die eine Besserung über einen gewissen Grad hinaus verhindern. Ein Patient mit nur einer Niere kann nur bis zu einem gewissen Grad genesen. Patienten mit fibrinöser Gewebsveränderung an einzelnen Stellen, kavernöser Lungentuberkulose und Lungen, die nur begrenzt arbeiten können, werden Symptome haben, die von Zeit zu Zeit durch unsere Mittel gebessert werden können, der Patient aber kann nur bis zu einem gewissen Grad gebessert werden, über den er nicht hinauskommen kann. Denken Sie daran, nachdem Sie verschiedene Mittel gegeben haben und die Besserung oft die gesamte Wirkungszeit des Mittels angehalten hat, der Patient sich aber in dieser Zeit nicht über sein Niveau hinaus erheben konnte. Die Mittel wirken gut, aber der Patient wird nicht geheilt und kann es auch nicht werden. Ihm kann in diesem Augenblick Linderung gebracht werden, und es ist eine angemessene Linderung für homöopathische Mittel.

Achte Beobachtung:

Manche Patienten prüfen jedes Mittel, das sie bekommen.

Patienten, die zur Hysterie neigen, überreizt, überarbeitet sind, solche, die gegen alles überempfindlich sind, solche, von denen man sagt, sie hätten eine Idiosynkrasie gegen alles. Diese überempfindlichen Patienten sind oft unheilbar. Sie geben eine Hochpotenz, und sie werden das Mittel prüfen, und während sie unter dem Einfluß des Mittels stehen, sind sie nicht unter dem Einfluß von irgend etwas sonst. Es ergreift Besitz von ihnen und wirkt wie eine Krankheit. Das Mittel hat seine Prodromalphase, seine Entwicklungsphase und klingt dann ab. Solche Menschen sind Prüfer, die die höchsten Potenzen prüfen. Wenn Sie einen solchen Patienten haben, dann gehen Sie zurück auf die 30. oder 200. Potenz. Solche Patienten sind äußerst lästig, oft werden Sie ihre akuten Krankheiten mit C 30 und C 200 heilen und ihre chronischen mit C 30, C 200 und C 500 lindern. Viele von ihnen sind mit der Empfindlichkeit geboren und werden mit ihr sterben. Sie können sich nicht aus ihrer Überempfindlichkeit und Überreiztheit befreien. Solche überempfindlichen Patienten sind sehr nützlich für den homöopathischen Arzt. Wenn Sie eine Prüfung durchgemacht haben, können Sie diese gleich wiederholen oder eine neue Prüfung anschließen.

Neunte Beobachtung:

ist die Wirkung von Arzneimitteln auf Prüfer.

Gesunde Prüfer werden immer durch Prüfungen

gefördert, wenn sie exakt durchgeführt werden. Es ist gut, den konstitutionellen Zustand eines Menschen zu studieren, der Prüfer werden soll, diese aufzuschreiben und von der Prüfung zu subtrahieren. Diese Symptome werden während der Prüfung gewöhnlich nicht erscheinen. Sollten sie es aber tun, dann notieren Sie die Veränderungen bei ihnen.

Zehnte Beobachtung:

bezieht sich auf neue Symptome, die nach der Mittelgabe erscheinen.

Treten sehr viele neue Symptome auf, dann zeigt die Verschreibung im allgemeinen eine ungünstige Wirkung. Dann und wann wird ein neu auftretendes Symptom einfach ein wieder auftretendes altes sein, das der Patient nicht bemerkt hatte und es nun für ein neues hält. Je größer die Schar der neu herauskommenden Symptome ist, desto größer der Zweifel über die Richtigkeit der Mittelwahl. Wahrscheinlich wird der Patient, wenn die neuen Symptome wieder vergangen sind, zu seinem alten Zustand zurückkehren, und es wird keine Besserung eintreten. Es bestand keine echte homöopathische Beziehung.

Elfte Beobachtung:

Alte Symptome tauchen wieder auf.

In dem Verhältnis, wie alte Symptome, die lange verschwunden waren, wieder auftauchen, ist die Krankheit heilbar. Sie waren nur verschwunden, weil neuere aufgetreten sind. Es ist ziemlich normal, daß alte Symptome wieder erscheinen, wenn die Verschlimmerung eingetreten ist, und deshalb sehen wir die Symptome in der umgekehrten Reihenfolge ihres Erscheinens auftreten. Die vorhandenen Symptome nehmen ab und alte erscheinen wieder. Der Arzt muß dann wissen, daß der Patient auf dem Wege der Wiederherstellung ist, und wir tun gut daran, ihm das zu sagen, da es ihn ermutigt, daß sich die Krankheiten gut entwickeln, von oben nach unten usw. Alte Symptome kommen und gehen oft, ohne daß das Mittel gewechselt werden muß, es zeigt vielmehr an, daß man das Mittel in Ruhe wirken lassen muß. Wenn alte Symptome wiederkommen und bleiben, dann ist oft eine neue Dosis nötig.

Zwölfte Beobachtung:

Gelegentlich beobachten wir, daß die Symptome die falsche Richtung nehmen.

Verschreiben Sie zum Beispiel für Rheumatismus des Knies oder Fußes oder für Rheumatismus der Hand, und es gibt gleich eine Besserung in den Extremitäten, der Patient bekommt dafür aber heftige innerliche Beschwerden, die sich am Herzen oder der Wirbelsäule ansiedeln, dann sehen Sie eine Verlagerung von der Peripherie zur Mitte und müssen Ihr Mittel sofort antidotieren, sonst gibt es bleibende Organschäden an dem neuen Ort. Wenn sich die Krankheit von der Mitte nach außen verlagert, weg vom Lebenszentrum, weg von Herz, Lunge, Nieren, Wirbelsäule, heraus aus dem Inneren, hin zu den Extremitäten, dann ist es gut. So sehen wir, daß es den meisten Gichtikern am besten geht, wenn ihre Finger und Zehen am schlechtesten sind. Dafür zu verschreiben und zu sehen wie die Herzsymptome schlechter werden, ist ein sehr unguter Stand der Dinge. Denn dann geht es schrittweise abwärts. Hautausschläge und Beschwerden an den Gliedern sind gute Zeichen. Ich erinnere mich an eine heftige alte Frau, die mich mit einem Schwall von Pöbelsprache entließ, weil sie noch gehen konnte, als ich zu ihr kam, und dann so geschwollene Knöchel bekam, daß sie sich vor Rheuma nicht mehr bewegen konnte. Sie ging zu einem anderen Arzt und starb bald. Es ist sehr gefährlich, ein Mittel auszuwählen allein auf äußere Symptome, zum Beispiel ein Mittel, das nur den Hautsymptomen entspricht und alle anderen Symptome ignoriert, die der Patient hat, den ganzen Stoffwechsel und den Allgemeinzustand des Patienten, denn das Mittel, das allein auf die Hautkrankheit paßt, diese nach innen treibt, die Hautsymptomatik verschwinden läßt, heilt den Patienten nicht. Ein solcher Patient wird krank bleiben bis der Hautausschlag wieder herauskommt oder sich woanders lokalisiert.

Kapitel 36

Die zweite Verschreibung

Die Zweite Verschreibung kann eine Wiederholung der ersten Gabe sein, ein Antidot oder ein Komplement, aber all das kann nicht erwogen werden, wenn nicht vorher die Aufzeichnungen gründlich studiert werden, wenn nicht die Fallaufnahme und alles, was seither geschehen ist, dem Arzt wieder sorgfältig und voll gegenwärtig wurde. Das ist eine der Schwierigkeiten, mit denen man zu kämpfen hat, wenn Patienten den Arzt wechseln und einer der Gründe, warum sie schlecht laufen nach so einem Wechsel. Der echte homöopathische Arzt kennt die Bedeutung hiervon und wird versuchen, die erste Verschreibung zu ermitteln. Ist der vorige Arzt ein echter Homöopath, so ist er der Kompetenteste von allen, eine zweite Verschreibung zu machen. Es ist oft eine Not für den Patienten, in die Hände eines zweiten Arztes zu fallen, egal wie viel Materia Medica er kann. Das Mittel, was teilweise geheilt hat, kann den Fall oft zur Heilung bringen, und es sollte deshalb nicht gewechselt werden, ehe sich keine guten Gründe für einen Wechsel ergeben haben. Oft kommen zu mir Patienten aus den Händen guter Verschreiber. Ich rate ihnen, bei ihrem Doktor zu bleiben. Ich möchte sie nicht haben. Solcher Wechsel ist oft zum Schaden für den Patienten, es sei denn, er bringt eine Krankengeschichte mit, und das ist besonders wichtig bei Fällen, die teilweise geheilt wurden, in denen das Mittel sauber gewirkt hat. Wenn der Patient keinen vernünftigen Grund hat, seinen Arzt zu verlassen, dann ist es ein richtiger Schaden für den Patienten, wenn ein Arzt den Patienten eines anderen übernimmt, in einem solchen Augenblick. Es ist nicht so sehr eine Frage der Ethik, es ist auch nicht eine Frage der Beziehung des einen Arztes zum anderen, denn Freunde können all das überstehen, sondern nur deshalb, weil nur noch nach einer ausführlichen Durchsicht aller Symptome ein intelligenter Arzt in der Lage ist, eine zweite Verordnung vorzunehmen. Eine Hauptregel ist, daß wenn die erste Gabe wohlgetan hat, diese nicht verlassen werden sollte bis sie alles getan hat, was sie kann. Woher soll das der zweite Arzt wissen? Deshalb muß die erste Sorge des Arztes das Wohl des Patienten sein, und er sollte ihn überreden, zu seinem ersten Arzt zurückzukehren.

In der Regel werden nach der korrekten, homöopathischen ersten Gabe die auffälligen Erscheinungen, gegen die das Mittel gegeben wurde, verschwinden, es kommt zu einer Änderung, die Leitsymptome des Falles sind entfernt, und nur die gewöhnlichen Symptome bleiben. Würde der Arzt lange genug warten, dann sähe er die Symptome wieder erscheinen, aber gewöhnlich ist der Arzt, zu dem der Patient kommt, in Eile, macht eine Verschreibung und wartet nicht die richtige Zeit dafür ab. Er verschreibt gleich für die übriggebliebenen Symptome, und das ist eine große Gefahr. Eine voreilige zweite Verschreibung muß vermieden werden. Die Patienten, die in die Hände eines solchen Homöopathen fallen, sind zu bedauern. Vielen Patienten hat die erste Gabe sehr gutgetan, sie haben mir gesagt: „Doktor

Soundso hat mir wundervoll für eine Weile geholfen, und dann schien er mir nicht mehr helfen zu können." Hier war die erste Verschreibung korrekt; sie war sauber gewählt, und nach dieser ersten Gabe verordnete der Doktor zu schnell und so unterschiedslos, daß nichts an dem Fall zu Ende kam. Die Schwierigkeit war, daß er nicht lange genug wartete. Dabei spielt es keine Rolle, ob der Arzt so übertrieben gewissenhaft ist, daß er kein Saccharum lactis geben will oder so unwissend, daß er nicht weiß, wie er es geben soll. Das Resultat ist das gleiche. Die zu frühe Wiederholung des Mittels und die ständige weitere Gabe des gleichen Mittels verhindert alles, was in Richtung einer Gelegenheit zu einer zweiten Verschreibung geht.

Wenn der Arzt ein wohlgewähltes Mittel gibt und es zu schnell wiederholt, gibt er den Symptomen nie die Gelegenheit wiederzukommen und eine zweite Verschreibung herauszufordern. Vielmehr werden sie vermischt mit Arzneisymptomen, so daß man keine sinnvolle zweite Gabe geben kann. Die zweite Verordnung setzt voraus, daß die erste korrekt war, daß sie gewirkt hat und daß man sie in Ruhe wirken ließ. Hat die erste Gabe keine Wirkung gezeigt oder hatte sie keine Zeit, sich auszuwirken, dann ist es unmöglich, eine zweite Beobachtung zu machen. Die zweite Beobachtung wird vorgenommen, wenn der Fall zum Stillstand kommt, denn nach der ersten Gabe treten Veränderungen auf. Es gibt ein Kommen und Gehen von Symptomen, und während dieser Veränderungen kann keine vernünftige Beobachtung des Falles gemacht werden. Wird während dieser Zeit eine zweite Gabe gegeben, dann wird wahrscheinlich der ganze Fall verdorben. Läßt man den Patienten nicht ganz in Ruhe, werden weitere Mittel nicht herausgehalten, werden wir keine Gelegenheit zu einer sinnvollen zweiten Verschreibung haben. Sind aber diese Vorkehrungen getroffen, dann können wir die Wiederkehr der Originalsymptome beobachten, die als erstes in Betracht gezogen werden müssen. Vielleicht sind sie nicht so deutlich, aber man muß zu allererst nach dem Wiederauftreten der Originalsymptome Ausschau halten. Während die Verwirrung nach der Mittelgabe fortschreitet, während sich die innere Ordnung anbahnt, tauchen die Originalsymptome noch nicht wieder auf. Das kann sich über Tage, Wochen oder Monate hinziehen, aber wenn die Wiederkehr der Symptome nicht beobachtet wird, was ist dann zu tun?

Was kann der homöopathische Arzt ohne Symptome machen? Egal in welchem Zustand der Patient ist, was kann der homöopathische Arzt ohne Symptome machen? Auf der ganzen Welt gibt es keinen Führer zum Arzneimittel außer durch Zeichen und Symptome. Deshalb ist es die Pflicht des Arztes, auf die Rückkehr der Originalsymptome zu warten. Kommen diese wieder, etwa so wie sie waren, mit leichter Veränderung in ihrem Charakter ein bißchen schwächer oder stärker, dann ist es gut. Hat der Patient diese Symptome für einige Zeit nicht gehabt, war nach der ersten Mittelgabe eine Linderung erfolgt, und kehren die Symptome dann etwa wie im Original wieder, dann ist das ein Grund zu glauben, daß diese erste Gabe gut war. Kehren die Originalsymptome nach zwei oder mehreren Monaten wieder, brauchen wir außer diesen sehr wenig Information, um zu wissen, daß die erste Gabe gut war. Wenn in einem solchen Fall die Symptome wiederkommen, wenn der Patient die gleichen Allgemein- und Lokalsymptome wie vorher hat, dann besagt das, daß die erste Gabe gut war, daß der Fall heilbar ist, und daß als zweite Gabe die erste wiederholt werden muß.

Ein anderer Grund für die zweite Gabe ist das Erscheinen einiger neuer Symptome anstelle der alten. Die alten Symptome kommen nicht wieder, aber neue an ihrer Stelle. Der Patient sagt: „Doktor, Sie haben mich von jenen Symptomen geheilt, aber jetzt habe ich diese.“ Nachdem der Arzt diese neuen Symptome genau angesehen hat, wird er zur Arzneimittellehre greifen, und es ist möglich, daß diese Symptome zum Bild des Mittels gehören, das der Patient bekommen hat, und das sieht dann nach einer Prüfung aus. Er wird den Patienten fragen, ob er diese Symptome schon je einmal gehabt habe. „Soweit ich mich erinnern kann, Doktor, nie.“ Nehmen Sie ihn gründlich ins Kreuzverhör, um sicher zu sein, daß er sich nicht irrt, bis Sie sicher sind, daß es wirklich neue Symptome sind. Wenn es so ist, dann hat das Mittel nicht richtig gewirkt, es war dem Fall nicht homöopathisch und also keine gute Verschreibung, weil es die Krankheit veranlaßt hat, in eine andere Richtung zu gehen und eine andere Gruppe von Symptomen zu entwickeln.

Dieses Erscheinen neuer Symptome verlangt eine

Antidotierung, wenn möglich. Die neuen Symptome müssen in Verbindung mit den alten betrachtet werden, und das neue Mittel muß sich mehr auf die neuen als auf die alten Symptome stützen. Es mag die neuen Symptome zum Verschwinden bringen und kann auch auf die alten wirken. Jede neue Verschreibung muß alles, was vorausging, in Betracht ziehen, alle Bedingungen, die erschienen sind, und die dritte, vierte, fünfte oder sechste Gabe haben die gleichen Schwierigkeiten zu überwinden wie die zweite. War die erste Gabe unglücklich, dann werden alle folgenden mit Schwierigkeiten und Angst behaftet sein.

Es kommt selten vor, daß eine neue Gabe nötig wird, wenn der Fall nur zum Stillstand kommt. Nach der ersten Gabe fangen die Symptome an, sich in erwünschter Weise zu verändern. Sie ändern sich, tauschen sich aus, und neue Symptome kommen hinzu, doch schließlich kehren die Symptome zu ihrem ursprünglichen Zustand zurück, nicht ausgesprochen genug, um von irgendwelcher Bedeutung zu sein; ohne besonderes Leiden des Patienten, und es ist bei ihm zu einem Stillstand gekommen, und er sagt: „Ich habe keine Symptome, aber ich spüre keine Besserung. Ich bin ins Stoppen gekommen." Das sagt er von sich selbst, nicht von seinen Symptomen. Er ist zum Stillstand gekommen.

Hier muß der Arzt abwarten, lange Zeit abwarten. Wenn aber nach vielen Monaten keine Symptome außen erscheinen, keine nach außen gerichtete Tendenz der Krankheit, dann erweist es sich, daß eine neue Gabe des gleichen Mittels keinen Schaden anrichten wird, und nur das gleiche Mittel kommt in Betracht. Ein neues Mittel kann man nicht wählen, weil es keine Hinweise darauf gibt. Aber eine neue Dosis des gleichen Mittels kann den Patienten veranlassen, auf dem Weg zum besseren Befinden entlangzulaufen, aber dabei sollte man nie hastig sein. Warten Sie lange genug, wenn ein Patient ins Stocken gerät, aber wenn, wie im ersten Fall, die Wiederkehr der Originalsymptome beobachtet wird, dann haben Sie einen Anhaltspunkt zur Mittelgabe.

Technisch gesprochen ist die zweite Verordnung die Gabe nach derjenigen, die gewirkt hat. Sie können ein Dutzend Mittel geben, ohne eine Wirkung auf den Organismus und haben doch nichts Spezifisches gegeben. Sie können viel Zeit vertrödeln mit Mitteln, die nicht zum Fall passen. Das Ergebnis ist das gleiche. Nehmen Sie die Gabe, die gewirkt hat, als erste Gabe, dann ist die nächste Gabe die zweite.

Als nächstes müssen wir uns mit dem *Wechsel des Mittels* bei der zweiten Verschreibung befassen. Unter welchen Bedingungen müssen wir das Mittel wechseln? Ein Beispiel habe ich erwähnt, wenn auffallende, neue Symptome und ein grundsätzlicher Wechsel in der Symptome auftritt, wenn zum Beispiel der Kopfschmerz, der lange Zeit bestanden hat, verschwindet, wenn nach der Mittelgabe eine neue Gruppe von Symptomen erscheint, irgendwo im Körper, die sich auf den Patienten bezieht, wie sie der Patient nie gehabt hat. Dann besagt diese neue Gruppe von Symptomen, daß ein neues Mittel in Erwägung gezogen werden muß. Dann ist der

Mittelwechsel, die zweite Verordnung, die hier einen Mittelwechsel verlangt.

Ein anderes Beispiel, in dem das Mittel gewechselt werden muß: Ein Patient ist seit Jahren in Behandlung wegen eines konstitutionellen, chronischen Leidens, und Sie haben die Potenzen von den tiefsten bis zu den höchsten eingesetzt, und sie haben heilsam gewirkt. Sie haben die einzelnen Potenzen so lange gegeben, bis sie nicht mehr wirkten und sind dann höher gegangen, bis Sie die ganze Skala durch waren. Sie können das Mittel viele Male wiederholen, auf ein Minimum von Symptomen hin, wenn Sie kein anderes geben können, einfach, weil es sich als das Konstitutionsmittel des Patienten erwiesen hat. Ein solches Mittel sollte nie gewechselt werden, solange die heilsame Wirkung aufrecht erhalten werden kann. Selbst wenn sich die Symptome verändert haben, wechseln Sie das Mittel nicht, vorausgesetzt, dem Patienten geht es kontinuierlich besser. Sagt Ihnen der Patient, es gehe ihm immer besser, und es ist Ihnen anhand der Symptome nicht mehr möglich, das Mittel zu wählen, bleiben Sie bei dem Mittel, so lange Sie sicher sind, daß es guttut und bessert, auch wenn sich die Symptome geändert haben. Viele Ärzte sagen: „Wenn sich die Symptome ändern, dann ändere ich das Mittel." Das ist einer der schädlichsten Irrtümer, den man begehen kann. Wechseln Sie das Mittel, wenn sich die Symptome ändern, aber nur, vorausgesetzt, dem Patienten geht es nicht besser. Geht es ihm aber weiter besser, dann bleiben Sie bei dem Mittel trotz der Symptomenänderung, bis die Besserung nicht weitergeht. Sehr oft bringen die Patienten lang vergessene Symptome hervor. Sie haben sie nicht gehört oder gefühlt, weil sie daran gewöhnt waren wie an das Ticken und Schlagen der Uhr an der Wand. Viele der erscheinenden Symptome und die leichten Veränderungen, die vorkommen, sind alte Symptome, die wieder erscheinen. Die Patienten sind oft nicht in der Lage zu sagen, daß es alte, wiederkehrende Symptome sind, aber schließlich wird Sie die Tochter oder sonst jemand im Haus damit erfreuen, daß sie erzählt, daß ihre Mutter das vor Jahren gehabt und es vergessen hat. Dies kann wie bei einer Prüfung sein. So lange man Heilwirkung findet, selbst wenn die Symptome gewechselt haben, vorausgesetzt, dem Patienten geht es besser: Hände weg! Im Zweifelsfall immer abwarten! Als Regel gilt: Wenn Sie durch eine Reihe von Potenzen gegangen sind, verlassen Sie nicht das Mittel, bis eine oder mehrere Gaben einer höheren Potenz gegeben und getestet wurden. Wenn aber diese höheren Potenzen ohne Wirkung gegeben wurden, dann ist das der einzige Weg zu erfahren, daß das Mittel alles, was es kann, für diesen Patienten geleistet hat, und daß jetzt ein Mittelwechsel nötig ist.

Ein weiterer Punkt, über den wir reden müssen, ist, wenn die zweite Verschreibung *komplementär* ist. Manchmal muß in einer zweiten Verschreibung die vorherige ergänzt werden, und das bedeutet immer einen Mittelwechsel. Ein vier oder fünf Jahre alter Junge, großköpfig, strahlend blauäugig, ist leicht erkältet, und jede Erkältung setzt sich im Kopf fest mit gerötetem Gesicht, klopfenden Carotiden usw. Sie sagen: „Geben Sie ihm Belladonna." Belladonna bessert, wirkt aber nicht als Konstitutionsmittel. Er hat weiter seine Kopfschmerzen aufgrund einer psorischen Konstitution, und es kommt die Zeit, da sie durch Belladonna nicht mehr gebessert werden. Bei einer gründlichen Studie des Falles finden Sie, daß wenn seine Symptome nicht akut sind, wenn er nicht diese Erkältung mit Fieber hat, er keine Kopfschmerzen hat, ein ganz anderes Mittel angezeigt ist. Sie beschäftigen sich mit den schlaffen Muskeln, finden seine Drüsen vergrößert, daß er sich bei jedem Wetterwechsel erkältet, nach Eiern verlangt, und Sie entscheiden sich für Calcarea. Die Tatsache, daß Belladonna so gut zu ihm paßt und als Palliativ wirkt, betont das. Es ist Zeitverlust, mehr als den ersten oder zweiten akuten Infekt zu behandeln. Geben Sie kein Calcarea im akuten Schub, sondern geben Sie das Konstitutionsmittel Calcarea, das zu Belladonna komplementär ist, erst nachdem der Grat mit Belladonna abgeschliffen ist. Viele Mittel finden sich auf diese Art zusammen.

Dann gibt es noch Serien von Mitteln wie beispielsweise Sulphur, Calcarea und Lycopodium. Eine Medizin leitet uns immer zu einer ihrer Verwandten, und wir finden, daß diese nahe Beziehungen zueinander haben wie Sepia und Nux vomica. Ein galliges Fieber bei einer Sepia-Konstitution verlangt vielleicht nach Nux vomica, und sobald dies gallige oder ein intermittierendes Fieber abklingt, treten sofort die Sepia-Symptome hervor und zeigen uns die komplementäre Beziehung zwischen Sepia und Nux vomica. Wenn der Patient zum Beispiel unter Sepia steht und eine akute Attacke bekommt, dann wird er wahrscheinlich in das Bild von Nux vomica oder eines seiner Verwandten kommen. Die ganze Materia Medica fließt über von komplementären und verwandten Beziehungen.

Die zweite Verordnung zieht auch den *Wechsel des Therapieplans* in Betracht. Der Behandlungsplan setzt voraus, daß der Fall psorisch ist. Wenn alle Symptome des Falles und die Vorgeschichte uns vor Augen stehen, dann erkennen wir die Psora. Die Behandlung besteht wahrscheinlich in Sulphur, Graphit und solchen Mitteln, die als Antipsorika bekannt sind. Die Symptome weisen auf ein solches Mittel, aber sehen Sie, nachdem Sie den Patienten wundervoll gebessert haben und Sie beträchtliche Verbesserungen in seinem Körper erzielt haben, so daß die psorischen Symptome verschwunden sind, kommt er in Ihre Sprechstunde mit ulzerierender Pharyngitis, fürchterlichen Kopfschmerzen und dem konstitutionellen Bild, das Sie fragen läßt: „Mein lieber Herr, haben Sie mal Syphilis gehabt?“ „Ja, vor zwanzig oder dreißig Jahren, sie wurde mit Quecksilber ausgeheilt.“ Jetzt haben wir die psorischen Bedingungen bezwungen, und die alten syphilitischen Bedingungen sind wieder hochgekommen. Das führt natürlich zu einer zweiten Verschreibung. Sie müssen Ihr Mittel einem völlig neuen Bild anpassen. Ebenso wird es mit Sykose sein. Diese Zustände können abwechseln. Wenn einer dominiert, ist der andere ruhig. Deshalb müssen Sie Ihren Therapieplan dem Zustand des Patienten anpassen.

Sie können keinem Patienten verschreiben, außer nach sorgfältiger, langer Aufnahme des Falles, um alles zu wissen, was seine Symptome aussagen und was früher gewesen ist. Das ist das wichtige. Überarbeiten Sie Ihre Fälle immer wieder, verordnen Sie nichts, ohne die Konstitution des Patienten zu kennen, denn es ist ein gefährliches, risikoreiches Unterfangen.

Kapitel 37

Schwierige und unheilbare Fälle – Palliation

Während die Homöopathie selbst eine perfekte Wissenschaft ist, ist ihre Wahrheit doch nur teilweise bekannt. Die Wahrheit selbst bezieht sich auf das Göttliche, das Wissen bezieht sich auf den Menschen. Es braucht eine lange Zeit, bis die Ärzte echte Meister in dieser Wahrheit werden. In der Schweiz wurden die Kinder durch Jahrhunderte zu dem Wissen erzogen, daß es nötig sei, Uhren perfekt herzustellen. Sie wurden sozusagen in den Uhrenfabriken großgezogen. Wenn die Homöopathie Jahrhunderte alt sein wird und die Kleinen in das Wissen von ihr hineinwachsen und ihre Anwendung mitansehen, dann werden unsere Nachfolger ein Wissen haben, das wir noch nicht besitzen. Die Dinge werden klarer werden, wenn die Geister zusammenfinden und die Menschen harmonisch denken. Je mehr der Zusammenhalt, desto besser, und je mehr wir wie ein Mann denken, umso besser. Es ist ein Jammer, daß Differenzen zwischen uns erwachsen, wenn es eine so perfekte Wahrheit gibt, die uns zusammenführt.

Es kommt sehr selten vor, daß unter den geprüften Arzneimitteln keines ist, das den Charakteristika eines Falles entspricht. Es war zu Hahnemanns Zeit kaum so, ist aber in unserer Zeit, mit unserer voluminösen Materia Medica, sicher sehr selten. Anfänger sind natürlich darauf angewiesen, sich reichlich des Repertoriums zu bedienen. Sie können sich darauf verlassen. Das Bild von der Krankheit eines Patienten wird einfacher, wenn Sie Ihr Bestes getan haben und viele Verschreibungen durchgeführt haben. In jenen schwierigen Fällen, wenn Sie den Patienten über Jahre im Zickzack-Kurs geführt haben, werden Sie die Symptome klarer und deutlicher verstehen. Manchmal, wenn ich geduldig lange Zeit mit einer Patientin gearbeitet habe, mehrere Mittel gab und eine gewisse Besserung erzielte, wurde diese enttäuscht, und lief zu einem anderen, kam dann aber zurück, und berichtete, daß ich mehr für sie getan hätte als jeder andere, und sie möchte es wieder mit mir versuchen. In solchen Augenblicken merkte ich, daß die Zeit viel getan hat, und daß ich dann wenig Probleme damit hatte, den Fall zu ergreifen und schnelle Fortschritte zu machen. Außerdem kam sie in geduldigerer Gemütsverfassung zurück, die dem Arzt mehr half als ihr selber. Das Vertrauen der Patienten hilft dem Arzt, das rechte Mittel zu finden. Sein Geist arbeitet viel besser, wenn er merkt, daß man ihm vertraut. Das Vertrauen des Patienten schärft seinen Intellekt.

Nahe bei diesen Fällen liegen jene, die wir *alternierende Beschwerden* und einseitige Beschwerden nennen; jene, die nur eine Seite zeigen. Es ist nicht ungewöhnlich, daß die Krankheit eines Patienten zwei Seiten hat. Die eine manifestiert sich, während die andere schweigt. Er kann Augensymptome haben, so lange Magensymptome fehlen. Sie werden finden, daß Euphrasia besser zu den Augensymptomen paßt als das Antipsorikum, das den ganzen Fall abdeckt, und daß Pulsatilla die Magensymptome viel besser als das Antipsorikum deckt. Denken Sie aber daran, daß es ein Antipsorikum gibt, das dem ganzen Patienten ähnlicher ist als diese Spezialmittel, weil es besser auf die Allgemeinsymptome paßt. Je öfter Sie für verschiedene Gruppen von Symptomen verschreiben, desto schlimmer für Ihren Patienten, weil es zu einer festeren Verankerung des konstitutionellen Zustandes im Patienten führt und ihn unheilbar macht. Verschreiben Sie nichts, ehe Sie nicht das Mittel gefunden haben, das für den ganzen Fall ähnlich ist, selbst wenn es Ihnen klar ist, daß das eine Mittel der einen Gruppe von Symptomen ähnlicher sein mag und ein anderes für die andere Gruppe. Sehr oft wird ein Mittel, das auf das Zentrum zielt und Ordnung für den ganzen Organismus schafft, einen Aufruhr auslösen. Diese alternierenden und einseitigen Beschwerden sind manchmal schrecklich zu handhaben, und wenn alles an die Oberfläche geworfen wird, besonders wenn Gicht und rheumatische Symptome die Tendenz nach außen zeigen, wird der Patient davonlaufen und Sie verlassen.

Unheilbare Leiden – und sie werden derer viele erleben – werden jedem Arzt Verdruß bereiten. Der Schulmediziner hat die Möglichkeit, den Patienten unter starke Mittel zu setzen und ihm damit den Eindruck zu vermitteln, daß etwas zu seinem Besten geschieht, während ihm Schaden zugefügt wird, wenn er mit starken Mitteln zusammengeflickt wird. Darum ist es unerklärlich, daß einige unserer homöopathischen Kollegen Palliativa benutzen, die für den Patienten verderblich sind.

Der Arzt, der das Einzelmittel in potenzierter Form nach dem Gesetz des Heilens eine genügend lange Zeit anwendet, wird sich leicht davon überzeugen, daß es keinen anderen Weg der Palliation gibt, der eine dauernde Hoffnung für den Patienten offenhält. Opium wird manchmal Schmerzen lindern, Diarrhöe stoppen und Husten beruhigen. Aber wehe dem Patienten! Es löscht die Reaktion, so daß sich keine Symptome entwickeln, die anzeigen, welches homöopathische Mittel der Patient braucht, und während der Schmerz schweigt, bleibt der Patient ungeheilt. Was hier über Opium gesagt ist, gilt ebenso für alle Schmerzmittel. Wenn ein Opiat gegeben werden muß, sei Ihnen klar, daß die Heilungsbemühungen bei diesem Patienten aufgegeben sind. Welcher nachdenkliche Arzt wird die Hoffnung auf Heilung opfern während einer schmerzhaften Krankheit, solange das Leben währt? Bei Schwindsucht, Krebs und Auszehrung wird das Mittel, das der schmerzhaften Symptomengruppe am nächsten ist, die beste Linderung bringen, und Sie sind auf verlorenem Posten, wenn Sie sich zum Aufgeben verführen lassen.

Hahnemann, S.

Organon original

1994, Letzte von Hahnemann autorisierte Auflage von 1921

283 Seiten, jetzt Hardcover, DM 26,-, SF 24,10, öS 185,-
ISBN 3-88950-014-5

Hahnemann legte mit diesem Werk den Grundstein, auf dem das Gebäude der Homöopathie steht. Zweifellos ist es das wichtigste Buch der homöopathischen Lehre. Es wird von den einzelnen Schulen der Homöopathie wie die Bibel zitiert, aber auch immer wieder verschieden ausgelegt. Um sich ein Bild von der originalen Meinung Hahnemanns und seinem Wollen und Wissen zu machen, ist es unerläßlich, den gesamten, von ihm verfaßten Text zu kennen.
Das Organon bildet, da die Theorie die Voraussetzung zum Therapieren ist, die Grundlage aller theoretischen Überlegungen. Hahnemann hat in fast 300 Paragraphen mit den dazugehörigen Anmerkungen die Homöopathie, nämlich das Heilen nach dem Ähnlichkeitsgesetz, dargestellt, wie etwa in Erklärungen über einseitige Krankheiten und ihre Therapie, über die Wechselwirkungen, die Problematik der Anamnese-Erhebungen, über das Risiko der komplexen Medikamenten-Mischungen etc. Die gesamten therapeutischen Prinzipien der Homöopathie werden von Hahnemann in dieser grundlegenden Schrift vermittelt.
Ein zeitlos bedeutendes Werk und unabdingbar für jeden, der Homöopathie „erkennen“ und erlernen will, um „sanft, schnell, gewiß und dauerhaft“ (S. Hahnemann) zu heilen.
Es ist die „Bibel“ der Homöopathen.

BARTHEL & BARTHEL Verlag – Pf. 57 – 82069 Schäftlarn

VOM GLEICHEN ÜBERSETZER

Lathoud, J. A.

Materia Medica

Übersetzt von Dr. M. Tiedemann

1994, 2. Auflage, einbändige Ausgabe; 902 Seiten Bibliotheksbindung;
DM 289,-, SF 260,- öS 2030,- / ISBN 3-88950-017-X

Um die verschiedenen Facetten eines Arzneimittels kennenzulernen, ist es für den Praktiker unerläßlich, diese Materia Medica zu Rate zu ziehen. Die Darstellung der einzelnen Arzneimittel wird durch die gedanklichen Assoziationen zur Toxikologie wie auch zur Pathophysiologie besonders klar und einprägsam.
Die Behandlung jedes einzelnen Medikamentes erfolgt sehr ausführlich. An die Information über Herkunft und Herstellung schließt die „Allgemeine Mittelwirkung“ mit der Schilderung der jeweiligen Pathologie dieses Mittels. In die Aufzählung und Beschreibung der charakteristischen Zeichen eines Medikaments, mit besonderem Augenmerk auf die pathologischen und klinischen Symptome, werden immer wieder differentialdiagnostische Überlegungen eingeflochten. Nach der zusammenfassenden Darstellung der einzelnen Modalitäten folgen die Symptome nach dem Kopf-zu-Fuß-Schema wie Gemütssymptome, Gesichtssymptome, Symptome des Verdauungstraktes etc. bis hin zu den Fiebersymptomen.
Der Arzt Lathoud gilt als eindeutiger Vertreter der klassischen Homöopathie. Er hat in seinem Werk in idealer Weise die Vorteile des exakten Denkens des Franzosen mit denen der amerikanischen Entwicklung der Hahnemannischen Homöopathie verbunden. Eine ausgezeichnete und sehr gut aufgebaute Arzneimittellehre, ein unentbehrliches Lehrbuch für jeden homöopathisch Praktizierenden.

BARTHEL & BARTHEL Verlag – Pf. 57 – 82069 Schäftlarn